胃肠疾病护理手册

主　编　李　卡　印义琼　杨　婕

科　学　出　版　社

北　京

内 容 简 介

本书共8章，第一章总体介绍胃肠疾病常见诊疗方法及专科护理常规；第二章到第八章分别详细介绍胃十二指肠、小肠、结直肠及肛管常见疾病的护理，并重点介绍阑尾炎、腹外疝、外科急腹症等疾病的临床护理操作。本书从疾病概述、病因、发病机制、诊断要点、治疗及护理程序为框架编写，还包括前沿进展、知识拓展内容紧跟医疗新业务、新技术的发展。本书将护理临床实际内容与护理学研究发展结合，兼顾临床疾病教材的理论性、护理手册的实用性和学科领域的先进性。

本书适合于广大护理同仁阅读，尤其适用于普外科、胃肠外科、消化内科护理人员阅读。

图书在版编目（CIP）数据

胃肠疾病护理手册 / 李卡，印义琼，杨婕主编. — 北京：科学出版社，2015.9

ISBN 978-7-03-045565-9

Ⅰ. 胃…　Ⅱ. ①李…　②印…　③杨…　Ⅲ. 胃肠病－护理－手册　Ⅳ. R473.5-62

中国版本图书馆 CIP 数据核字（2015）第 207759 号

责任编辑：董　林　戚东桂　刘丽莉 / 责任校对：李　影

责任印制：赵　博 / 封面设计：黄华斌

科学出版社 出版

北京东黄城根北街16号

邮政编码：100717

http://www.sciencep.com

北京厚诚则铭印刷科技有限公司 印刷

科学出版社发行　各地新华书店经销

*

2015年9月第　一　版　开本：787×960 1/32

2015年9月第一次印刷　印张：15 3/4

字数：342 000

POD定价：　68.00元

（如有印装质量问题，我社负责调换）

《胃肠疾病护理手册》编写人员

主　编　李　卡　印义琼　杨　婕

副主编　刘春娟　文　曰　蒋理立

编　者　（按姓氏汉语拼音排序）

陈　玲　邓银萍　付　莉

高　原　呙宇兰　蒋理立

雷　琛　李静文　李　卡

李克书　李罗红　李明霞

梁　涛　刘春娟　刘建辉

刘丽容　刘雨薇　卢春燕

陆安清　彭南海　覃清梅

邱　兰　任宏飞　王　瑞

文　曰　杨　婕　杨雯熹

杨小莉　叶丽娜　印义琼

张铭光　钟　静

前　言

随着医学的发展、学科体系的形成，亚专业越来越细化。胃肠外科学作为普通外科学独立的专业学科、胃肠消化内科学作为消化系统疾病内科学独立的专业学科，这两门学科之间存在交叉和拓展。为了护理学的细化与发展，我们打破了固有的学科界限，以胃肠道疾病的护理为主线，有机梳理并整合内、外科知识，组织编写了本书。

本书在第一章总体介绍胃肠疾病常见诊疗方法及专科护理常规，余下章节分别详细介绍胃十二指肠、小肠、结直肠及肛管常见疾病的护理，并重点介绍阑尾炎、腹外疝、外科急腹症等疾病的护理操作。本书从疾病概述、病因、发病机制、诊断要点、治疗及护理程序为框架编写，还包括前沿进展、知识拓展，内容紧跟医疗新业务、新技术的发展。此外，本书还编入近年来发病率有所上升的消化道间质瘤、黑斑息肉综合征、消化道异物等疾病。本书将护理临床实际内容与护理学研究发展结合，力求兼顾胃肠疾病教材的理论性、护理手册的实用性和学科领域的先进性，希望能对普外科、胃肠外科、消化内科临床护理工作起到指导作用。

本书编写人员为具有丰富临床实践经验并了解本学科领域新进展的临床专业人员，他们在编写过程中倾注了大量心力，在繁忙的临床护理工作之余，利用自己的业余时间编写本书。在此，诚挚感谢为本书编写和出版辛勤奉献的所有同行与工作人员。由于时间仓促、编者著书经验有限，加之每个人的临床视角、构思及撰写风格难免有差异，故本书难免有不足之处，衷心恳请各位读者对本书内容提出宝贵意见，以便再版时予以改进和完善。

编　者

2015年5月

目　录

第一章　胃肠疾病常见诊疗及专科护理

第一节　肠镜检查、治疗及护理

一、结肠镜检查、治疗及护理

【概述】

结肠镜（colonoscopy）在结直肠疾病的诊断和治疗中发挥了重要作用，其优点是不仅能直接观察到病变，而且能在直视下取活检，做出病理诊断。随着内镜设备的不断改进及内镜技术水平的提高，尤其是色素内镜结合放大内镜的应用，对结肠早期癌症、癌前病变的诊断达到了新的水平。

【适应证】

（1）原因不明的慢性腹泻及下消化道出血。
（2）结肠息肉和结肠早期癌症的治疗。
（3）钡剂灌肠有可疑病变需进一步明确诊断者。
（4）不能排除结肠和回肠末端疾病的腹部肿块。
（5）不明原因的低位肠梗阻。
（6）内镜随访。
（7）结肠肿瘤普查。
（8）其他内镜下治疗（出血、狭窄、扩张及结肠支架置入等）。

【禁忌证】

（1）严重心、肺功能不全及休克、精神病患者或不合作者。

（2）直肠及肛门严重狭窄者。

（3）急性重度结肠炎，如急性重度溃疡性结肠炎、急性细菌性痢疾等。

（4）急性弥漫性腹膜炎、多次腹腔手术、腹腔脏器穿孔、腹内广泛粘连及大量腹水者。

（5）妊娠期妇女、月经期妇女。

【操作前准备】

1. 医患沟通　向患者详细讲解检查目的及必要性、方法、注意事项，取得患者合作。签署知情同意书。

2. 详细了解病史　高血压和糖尿病患者的血压和血糖尽可能控制在正常范围内。了解患者的药物过敏史。了解患者有无长期服用抗凝药物如阿司匹林，如服用抗凝药（华法林）应在检查前后停药 3 ～ 4 天；服用抗血小板药（阿司匹林类）检查前需停药 7 ～ 10 天，检查后停药 4 ～ 5 天。

3. 辅助检查　完成心电图，电解质、凝血常规、血常规等检查。若需进行无痛结肠镜检查者，应完成麻醉访视、术前评估。

4. 饮食准备　检查前 3 天进食少渣饮食，检查前 1 天进食无渣流质饮食。若上午行结肠镜检查者，检查当日禁食早餐；下午检查者，检查当日早餐进半流质饮食。若行无痛结肠镜检查者检查前至少禁食禁饮 4 小时、禁饮 2 小时。

5. 肠道准备　肠道清洁有多种方法，应按照医嘱进行，至排出的大便为淡黄色透明水样便或清水样无渣便为最佳的肠道清洁效果。

（1）磷酸钠盐：检查当天予以磷酸钠盐液 90ml 加水 800ml 分次口服，30 分钟内服完；1.5 小时后如排出大便仍有粪渣，同样方法服用第二瓶洗肠液，直至排出清亮无渣水样便为止。

（2）甘露醇：20% 甘露醇 500ml 与 5% 葡萄糖生理盐水 1000ml 混合液，在检查前 4 小时口服以导致渗透性腹泻，其优点在于对结肠黏膜无刺激作用。但若需在结肠镜下行内镜治疗的患者禁用 20% 甘露醇洗肠，因甘露醇在大肠内可被细菌分解产生可燃性气体，进行高频电凝术时可能引起爆炸。

（3）复方聚乙二醇：复方聚乙二醇 137.5g 溶于 2000ml 水中，检查当天清晨 3：00 ～ 4：00 开始口服，尽量在 1.5 小时内喝完。

（4）硫酸镁：于检查当天清晨 5：00 左右将硫酸镁 30g 溶于 500ml 温水中服用，之后大量饮水 2000 ～ 3000ml，葡萄糖盐水或清水均可。

6. 观察肠道准备后的排便情况　若患者喝洗肠液后未排便，排除肠梗阻外，可鼓励患者下床活动以促进肠蠕动、加快排便，若患者无恶心、呕吐，可鼓励患者多喝温开水。若患者喝洗肠液后排出大便仍含粪渣，可追加洗肠液 1 瓶，同时多饮水，必要时行清洁灌肠，直到患者最后排出淡黄色透明水样便为止。

若患者喝洗肠液后发生恶心、呕吐、腹痛，及时通知医生处理。

7. 严格遵医嘱给药　术前半小时给予患者阿托品 0.5mg 肌内注射或山莨菪碱 10mg 肌内注射，由于药物可使患者对疼痛的反应性降低，以致发生肠穿孔并发症时腹部症状可不明显，故应特别注意观察。

【检查方法及配合】

（1）协助患者穿上检查裤、取左侧卧位、双腿屈曲，嘱患者尽量在检查中勿随意摆动身体。

（2）将镜前端涂上润滑剂（一般用硅油，不可用石蜡）后，嘱患者深呼吸、放松肛门括约肌，以右手示指按住镜头，使镜头滑入肛门，遵照循腔进镜配合滑进，少量注气，适当钩拉，去弯取直、防袢、解袢等插镜原则逐渐缓慢插入肠镜。

（3）检查过程中，若患者出现腹胀不适，可嘱其缓慢深呼吸；如出现面色改变、呼吸及脉搏异常应停止进镜，积极配合医生采取相应救治措施。

（4）根据患者具体情况摄像、取活组织行细胞学检查及行相应治疗。

（5）检查结束退镜时，应尽量抽气以减轻患者术后腹胀。

【操作后护理】

（1）休息与活动：检查结束后患者适当休息，观察15～30分钟后再离开。若为无痛结肠镜检查术后，要观察至患者清醒，并注意在复苏期间防窒息、防跌倒，检查当日患者不能驾车。

（2）饮食护理：检查后若无不适，未取活检者30分钟后可进食普通饮食；若检查中取了多块活检，宜在检查后2小时后进食，避免辛辣刺激食物；若检查中腹痛明显或检查后腹胀明显者，应少活动、进食流质或半流质少渣不产气饮食1～2天。

（3）病情观察及护理：观察患者腹胀、腹痛及排便情况。腹胀明显者可行内镜下排气；注意观察粪便颜色；

腹痛明显或排血便者应留院继续观察。如患者出现剧烈腹痛、腹胀、面色苍白、心率增快、血压下降、粪便次数增多且呈黑色，提示并发肠出血、肠穿孔，应及时处理；如果怀疑穿孔，应立即行 X 线腹部立位透视检查，若出现膈下游离气体则确定为肠穿孔，应立即禁食禁饮、安置胃肠减压、补液治疗等，必要时行外科手术治疗。

（4）活检时渗血较多者，为预防出血，应遵医嘱服用止血药（如云南白药）1 ～ 2 天。

（5）告知患者术后常见并发症肠壁穿孔、肠道出血的临床表现。若出现异常，应立即就诊。

【治疗及应用】

（一）止血治疗

止血治疗适用于各种原因引起的下消化道出血。该方法是一种安全、有效、创伤小的治疗措施，特别适合高危、高龄和不适合紧急外科手术治疗的患者。止血方法有药物喷洒法、局部注射法、凝固止血法、机械止血法、黏膜切除法等。根据不同的出血类型选择不同的止血方法。止血后疗效评定：止血小于 72 小时称暂时性止血，大于 72 小时称为止血成功。

（二）息肉电凝切除术

高频电流通过人体时产生热效应，使组织凝固、坏死、从而达到息肉切除、止血的目的。经结肠镜进行高频电切除已成为目前治疗结肠息肉的首选方法，如有蒂息肉、无蒂息肉、多发性息肉等，此方法安全、简便、有效，可避免开腹手术。

（三）扩张术及金属支架植入术

临床上结肠狭窄可分为良性狭窄和恶性狭窄。良性病变引起的结肠狭窄可采用非手术疗法（内镜下水囊扩张术）；为解除恶性狭窄引起的肠梗阻，在无法手术治疗的情况下可在内镜下水囊扩张后行肠道金属支架植入术。结肠镜狭窄的治疗是一项新技术，具有安全、有效、并发症少等优点。

（四）黏膜切除术

内镜下黏膜切除术（endoscopic mucosal resection，EMR）是在胃黏膜剥离活检术的基础上发展而来的，现已广泛用于整个消化道，如食管、胃、十二指肠、小肠和结肠。结肠 EMR 主要特点是：①黏膜下层注入液体，能有效防止肌层以下的更深组织热变性而引发肠道穿孔并发症；②黏膜下层与肌层间分离，可降低高频电直接对肌层的损失；③局部注射生理盐水使病变部位隆起，能判断癌浸润深度和能否切除。适用于局限于黏膜层和黏膜下层早期结肠癌、良性病变诊断；结肠血管性病变伴消化道出血（以止血和治愈病变为目的）。

（五）黏膜剥离术

内镜黏膜下剥离术（endoscopic submucosal dissection，ESD）是在 EMR 的基础上发展而来，它能完整地剥离病变组织、整块送检，以创伤小、痛苦小、并发症少、操作时间短、疗效确定、安全可靠、住院时间短和重复性好的优点，成为治疗胃肠道早期癌及癌前期病变的有效手段。

（六）取异物术

当经口误入的异物在肠道停留时间长、排出困难，出现出血、穿孔、梗阻、结肠功能紊乱等并发症时，应立即行结肠镜下取异物，可使患者避免手术痛苦。

【并发症的处理】

结肠镜检查并发症的处理同胃镜检查、治疗的并发症的处理。

（杨小莉 张铭光 任宏飞）

二、小肠镜检查

【概述】

小肠长达 5 ～ 7 米，位于消化道中段，曾经被称为检查的盲区。小肠镜检查（enteroscopy）突破了这一盲区，可以对小肠黏膜进行较全面的观察，大大提高了小肠疾病的确诊率。由于胶囊内镜发现病变后不能取活检及内镜下治疗，因此促进了小肠镜的研发。小肠镜包括推进式小肠镜、探条式小肠镜、气囊辅助小肠镜和螺旋式小肠镜。前两种在国内很少开展，目前临床应用最多的是气囊辅助小肠镜，包括双气囊小肠镜和单气囊小肠镜。双气囊小肠镜是目前使用最广泛的小肠镜，能直接观察全小肠，且可从不同角度反复观察病变；可根据病情选择经口或经肛途径检查。检查过程中可进行活检、标记、息肉切除、止血、经内镜逆行胰胆管造影等操作；单气囊小肠镜的内镜前端没有气囊，功能与双气囊小肠镜相似。

【适应证】

（1）原因不明的消化道出血，不明原因腹痛、呕吐或腹泻，经胃镜及结肠镜检查未能发现病变、临床怀疑小肠疾病者。

（2）不全性小肠梗阻。

（3）克罗恩病患者的全消化道评估，诊断和鉴别克罗恩病或肠结核者。

（4）不明原因贫血、消瘦和发热等，怀疑小肠器质性病变者如小肠良、恶性肿瘤，小肠吸收不良综合征，慢性腹痛及慢性腹泻等。

（5）多发性息肉患者的全消化道评估。

（6）小肠造影或胶囊内镜检查提示小肠有病变者。

（7）小肠钡餐检查病变和部位不能确定或症状与 X 线诊断不符合者。

（8）协助外科手术中对小肠病变的定位。

（9）开展小肠疾病的内镜下治疗：息肉的电切术，小肠出血的注射治疗及异物的取出术（包括滞留的胶囊内镜）。

【禁忌证】

（1）同胃肠镜检查的禁忌证。

（2）明确或可疑的小肠穿孔。

（3）腹腔广泛粘连者及电解质严重失衡者等。

（4）精神障碍或不能合作者。

（5）食管、胃底中度以上静脉曲张者。

（6）血流动力学不稳定者。

（7）肠梗阻未解除，无法完成必要的肠道准备者。

（8）急性心肌梗死及严重呼吸功能障碍者。

（9）有凝血功能障碍者。

（10）急性胰腺炎或急性胆管炎，伴全身情况较差者。

（11）低龄儿童。

【操作前准备】

小肠镜检查操作前准备同胃镜、结肠镜检查。

【检查方法及配合】

小肠镜检查方法及配合同胃镜、结肠镜检查。

【操作后护理】

小肠镜检查操作后护理同胃镜、结肠镜检查。

【治疗及应用】

小肠镜除了用于小肠疾病的诊断，也用于镜下治疗，目前已有小肠镜专用的治疗器械。

（一）止血治疗

血管畸形是引起小肠出血的主要原因，小肠镜可通过钛夹、氩气、电凝等方法治疗小肠血管畸形，与药物和手术治疗相比，具有明显优势。

（二）息肉电凝切除

小肠镜可用于小肠多发息肉患者的定期复查和息肉切除，预防肠出血、肠套叠和癌变等并发症发生，避免多次开腹手术治疗。

（三）肠腔狭窄治疗

小肠镜可以对炎症性肠病导致的肠腔狭窄或其他原因所致肠道良性狭窄进行球囊扩张治疗或肠道支架植入治疗。

【并发症的处理】

小肠镜检查并发症的处理同胃镜检查、治疗的并发症的处理。

（杨小莉　张铭光　李罗红）

第二节 经皮超声导入治疗及护理

【概述】

经皮超声导入治疗又称药物超声促渗透疗法，是指利用超声波，促进药物经皮肤或黏膜吸收的一种新型药物促渗透技术。它利用电致孔技术、超声空化技术和现代离子导入技术，将中药大分子胶体颗粒通过完整皮肤进入组织，在深部组织和脏器形成较高的药物浓度，这样既减少了药物对胃肠及肝脏的损害，也可避免药物的有效成分经消化道可能发生的胃肠灭活及肝脏的首过效应。经过近60年的研究与应用，药物超声透入技术日趋成熟，广泛应用于皮肤科、骨科、胃肠外科等治疗护理中。

【作用机制】

（一）直流电的电致孔原理

用瞬时的高电压脉冲皮肤角质层，打出暂时性的水通道，这些通道的形成为药物的导入提供了途径，使药物能直接穿过角质层被毛细血管吸收。

（二）超声波的空化效应

在超声波的作用下，引起介质和细胞内气体分子、气泡的震动，以及气泡最终发生破裂形成空隙或空囊。

（三）离子导入

采用不同波形、频率、波幅及经过调制的交变脉冲电流，作用于人体皮肤，更加提高了药物的透皮速率。

【目的】

（1）促进早期胃肠功能的恢复，提早进食和下床活动，可减少并发症的产生，实现外科快速康复。

（2）消炎作用。适用于各类病原体导致的局部感染，可以和全身给药协同治疗，疗效大大提高，疗程明显缩短。

（3）可减少并发症的产生，实现外科快速康复。

（4）缓解疼痛症状。

【适应证与禁忌证】

（一）适应证

1. 术后康复　术后促进排气、排痰、止痛、肠粘连预防治疗、创口修复促进。

2. 外科感染　胆囊炎、胰腺炎、阑尾炎、腹腔脓肿、院内感染、乳腺炎。

3. 呼吸道处理　呼吸道术前准备和术后清理。

4. 术后并发症　喉头水肿的预防和治疗，压疮和血栓的预防和治疗，术后尿潴留的预防和治疗。

5. 乳腺疾病　乳腺增生、囊腺瘤。

（二）禁忌证

禁用于各种皮肤损伤部位、装有心脏起搏器、人工支架及人工瓣膜患者、严重心力衰竭、呼吸衰竭患者，慎用于孕妇和新生儿。

【操作要点】

（1）评估患者，正确设置参数。

（2）将两个治疗头接到仪器背后的对应插座上。

（3）评估患者皮肤，给药部位皮肤清洁干燥，完整无破损。

（4）取出贴片，将贴片金属膜凸面固定于治疗发射头凹槽内。

（5）取出耦合凝胶药片分别放入两个贴片的金属凹槽内。

（6）将凝胶片连同治疗头妥善固定于患者治疗部位的皮肤上。

（7）接通电源，启动治疗仪。

（8）超声电导结束后，将治疗头取下，但要保留凝胶贴片 10 ～ 20 分钟，以达到患处足够药物浓度。

（9）注意事项

1）给药之前，询问患者是否有皮肤敏感史。

2）避开受损皮肤。

3）治疗过程中应遵循由低到高频率。

4）如有不适应及时通知医生。

5）在治疗期间及治疗后 3 天，洗澡时治疗部位不宜用浴液、香皂等进行清洗，避免揉搓治疗部位。

【主要护理问题】

1. 营养失调——低于机体需要量　与禁饮禁食、胃肠减压、食物摄入不足有关。

2. 疼痛　与手术创伤有关。

3. 相关知识缺乏　缺乏经皮超声导入治疗的相关知识。

4. 潜在并发症　皮肤完整性受损。

【护理目标】

（1）患者营养状况得到改善或维持。

（2）患者主诉疼痛减轻或消失。

（3）患者了解超声导入治疗的原理、目的、治疗过程和注意事项。

（4）患者未发生相关并发症，或并发症发生后能得到及时治疗与处理。

【护理措施】

（一）操作前的护理

（1）经皮超声导入治疗是比较新型的治疗方法，患者不够了解相关知识，在给药途中的电刺激容易引起患者焦虑，因此，护士在进行操作前，应该告知患者操作的原理、目的、给药过程和注意事项，充分取得患者信任，减轻患者的焦虑、紧张情绪。

（2）连接电源，检查超声导入治疗仪是否正常工作。

（3）操作前清洁给药部位的皮肤，保持局部皮肤清洁、干燥。

（二）操作时护理措施

（1）操作同时讲解正在操作的步骤及目的、注意事项，消除患者焦虑。

（2）操作时注意观察患者的反应，若有不适，立即停止操作，并通知医生，遵医嘱处理。

（三）操作后护理措施

1. 妥善固定

（1）使用腹带加压固定两个治疗头，以免治疗头移位或掉下。

（2）告知患者翻身、活动、体位变化时注意治疗头掉下，一旦发生治疗头掉下的情况及时告知医护人员，积极遵医嘱给予相关措施。

2. 效果的观察

（1）给药过程中，注意观察患者有无不良反应（皮肤过敏、心慌不适、皮肤刺痛、腹部疼痛等），若有不良反应，立即停止给药，通知医生，给予相应的处理。

（2）注意观察患者的胃肠功能恢复情况、疼痛的镇痛效果、白细胞计数等。

3. 疼痛的护理

（1）患者取半卧位休息，减轻伤口张力，缓解疼痛。

（2）使用腹带保护伤口，以减轻患者咳嗽或者活动时引发的伤口疼痛感。

（3）遵医嘱使用镇痛药物。

（4）指导患者有节律的深呼吸，以放松患者情绪，减轻患者疼痛感。

（5）遵医嘱合理应用抗生素，有效控制感染。

（6）正确选用超导药片。

4. 营养支持

胃肠疾病使用经皮超声导入治疗患者多禁饮禁食或者只能进食少量的食物，不能满足患者身体所需，遵医嘱静脉补充葡萄糖、脂肪乳、氨基酸注射液，并鼓励患者早期活动，以促进胃肠功能的恢复。

【并发症的处理及护理】

皮肤完整性受损的处理如下。

（1）给药之前，询问患者是否有皮肤敏感史。

（2）在治疗期间及治疗后 3 天，洗澡时治疗部位不宜用浴液、香皂等进行清洗，避免揉搓治疗部位。一旦发生皮肤过敏，立即停止使用经皮超声药物导入治疗，通知医生，遵医嘱处理。

【预防】

（一）饮食指导

指导患者建立健康的饮食习惯，定时进食。进食高蛋白、高维生素易消化饮食，少食或者不食辛辣、坚硬食物。

（二）活动

不能下床活动时，在床上多翻身活动；能下床活动后，循序渐进，逐步过渡到正常活动。

（三）养成良好的生活习惯

保持心情舒畅，适量活动，避免劳累及受凉；保持大便畅通；注意口腔卫生。

【特别关注】

（1）给药过程中不良反应的观察。

（2）给药后的效果观察。

【前沿进展】

（1）直肠癌是消化道最常见的恶性肿瘤之一，据最新研究显示，近五年来，我国结直肠癌的发病率呈现不断上升的趋势，并且发病年龄趋于年轻化，40 岁以下的年轻人占发病患者数的 30%。由于手术切除范围广创伤大，往往造成患者不同程度的盆腔内神经损伤，使其胃肠功能受到不同程度的抑制，影响术后恢复甚至导致术后腹胀出血、肠梗阻等并发症，术后尽早恢复患者的胃肠功能是胃肠道肿瘤患者围手术期的重要环节。目前，中药局部外用在促进肠道功能恢复方面有明显的优势，超声波作为一种能量形式，在增强药物传递及治疗效果方面得到了深入的研究并在临床广泛应用。

（2）目前对于超声波治疗瘢痕已有多篇文献报道。超声波作用于人体时，在行波场和驻波场交替出现正压和负压的机械作用，使组织产生压缩伸张和加速度，从而产生微细按摩作用、温热效应和促进生物化学效应等，这些效应作用于瘢痕均可使胶原蛋白分解加速，利于瘢痕消散吸收。喜疗妥霜的有效成分是由动物脏器抽取而得的类肝素，化学成分为多糖肝磷酯，能溶解结缔组织中的纤维素，保持瘢痕组织中的水分，而且能抑制组织中的蛋白分解酶及透明质酸酶的活性，促进局部血液及淋巴液的循环吸收渗液迅速消除疼痛和压迫感受，缓解肿胀，促进结缔组织新陈代谢使组织再生。徐小梅等运用喜疗妥霜作为耦合介质在超声波的作用下治疗瘢痕，取得了良好的效果。它结合了超声波的促渗作用及超声波和喜疗妥霜本身具备的治疗作用，使喜疗妥霜超声药物透入不仅增强了瘢痕局部区域药物的浓度，而且由于药物与超声波综合作用的结果加强了疗效。

【知识拓展】

药物导入疗法常用的有直流电药物导入疗法和超声药物导入疗法。药物导入法已有100多年历史。我国自50年代初就用药物导入治疗疾病，并开始对其基础理论的研究。特别中草药的浸出液（或煎煮液）的药物导入已达近百种，对无机药物和部分有机药物的使用也很普遍。治疗病种的范围也很广泛，如肺结核、风湿性关节炎、肌炎、神经炎、咽喉炎、脑震荡后遗症、肌无力等。对其理论问题的研究，不少单位进行了深入细致的工作，如“钙离子导入对大鼠结缔组织中巨噬细胞影响的研究”证明直流电导入钙离子能促进巨噬细胞条件改变，并能提高组织内 ATP 的活性，促进巨噬细胞活性增强，并活跃其功能，从而促进炎症过程的缩短和恢复。临床常用 5% 氯化钙溶液以直流电导入疗法治疗各种炎症。

（文　曰　钟　静　刘春娟）

第三节　胶囊内镜检查及护理

胶囊内镜（video capsule endoscopy）全称为“智能胶囊消化道内镜系统”，又称“医用无线内镜”。主要由智能胶囊、信号接收系统及工作站构成。检查时，受检查者通过口服内置有摄像与信号传输装置的胶囊，借助胃肠道蠕动使之在消化道内运动并以 2 帧/秒的速度不断拍照，获得信息，通过传感器传送到记录仪，医生通过图像记录仪和影像工作站了解受检查者的整个消化道情况，从而做出诊断结果。目前，胶囊内镜已成为小肠疾病的一种无创性的检查手段和重要的诊断方法。

胶囊内镜具有操作简单、无创伤、无痛苦等优点；胶囊为一次性使用，避免交叉感染；患者几乎无痛苦，检查中受检查者可日常活动；检查范围广，一般可观察完空、回肠黏膜的病变，通常作为怀疑小肠疾病时的首选检查方法。但胶囊内镜在体内运行完全是被动性的，无法进行主动观察，在进行病变的活检和镜下治疗存在局限性。同时也存在部分拍摄盲区，可能会出现图像不清晰、假阴性、假阳性的结果。因此，临床上不作为胃肠道检查的首选方法。

【适应证】

（1）不明原因的消化道隐性出血及缺铁性贫血。

（2）其他检查提示的小肠影像学异常。
（3）疑似克罗恩病、小肠肿瘤患者。
（4）监控小肠息肉综合征的发展。
（5）小肠吸收不良综合征。
（6）检测非甾体类抗炎药相关性小肠黏膜损伤。
（7）原因不明的腹痛、腹泻，怀疑有小肠疾病者。

【禁忌证】

（一）绝对禁忌证

无手术条件或拒绝接受任何腹部手术者（一旦胶囊滞留将无法通过手术取出）为绝对禁忌证。

（二）相对禁忌证

（1）已知或怀疑胃肠道梗阻、消化道穿孔、畸形、狭窄及瘘管者。
（2）体内植入心脏起搏器或其他电子仪器。
（3）严重胃肠功能障碍及吞咽困难者。
（4）妊娠期妇女。

【检查前准备】

（一）医患沟通

首先应向受检查者解释胶囊内镜检查的目的、过程和可能存在的一些风险。特别说明一旦发生胶囊滞留、梗阻等风险时将要采取的医疗解决措施。详细介绍检查的配合要点，取得受检查者及家属的同意，并在知情同意书上签字。

（二）详细了解病史

（1）详细了解受检查者有无胃轻瘫、贲门失弛缓症、其他消化道运动障碍性疾病、腹部手术史、糖尿病及严重便秘史。特别是要询问患者有无吞咽困难及消化道梗阻的症状。排除影响胶囊顺利通过的危险。

（2）对于使用抗凝药及抗血小板等药物而需要接受胶囊内镜检查者可继续服用，但应于操作前 3 ～ 5 天停用铁剂，以免影响胶囊的拍摄效果。

（3）在检查前尽量不使用影响胃肠动力的药物，如麻醉药或抗胆碱药物，以便顺利完成检查。

（4）检查前 2 天勿做钡餐或钡灌肠检查，以免钡剂残留影响检查结果。

（5）提醒受检查者在检查当天最好穿宽松衣物，以利于穿戴图像记录仪。

（三）饮食准备

一般检查前一天的晚餐进食半流质即可，检查当天禁食禁饮。对于有便秘者建议在胶囊内镜检查前 2 天起即开始少渣饮食，检查前 1 天的晚餐进食流质饮食。对于体质较差者可静脉补液。

（四）肠道的清洁准备

肠道准备的好坏直接影响胶囊在体内拍摄图片的清晰度，从而影响诊断。常用的肠道清洁药物为聚乙二醇电解质溶液或磷酸钠溶液（方法同本章“ 肠镜检查、治疗及护理”中的肠道准备），要求受检查者最后排出的大便接近清水样无渣便即为最佳的肠道清洁效果；为减少肠道的泡沫，术前半小时可服用适量祛泡剂（西甲硅油乳剂或二甲硅油散）。

（五）心理指导

向受检查者讲解胶囊内镜的构造和应用原理、检查步骤、安全可靠性和注意事项，以消除其紧张、焦虑、恐惧的心理，以便更好地配合检查。

（六）物品准备

检查前准备好物品、仪器测试，检查图像记录仪、胶囊内镜及电池质量等过程，详细做好设备的运行及使用记录。

【检查方法及配合】

（一）检查者穿戴图像记录仪

受检查者站立位穿戴图像记录仪背心。可根据受检查者的身高、体型调整背带的位置，检查和调整天线单元位置。受检查者穿戴完毕胶囊内镜接收记录仪背心后，打开影像工作站和记录仪电源，建立受检查者的信息档案。

（二）检查过程中的实时监视

输入胶囊编号，核对无误，取出胶囊，确定胶囊工作正常，用 50 ～ 100ml 水送服胶囊。在胶囊通过幽门之前，应该保持对胶囊运行时的实时监视。受检查者可采取右侧卧位有利于胶囊尽快通过幽门。

（三）检查中的饮食

在吞服胶囊内镜 2 小时后可进少量水（100ml），待胶囊进入小肠 2 小时后，受检查者可进少量简单餐食，如面包、蛋糕等，待检查全部结束后方可恢复正常进食。必要时也可通过静脉补充营养。

（四）检查中的活动

检查期间可进行日常活动，但避免剧烈运动（如骑电动车、摩托车等）、屈体、弯腰及可造成图像记录仪天线移动的活动，避免受外力的干扰，勿撞击图像记录仪；不能接近任何强电磁波区域，如 MRI 或业余电台，以免影响检查效果。检查过程中受检查者如出现腹痛或低血糖等情况，应及时通知医生予以处理。

（五）检查中的注意事项

（1）在整个检查过程中，不能自行脱下穿戴在身上的图象记录仪，不能随意移动记录仪的位置。

（2）检查期间，每15分钟确认一次记录仪上指示灯是否闪烁，如指示灯闪烁频率下降或停止，提示胶囊电力用完，则立即通知医生。检查结束后，记录当时的时间，同时也需记录进食、饮水及有不正常感觉的时间，一起交给医生。

【检查后护理】

（1）在胶囊电池耗尽时或胶囊内镜工作8小时后可由医生拆除设备，如是自行解下，应先将传感器和数据记录仪的连接分开，再取下身上的数据记录仪背心，放置妥当，交回至可进行数据处理的工作站。

（2）在持放、运送、自行拆除所有设备时，要注意避免可能造成数据信息丢失的动作，如剧烈冲击震动，提醒受检查者在胶囊排出前切勿接近强电磁区域。

（3）观察胶囊内镜排出情况，一般胶囊内镜在胃肠道内运行8～72小时后随粪便排出体外。为方便观察胶囊是否排出体外，受检查者可使用便盆排便。若受检查者出现难以解释的腹痛、呕吐及肠道梗阻症状或胶囊1周以上未排出时，应及时告知医师，可行腹部X线检查，确定胶囊所在位置。

【并发症处理】

（一）胶囊滞留

胶囊滞留于小肠是最常见的并发症。胶囊滞留是指胶囊停留于小肠内的时间达2周以上，发生率为1%～2%。主要发生在长期应用非甾体类抗炎药、腹部放射性损伤及严重克罗恩病等患者。一旦发生胶囊滞留，可以通过服用促动力药、导泻药或内镜下取出等方法解决，并寻找导致胶囊滞留的原因。如果以上方法失败，应及早采取外科手术，在切除病变肠管同时取出胶囊。胶囊内镜滞留目前无公认的有效预防措施，只有在检查前详细询问病史，并对受检查者严格筛选，这仍是目前降低胶囊滞留发生的最好办法。

（二）胶囊内镜检查失败

胶囊内镜顺利进入消化道，在工作时间内完成对整个小肠的完整拍摄，并成功储存可用于诊断的图像则称为胶囊内镜检查成功，反之为失败。导致胶囊内镜检查失败的原因很多，常见于受检查者患有糖尿病，腹部手术史或肠道准备不理想造成粪水过多等。由于排空缓慢，造成胶囊内镜在肠道某一部位滞留，或视野区域不清，造成摄像图片不清晰而失败。在实时监控下及时采取干预措施，如采取右侧卧位、调整胶囊内镜拍摄频率，减少胶囊耗电。当胶囊在胃内停留，可采用胃镜将胶囊送入十二指肠等方式。

（三）其他并发症

胶囊内镜掉入气道、滞留于Zenker憩室及胶囊破裂等均十分罕见。

【前沿进展】

金山公司于2008年推出了结肠胶囊和pH检测胶囊。OMOM胶囊内镜是由我国重庆金山公司自主研发，继Given Imaging公司后的世界第二个胶囊内镜，2005年通过我国的SFDA，当年即投入临床使用，目前已经在英国、俄罗斯、马来西亚、印度以及我国广泛使用。OMOM胶囊内镜系统具有实时监视、调整拍摄频率等“胶囊-工作站双向调控”的独特功能。欧洲和美国的研究证实Endocapsule与PillCam诊断小肠疾病能力相当，前者图像质量更佳且工作时间更长，因此全小肠检出率要略高于后者。MiroCam采用电场传输系统，应用人体作为导体，节省了胶囊内镜的电源，工作时间更长，全小肠检出率也很高。

另外两种新型胶囊内镜分别是由日本Olympus公司生产的Endocapsule以及韩国IntroMedic公司生产的MiroCam。这两种胶囊还未广泛使用于临床。

（李罗红　张铭光　杨小莉）

第四节　纤维胃镜检查、治疗及护理

上消化道内镜检查包括食管、胃、十二指肠的检查，又称为胃镜检查（gastroscopy）。通过此项检查不仅能直接观察食管、胃、十二指肠的病变，并可取活检行组织学或细胞学的病理检查，是消化道疾病最常用和最准确的检查方法。

【适应证】

（1）怀疑上消化道有病变且没有胃镜检查禁忌证者。

（2）常规体格检查。

【禁忌证】

（1）有严重心、肺疾病的患者，如严重心力衰竭、心律失常及呼吸衰竭等。

（2）各种原因所引起的危急状态，如昏迷、休克等。

（3）腐蚀性食管炎的急性期、肠梗阻及急性食管、胃、十二指肠穿孔等。

（4）有严重咽喉部疾病、脑出血、主动脉瘤及严重的颈胸段脊柱畸形等患者。

（5）不能配合检查的患者为相对禁忌证，如智力障碍、精神失常等。

【操作前准备】

（一）医患沟通

与患方沟通介绍检查的目的、方法、如何配合，说明胃镜检查的必要性、检查过程中可能进行的活检及治疗，强调其无法替代的直观效果及检查中可能出现的不适等，缓解患者紧张及顾虑。在获得充分理解后签署知情同意书。

（二）详细了解病史

询问患者病史、进行体格检查，以排除检查禁忌证。了解既往已有的胃镜检查结果。

（三）检查前禁食 6 ～ 8 小时

若患者是胃排空延缓者，需禁食更长时间。有幽门梗阻者应先洗胃后再检查。

（四）药物准备

若患者过度紧张，可遵医嘱予以肌内注射或静脉注射地西泮 5 ～ 10mg；为减少胃蠕动和胃液分泌，术前 30 分钟可遵医嘱给予山莨菪碱 10mg 或阿托品 0.5mg 静脉注射。

（五）建立静脉通道

检查前 5 ～ 10 分钟口服咽部局麻药及消泡剂，取下义齿及眼镜。行无痛胃镜检查患者建立静脉通道。备齐检查所需器械及药物。

【操作过程及配合】

（1）协助患者取左侧卧位、双腿屈曲、头垫低枕使颈部松弛，松开衣领口及腰带。患者口边置弯盘、嘱患者咬紧牙垫。行无痛胃镜检查患者由麻醉医师经静脉行麻醉治疗。

（2）操作者面对患者，左手持操作部、右手执镜端约 20cm 处，直视下经咬口插入口腔，缓缓沿舌背、咽后壁向下推进至环状软骨水平时可见食管上口，并将胃镜轻轻插入。

（3）插镜过程中，应密切观察患者的反应，保持患者的头部位置不动。当胃镜插入 15cm 到达咽喉部时嘱患者做吞咽动作，但不可将唾液咽下以免引起呛咳，应让唾液流入弯盘或用吸管吸出。如患者出现恶心不适，适时给以解释、安慰，并嘱患者深呼吸、肌肉放松。检查过程中随时观察患者的面色，监测心肺功能、脉搏、血压、心电图及血氧饱和度等变化。由于插镜刺激迷走神经，患者可能发生心绞痛、心肌梗死、心搏骤停等，一旦发生应立即停止检查，积极进行抢救。

（4）根据患者具体情况摄像，取活组织行细胞学检查及行相应治疗。

（5）配合操作者处理插镜中可能遇到的问题：

1）若将镜头送入气管，患者有明显呛咳，应立即将内镜退出、重新进镜。

2）若镜头在咽喉部打弯，患者会出现明显疼痛不适，应把角度钮放松，慢慢将内镜退出后重新插入。

3）插镜困难其原因可能是未对准食管入口或者食管

入口处的环咽肌痉挛等原因，对此应查明原因、忌强行用力。必要时在镇静药物的辅助下再次试插。

4）若镜面被黏液、血迹等遮挡时可注水冲洗。

（6）检查完毕退出内镜时尽量抽气以防止患者发生腹胀；并将镜身黏附的黏液、血迹擦净。

【治疗及应用】

胃镜下治疗常用于止血、取异物及消化道肿瘤的治疗等。

（一）消化道止血

消化道出血者行内镜检查的同时予以内镜止血治疗是消化道出血治疗的手段之一。活动性消化道出血者可选择应用局部注射止血药、电凝探头、微波透热及激光止血；弥漫性消化道出血时可在内镜下向病灶喷洒止血药；食管静脉曲张出血可行内镜下结扎止血。

（二）取异物

上消化道异物常见的有鱼刺、硬币、义齿等，可在内镜下借助网篮及异物钳取出，创伤小，有效避免了外科手术治疗。

（三）消化道肿瘤治疗

良性的消化道肿瘤科采用圈套、电凝将肿瘤完全切除，对较大的肿瘤，可采用分次摘除，以防止并发症的发生。对早癌可根据具体情况行内镜下黏膜切除术（endoscopic mucosal resection，EMR）或内镜黏膜下剥离术（endoscopic submucosal dissection，ESD）。对无手术指征的癌性梗阻，可行内镜下激光治疗，置入金属支架解除梗阻，改善患者的生活质量。

【操作后护理】

（1）一般胃镜检查后患者咽喉麻醉作用尚未消退时，嘱其不要进食及饮水等以免呛咳。约 30 分钟后待麻醉作用消失后可先饮少量水，如无呛咳者方可进饮食。行活检的患者宜在 2 小时后进食，当天应进食温凉饮食。无痛胃镜检查后应观察患者至清醒，并在复苏期间注意防止窒息及跌倒坠床。患者不能驾驶，应由家属陪同回家。

（2）检查后少数患者可出现咽痛及咽喉部异物感，嘱患者勿用力咳嗽以免损伤咽喉部黏膜。若患者出现腹胀、腹痛，可进行按摩以促进排气。应注意观察有无消化道出血、穿孔、感染等并发症，一旦发生应协助医生及时进行相应处理。

（3）按有关规定清洁消毒内镜及有关器械、妥善保管，避免交叉感染。

【并发症的处理】

严重并发症发生率为 0.012% ～ 0.09%，包括急性出血、穿孔及猝死。

（一）出血

活检后一般不会出血，小量出血可局部喷洒止血药物和静脉给予质子泵抑制剂，必要时行内镜下或介入止血治疗。

（二）穿孔

由于操作者操作不当或患者欠合作导致。应立即禁食禁饮、胃肠减压、建立静脉输液通道维持有效循环血容量，使用抗生素防止感染，若保守治疗无效应请外科会诊协助治疗。

（三）猝死

术前应详细询问病史，准备好抢救药物，及时抢救。

【前沿进展】

内镜与其他仪器联合应用是消化内镜设备近年发展的一个重要趋向，如内镜与光学显微镜相结合的放大内镜、内镜与超声技术相结合的超声内镜、共聚焦技术在消化内镜上的应用等，为消化管腔的诊治提供了更多样有效的手段。

（王　瑞　张铭光　任宏飞）

第五节　胃肠道X线钡餐造影检查及护理

消化道X线钡餐检查（barium contrast gastrointestinal series）是指患者服用适量的产气药物及吞服钡剂，在不同体位下观察患者的胃十二指肠各部的轮廓、形状、位置、大小、蠕动及幽门开放情况；利用体位使胃十二指肠各部形成气钡双重对比，结合加压可以更好显示病变。在胃、十二指肠检查完成后，根据病情需要间隔一定时间检查各段小肠、回盲部、结肠。主要用于食管、胃肠道及回盲部病变的检查，可以发现食管、胃、小肠或结肠的静脉曲张、溃疡、肿瘤、炎症、结构畸形及运动异常等。

【适应证】

（1）食管癌、食管静脉曲张、食管裂孔疝，贲门失弛缓症，胃肠道溃疡、憩室、肿瘤、先天性畸形，克罗恩病、肠结核等。

（2）不明原因的贫血、消瘦及腹部包块等。

（3）对食管及胃肠道邻近器官组织病变的辅助诊断，如肠系膜上动脉综合征、胰腺癌等。

（4）胃肠道手术后患者复查。

（5）了解胃肠道的功能状态。

【禁忌证】

（一）绝对禁忌证

消化道完全性梗阻或穿孔、急性消化道大出血期间、全身严重衰竭无法耐受检查者。

（二）相对禁忌证

消化道不完全性梗阻或狭窄、消化道可疑穿孔、消化道活动性出血或近 2 周内有消化道大量出血者。

【检查前准备】

（一）医患沟通

告知消化道钡餐检查的必要性，吞服钡剂后可能引起的不适，甚至有可能会发生肠梗阻，可表现为腹部胀痛、停止排气及排便。告知患者检查后如果出现上述不适，应及时就诊。

（二）详细了解病史

（1）高血压、糖尿病患者应尽可能将血压、血糖控制于正常范围之内。

（2）服用影响胃肠道功能及高密度药物的患者，检查前停药至少 1 天。

（3）了解患者的药物过敏史。

（三）胃肠道准备

（1）检查前 1 天开始少吃产气的食物，进食半流质低渣饮食，晚上 20：00 时后禁食。检查当日晨起后禁饮禁食（包括不服用药物）。

（2）胃潴留患者应在检查前 1 天晚上安置胃管给予引流。

（3）对于行全消化道钡餐检查的患者应于检查前行相关的肠道准备，如连续 2 天进食无渣饮食、口服缓泻剂等。

【检查过程及配合】

钡餐检查在放射科由放射科医师完成，相关操作过程在此不做描述。

【检查后护理】

（1）若无特殊情况需要复查的患者，检查完后即可进食，且大量饮水以促进钡剂排出。

（2）告知患者钡剂一般于检查后 3 天才能完全排出，在此期间粪便可呈白色或陶土色。

（3）告知患者检查后进食及其他注意事项。

（4）注意观察患者检查后病情变化，疑发生并发症时及时处理。

（5）追踪住院患者检查结果，配合进一步的诊疗。

【并发症处理】

（一）肺部感染

吞服钡剂检查时容易呛咳、误吸致肺部感染，故应注意每次吞服钡剂的量及浓度。如果发生感染，应予以相应处理。

（二）消化道穿孔

钡餐检查容易诱发消化道穿孔，因此检查前仔细询问病史，严格把握适应证、禁忌证。发生穿孔后应立即禁食、胃肠减压、建立静脉通道，维持有效循环血容量，并予以抗感染治疗，若内科保守治疗无效，应立即请外科会诊，必要时手术治疗。

（三）肠梗阻或肠结石形成

钡剂排出困难容易导致肠梗阻，或者长期潴留形成肠结石，因此行钡餐检查后可根据病情适当使用肠道润滑剂、胃肠道动力药或导泻剂以促进钡剂排出。如果发生肠梗阻内科干预无效，应立即请外科会诊，必要时手术治疗。

（张铭光　王　瑞　任宏飞）

第六节　胃肠减压及护理

【概述】

胃肠减压是普外科重要的治疗措施，其利用负压吸引作用，通过胃管吸出积存于胃肠道的内容物和气体，以减轻胃肠的压力，使胃肠部得到休息，同时改善胃肠管壁的血液循环，促进胃肠功能的恢复。在临床护理中，熟练掌握插管的技术，做好胃肠减压的护理工作，可有效减轻患者在治疗过程中的疼痛，减少胃肠疾病的并发症。

【目的】

（1）解除或者缓解肠梗阻所致的症状。

（2）进行胃肠道手术的术前准备，以减少胃肠胀气。

（3）术后吸出胃肠内气体和胃内容物，减轻腹胀，减少缝线张力和伤口疼痛，促进伤口愈合，改善胃肠壁血液循环，促进消化功能的恢复。

（4）通过对胃肠减压吸出物的判断，可观察病情变化和协助诊断。

【适应证与禁忌证】

（一）适应证

（1）腹部有较大手术前患者。

（2）上消化道穿孔、胃肠梗阻、急性胃扩张等急腹症有明显胀气的患者。

（3）昏迷患者或有口腔疾患、行口腔手术等不能经口进食的患者。

（4）不能张口或者吞咽的患者，如破伤风。

（5）病情危重、早产儿、拒绝进食的患者。

（二）禁忌证

（1）食管有静脉曲张患者。

（2）鼻腔有严重疾患的患者，如癌肿。

（3）食管和贲门狭窄或者梗阻患者。

（4）吞食腐蚀性药物的患者。

（5）重度高血压患者和心力衰竭患者。

【操作要点】

（一）准备工作

1. 物资准备 胃管、负压瓶、弯盘、镊子、治疗巾、石蜡油、胶布、听诊器、注射器、棉签、纱布、胃管标签、温水或者生理盐水。

2. 患者准备 佩戴腕带，训练插管时的配合动作，保证插管顺利进行。

3. 环境准备 安静、整洁、安全。

（二）评估患者

（1）询问、了解患者身体状况。

（2）向患者解释，取得患者配合。

（三）操作要点

（1）进行手卫生，备齐用物，携至患者床旁。

（2）核对患者信息及医嘱，解释安置胃肠减压的目的，取得患者合作。

（3）为患者选择适当体位，检查鼻腔通气情况，选择通气顺利一侧鼻孔插管。

（4）铺治疗巾，放置弯盘，清洁选择插管一侧鼻腔。

（5）检查胃管是否通畅，负压瓶是否漏气，胃管以及负压瓶是否在有效期内。

（6）测量胃管放置长度：

1）前额发际至胸骨剑突的距离。

2）由鼻尖至耳垂再到胸骨剑突的距离。

（7）用石蜡油润滑胃管前段，沿鼻腔缓慢插入胃管，在 14 ～ 16cm（咽喉部）时让患者做吞咽动作，在患者吞咽时顺势将胃管插入到预定位置，胶布固定胃管于鼻翼。

（8）检查胃管是否在胃内：

1）抽取胃液法。用注射器通过胃管在体外一端开口抽取胃液，若有胃液抽出，则确定在胃内。

2）听气过水声。将听诊器置患者胃区，用注射器通过胃管向胃内快速注入空气，听到气过水声则确定胃管在胃内。

3）将胃管在体外一端置于盛水的治疗碗内，无气泡逸出，则确定胃管在胃内。

（9）将胃管与负压装置连接，妥善固定于床旁。

（10）按照要求分类处理用物。

（四）指导患者

（1）告知患者胃肠减压的目的、方法及注意事项。

（2）告知患者留置胃肠减压管期间禁止饮水和进食，保持口腔清洁。

（3）告知患者妥善固定胃肠减压。

（4）告知患者勿自行拔除胃管，若胃管不小心脱出，立即通知医护人员进行处理。

（五）注意事项

（1）妥善固定胃肠减压装置，防止变换体位时加重对咽部的刺激，以及受压、脱出影响减压效果。

（2）观察引流物的颜色、性质、量，并记录24小时引流总量。

（3）留置胃管期间应当加强患者的口腔护理。

（4）胃肠减压期间，注意观察患者水电解质及胃肠功能恢复情况。

（5）插管过程中，患者若出现恶心，应暂停片刻，嘱其做深呼吸或吞咽动作，随后迅速将管插入，以减轻不适。

（6）插入不畅时，应检查胃管是否盘在口中，插管过程中，如发生呛咳、呼吸困难、发绀等情况，提示误入气管，应立即拔出，休息片刻后重插。

（六）特殊患者的插管

（1）新生儿置管。新生儿咳嗽、吞咽反射均不完善，加大了插胃管的难度。在插管过程中，当胃管下至5～7cm时（即快到达咽部时），助手迅速用消毒棉签蘸少许温度适宜的糖水或奶汁放入患儿口腔，使其产生有吮吸动作。此时操作者迅速将胃管往下插至胃内。

（2）有一定配合能力的幼儿插管。当胃管到达咽部时助手用汤匙给患儿喂生理盐水，边喂边将胃管插至胃内。对昏迷、哭闹不合作小儿使用简易开口器法：患儿仰卧位，固定头部，将特制注射器（一次性 5ml 注射器去掉活塞，减去乳头及根部，修整切面使其平滑）插入口腔至舌根部，助手固定口腔外空筒柄部，操作者将胃管沿注射器内壁送下直至胃部。上述方法与常规法相比降低了患儿的痛苦，便于护士操作，提高了插管成功率。

（3）昏迷患者插管。

1）传统方法：昏迷患者插胃管方法是昏迷患者插管时，应将患者头向后仰，当胃管插入会咽部时约 15cm，左手托起头部，使下颌靠近胸骨柄，加大咽部通道的弧度，使管端沿后壁滑行，插至所需长度。在临床工作中发现，此法为深昏迷合并舌根后坠患者插胃管往往难以奏效，其原因在于这类患者咽部组织松弛、舌根后坠堵塞了口咽部通道，将患者头部托起难以改善堵塞状况。

2）侧位拉舌插胃管法：患者侧卧时舌向后坠的重力作用减少，舌后坠减轻，同时由于拉舌钳作用，口咽部不再受堵且比正常情况还要增大，所以便于胃管插入。该法节省材料，减轻护士工作量，避免常规法导致误吸、黏膜损伤等并发症。

3）浅昏迷患者插胃管方法：将胃管插入 15cm 时先用一些刺激手段使患者产生吞咽反射，在此一瞬间迅速送入胃管；侧位置管：患者取侧卧位，操作者面对患者由一侧鼻孔将胃管插入；双枕垫头快速插胃法：将双枕直接垫于患者头下，使下颌尽量贴近胸骨柄，双手交替快速插管至胃内。

【主要护理问题】

1. 营养失调——低于机体需要量 与禁饮禁食、胃肠减压、食物摄入不足有关。

2. 舒适度的改变 与患者留置胃管牵拉刺激有关。

3. 相关知识缺乏 对胃肠减压相关知识和留置胃管期间相关注意事项不了解。

4. 潜在并发症 黏膜损伤、食管炎并发上消化道大出血、咳嗽、咳痰、咽痛、咽喉部不适、声音嘶哑。

【护理目标】

（1）患者营养状况得到改善或维持。

（2）患者主诉不适感减轻或消失。

（3）患者了解胃肠减压相关知识，了解胃管留置期间相关注意事项，并未发生胃管脱出和被患者自行拔出等情况。

（4）患者未发生相关并发症，或并发症发生后能得到及时治疗与处理。

【护理措施】

（一）插管前护理措施

（1）心理护理：插管前患者最容易紧张、恐惧，针对患者存在的心理问题，利用支持性心理疗法进行护理干预。

（2）插管前先清洁鼻腔，观察有无息肉、肿瘤、鼻黏膜有无充血、水肿、狭窄等，询问有无出血性疾病，若发现异常立即报告医生，采取相应措施，给予对症处理。

（二）插管时护理措施

（1）心理护理：置管同时不断鼓励、安慰患者增强信心，激发能动性。

（2）插管时若遇到阻力不可强行置入，应查明原因，特别是食管癌、贲门癌的患者。

（3）插管入鼻腔时，尽量靠近鼻中隔。

（三）插管后护理措施

1. 妥善固定，防止打折，避免脱出

（1）用胶布在鼻翼以及脸颊处妥善固定，并定时巡视，观察固定的胶布是否松脱，若松脱及时更换。

（2）胃肠减压器妥善固定于患者床旁，保持胃管通畅，告知患者翻身、活动、体位变化时注意防打折和胃管脱出，一旦发生胃管脱出的情况及时告知医护人员，积极遵医嘱给予相关措施。

（3）做好患者及家属的健康宣教，告之患者及家属在留置胃管和进行胃肠减压期间，不能随意调整胃管位置和拔出胃管。

（4）胃管插入长度合适，并有记录，定时巡视病房，观察胃管插入长度，观察是否有脱出。

2. 保证胃管通畅性

（1）密切观察胃液的颜色、现状、量。正常胃液颜色为无色透明，手术之后往往呈暗红色，陈旧血液为咖啡色，肠梗阻患者一般为黄色，胆结石患者为草绿色。若引流液体中出现红色液体，则说明出现胃出血，应该立即告知医生，配合医生做好相应处理，并详细记录。

（2）记录胃液颜色、性状、量。留置胃肠减压期间，做好胃液颜色、性状、量的记录，为患者的诊疗提供依据。

（3）胃肠减压不畅的原因分析及护理：

1）胃管盘曲在口腔或咽部。处理：根据患者情况（是否手术，手术部位），遵医嘱重置胃管。

2）胃肠减压器故障。处理：仔细观察胃肠减压器的工作情况，及时处理引起故障的原因，必要时更换胃肠减压器。

3）凝血块阻塞胃。多见于腹部术后各种原因引起的溃疡出血，胃肠术后胃内陈旧性血块堵塞胃管侧孔所致。处理：根据患者具体情况，遵医嘱用无菌生理盐水反复缓慢冲洗，冲洗时负压不可过大，以免损伤胃黏膜造成新的出血。必要时更换胃管。

4）胃管置入过深。多见于术中胃肠吻合时，胃管置于吻合口下的肠腔内。处理：此时不可随便拔管，必须在手术医生的配合下排除故障，以免造成吻合口瘘。

5）胃管置入过浅。多见于胃扩张、胃内容物饱满，身体高大的患者。此情况以预防为主，护士严格按照操作规范安置胃管到位。

6）胃管在胃内打结。其主要的形成原因是胃管插入过长，持续胃肠减压时，胃体常处于负压收缩运动中，促使过长的胃管随胃部蠕动而盘曲。当胃管确在胃内又回抽不出胃液时，要警惕胃管是否在胃内盘曲结环。处理：可试将胃管向外拉，如有阻力，不能用力猛拔，以防造成胃食管或咽后壁机械性损伤。必要时胃管内注入少量稀钡或造影剂透视，以帮助诊断。若已确诊胃管在胃内打结，可由胃管内注入少量水或空气，结环较松，可解除；结环较紧，不易松解时，嘱患者吞服或胃管注入 20 ～ 40ml 液体石腊，以借助液体石蜡的润滑与胃蠕动使结散开。必要时肌内注射解痉剂，使平滑肌松弛，然后缓缓拔出。

3. 饮食护理

（1）胃肠减压过程中应该要禁食和禁饮，停止服用药物。

（2）适当地对患者静脉补液，加强营养支持护理工作，维持患者水电解质的平衡。

4. 避免口腔或者呼吸道感染

（1）每日进行口腔护理。

（2）根据患者情况进行雾化吸入。

（3）鼓励并指导患者咳痰咳嗽。

5. 胃管内给药

（1）注入药物后应用20ml温开水冲洗胃管，以防药物存留在胃管起不到治疗作用，夹管30～60分钟，以免药物刚进入胃内又被引流出来达不到治疗目的。

（2）对有消化道出血又需由胃管内注入止血药者，注药前应先抽尽胃内残留的液体，并用生理盐水缓慢轻微冲洗后再用止血药，以防胃内残留物复盖溃疡表面而影响止血效果。

6. 拔管

（1）拔管时间由医师决定，一般胃肠手术后2～3天，胃蠕动功能恢复正常，并出现肛门排气，无明显腹胀时，即可拔管。

（2）拔管前，告知患者及家属，因病情稳定，胃肠道功能恢复可拔除胃管，并说明拔管步骤，以取得患者合作。

（3）拔管时，先将胃管折叠捏紧，边拔边用纱布擦胃管，拔到咽部处快速拔出。

（4）将鼻孔还有脸部的胶布痕迹清理干净，将胃肠减压装置妥善处理。

【并发症的处理及护理】

（一）黏膜损伤

（1）保持口鼻腔清洁，合理配置营养，增强抵抗力。

（2）留置胃管前期，可适当使用复方薄荷滴鼻剂，收缩黏膜血管，防止黏膜充血水肿。

（3）当胃肠减压压力过高导致胃黏膜损伤出血时，应立即放松，将胃管回抽至食管，休息胃黏膜。

（二）食管炎并发上消化道大出血

食管化脓穿孔，此时可使用制酸剂、H_2受体阻滞剂、促胃肠动力药可减轻症状，降低食管炎的发生率，增加患者的依从性。

（三）咳嗽、咳痰

协助患者排痰，避免受凉及胃管滑脱，排除肺部疾患等病理性因素的情况下，早期雾化吸入，加用祛痰止咳药。

（四）咽痛、咽喉部不适

操作前加强沟通，选择合适的胃管，操作熟练、轻柔、规范、掌握留置时间；术后密切观察病情，条件许可时及早拔管，拔管前给患者饮少许水。咽痛患者选择性应用激素预防咽喉部水肿。

（五）声音嘶哑

声音嘶哑主要由于胃管过大、留置胃管时间过长、口腔护理不当或反复插管使声带损伤、充血水肿、闭合不全、发音困难所致。

（1）护理上要争取一次插管成功，避免反复插管的损伤。

（2）术后患者肛门排气后应尽早拔胃管。

（3）声音嘶哑者应嘱患者少说话，使声带得以休息，加强口腔护理，保持局部湿润，给予雾化吸入，B族维生素口服。必要时给予激素治疗，以减轻水肿，营养神经，促进康复。

【预防】

（一）饮食指导

胃肠减压过程中应该要禁食和禁饮，停止服用药物。拔出胃管后，指导患者建立健康的饮食习惯，定时进食，进营养丰富高蛋白、高维生素易消化饮食，进食清淡食物，少食或者不食辛辣、坚硬食物。

（二）活动与休息

根据患者自身的情况，循序渐进，逐步过渡到正常活动，避免劳累及精神过度紧张；注意劳逸结合，可参加适度的工作和运动。

（三）养成良好的生活习惯

保持心情舒畅、适量活动，避免劳累及受凉；保持大便畅；注意口腔卫生。

（四）随访

指导患者定期随访，遵医嘱吃药，如有腹痛、反酸、嗳气甚至恶心、呕吐等情况，及时到医院检查治疗。

【特别关注】

（1）判断胃管是否在胃内的三种方法。

（2）胃肠减压期间的饮食指导。

【前沿进展】

舒适指没有疼痛折磨、精神放松、心情愉快的良好状态，其护理服务要求增加对患者心理、生理等相关护理服务，内容为加强人文关怀、创建舒适的护理服务理念。采用舒适护理服务措施能令患者在生理、心理上达到愉悦的程度，从而减轻治疗期间不适感。舒适护理作为一种个性化、整体性、创造性、有效的护理服务模式，其实施是以患者需要为中心，以提高患者满意度为目标的护理方法。

患者长期带有胃管，不适感较重，让患者感受到医护人员的关爱和亲情，受到人性化的护理服务，有助于使其获得较大满足感、安全感，从而增强治疗疾病的信心，体现了“以人为本”的护理内涵。研究显示，应用舒适护理理论并采取相关措施护理安置胃肠减压的患者，能增加满意度和舒适度，对减少并发症的发生有积极的作用。

【知识拓展】

由于小儿胃管末端孔径小，与胃肠减压器衔接时不够紧密，导致胃肠减压器衔接脱落，影响了负压吸引效果，护士重复操作。有护士将一次性注射器用于小儿胃肠减压，效果好，根据患儿胃肠减压器所需要的负压吸引程度取一次性注射器 20ml 或 50ml 一支，针头弃去，将注射器乳头直接与小儿胃管末端相连，回抽至所需的负压刻度后，取无菌敷料，将注射器活塞外露于针筒的部分包裹，然后用医用胶布缠绕固定。优点：根据医嘱，及时调节患者病情需要的负压量；能及时倾倒胃液量，正确记录；一次性注射器已经灭菌，符合无菌原则；取材方便，价格低廉，操作简单。

（文　曰　覃清梅　李　卡）

第七节　胃造瘘术及护理

【概述】

胃造瘘是指针对晚期食管癌患者姑息性治疗的一种，可改善食管癌患者吃饭喝水的痛苦，同时尽最大能力达到治疗目的，也可为不同原因导致吞咽困难无法经口正常摄入食物的患者提供胃肠内营养的通道。总的分为暂时性胃造瘘术和永久性胃造瘘术两类。

【目的】

（1）解除或者缓解食管癌不能手术患者症状。

（2）为食管良性狭窄患者的手术和治疗做好准备。

（3）早期作为一些腹部大手术患者减压，以后通过造瘘管喂食。

（4）提供胃肠内营养，促进患者恢复。

【适应证】

（1）食管癌晚期不能手术者，可作为一种减轻症状的手术。生存期＞3个月者，可行永久性胃造瘘术；生存期＜3个月者，则行暂时性胃造瘘术。

（2）食管良性狭窄患者，可行暂时性胃造瘘术作为准备手术，以利于后来的彻底手术或扩张治疗。

（3）某些特殊的腹部大手术患者，术后做暂时性胃造瘘术，早期用以减压，以后可用以喂食，帮助患者康复。

【操作步骤】

（一）荷包式

荷包式胃造瘘术式是暂时性胃造瘘中最简单的一种。患者平卧，一般用左上经腹直肌切口，长6～8cm，也可用上腹正中切口，另从侧腹壁戳孔引出造瘘管。进入腹腔后，选择幽门切迹以左及大、小弯之间的胃前壁作为造瘘口位置。用 4 号丝线做 2 ～ 3 层同心荷包缝合，最内层直径应为 1.5cm，各层间距约 1cm。在荷包缝合中心切开胃壁，切口应与准备插入的导管直径相符。从胃壁切口插进 F20 ～ 24 号导管（最好用蕈状管或气囊导管才不易脱出）；如使用普通导管，最好插入胃腔 3 ～ 5cm。然后，由内层开始逐一收紧荷包缝线并结扎，并导管埋入胃内。导管尾端经腹直肌外缘、肋缘下方戳一小口引出。造瘘口胃壁与腹壁戳孔周围的腹膜用丝线缝合两针固定。最后缝合腹壁切口。

（二）隧道式

隧道式胃造瘘术也是一种暂时性胃造瘘术，切口同荷包式胃造瘘术。胃造瘘口部位应选择在偏幽门侧。先在胃壁上做一层荷包缝合，在荷包缝合中心切开胃壁，插入 F20 ～ 24 号普通导管，头端深入胃腔 3 ～ 5cm，收缩荷包缝线再沿导管缝一排顺长轴的浆肌层间断缝合（lembert），使胃壁浆肌层内翻，形成一长约 5cm 的潜行隧道，包埋导管。于侧腹壁另戳小孔引出导管尾端，并将导管上、下胃壁与戳孔上、下腹部各缝一针，使胃壁固定于壁层腹膜上然后，逐层缝合腹壁切口。

（三）经皮胃造瘘术

经皮胃造瘘术（percutaneous endoscopicgastr-ostomy，PEG）是一项无需外科手术和全身麻醉的造瘘技术，仅在床边局麻下即可进行，为许多吞咽困难或吞咽功能丧失但胃肠道功能尚可的患者提供了一种长期肠内营养的途径。

手术时，患者左侧卧位，将胃镜插入后协助患者平卧并且头偏向左侧，保持放松，腿伸直。通过胃镜向胃腔内注气使胃腔呈扩张状态，当胃前壁和腹壁紧密接触时，仔细观察体表左上腹的腹壁透光处，按压此点，在胃镜下就可以看见被按住的地方隆起，此为穿刺点。对穿刺点部位的皮肤进行消毒处理，然后对此处进行腹膜下局部麻醉，之后刺入套管针，当针进入胃内以后拔下针蕊，借助套管送导管入胃钳住导丝，将胃镜与导丝一起退到口腔外，连接导丝与造瘘管，通过在穿刺处牵拉导丝将造瘘管放置胃腔内，再次插入胃镜，观察内部造瘘管放置是端位即头端是否贴于胃黏膜处，检查好后退出胃镜，外部固定好后，在此进行消毒然后覆盖造瘘口处。

【主要护理问题】

1. 营养失调——低于机体需要量　与食物摄入不足有关。

2. 焦虑　与对疾病预后担心有关。

3. 皮肤完整性受损　与胃内容物渗漏，胃管固定过松营养液反溢于皮肤有关。

4. 潜在并发症　恶心、呕吐、腹泻、腹胀、造瘘口皮肤感染、造瘘管堵管、断管。

【护理目标】

（1）患者营养状况得到改善或维持。

（2）患者配合手术以及治疗。

（3）患者皮肤完整无破损。

（4）患者未发生相关并发症，或并发症发生后能得到及时治疗与处理。

【护理措施】

（一）术前护理

1. 心理护理 医护人员要向患者及家属讲解胃造瘘术的主要目的及有关知识，取得患者及家属的配合。讲解一些成功案例，建立患者自信心，做好心理护理，消除不良情绪。

2. 协助做好术前相关检查

3. 术前常规准备

（1）饮食：术前禁饮禁食 8 小时以上。

（2）根据医嘱术前行药物过敏试验，并备好术中带药。

（3）协助完善术前相关检查：B 超、血常规、尿常规等。

（4）术前更换清洁病员服。

（二）术中护理

术中协助患者取平卧位，指导患者正确的配合方法。术中观察生命体征及监测血氧饱和度，随时准备负压吸引呕吐物。予以吸氧，协助医生对腹部切口处进行定位消毒，保持呼吸道通畅，防止意外发生。

（三）术后护理

1. 严密观察生命体征变化

（1）患者术后返回病房予以平卧位，头偏向一侧。

（2）予以吸氧、心电监护。监测并记录血压、脉搏、呼吸、氧饱和度。

（3）若出现不明原因发热，临床表现为腹痛、腹肌紧张、白细胞升高等高度怀疑胃前壁与造瘘管内固定器未紧密接触而分离，使胃液或营养液外渗至腹腔引起腹膜炎应及时报告医生。

2. 肠内营养护理

（1）造瘘后 24 小时禁食，之后根据患者需要可持续性注入或分次集中喂饲。

（2）鼻饲时输注量及速度应严格按照胃排空的情况确定。

（3）配方的选择应根据患者的能量需求、耐受程度及全身疾病状况的具体情况而定。

（4）每次鼻饲前要回抽胃残留量，假如＞ 100ml，应该考虑不耐受。

（5）食物温度为 38 ～ 40℃，过冷及过热都会刺激胃黏膜，引起患者的不适。

（6）每天局部消毒更换敷料 4 ～ 6 次，直至局部干燥、无渗出。造瘘口形成后改为局部消毒更换敷料，每天 1 次，每次鼻饲前后均用温开水或生理盐水 30ml 冲洗导管，保证导管畅通。

（7）每次喂食时抬高床头，使患者处于半卧位或坐位，喂食完毕后保持此姿势 30 ～ 60 分钟，以减少食物反流的发生。

（8）拔管及换管：如患者可经口进食且能满足机体需要时，即可拔管。先松开内外固定片，然后用凡士林纱布覆盖瘘口。拔管须在窦道形成后，至少在置管后 10 ～ 14 天。若长期置管及发生磨损、梗阻时应换管。

3. 造瘘管周围皮肤护理

（1）定时观察造瘘口的情况，注意有无红、肿、热、痛及胃内容物渗漏，保持造瘘口周围皮肤清洁、干燥，防止感染。

（2）如果伤口渗血，应局部压迫止血，出血较多时应及时通知医生行外科结扎止血。每日用碘伏消毒造瘘口 2 次，无菌纱布遮盖胶布固定。

4. 造瘘管的护理

（1）导管通过内垫和外垫固定，应教会患者或家属记住导管固定处的刻度，防止移位和扭折。

（2）瘘管固定不宜过紧及过松，一般在 PEG 术后 2 天内固定较紧，以压迫胃壁，防止出血及渗透引起的炎症不适。以后患者可根据自身的感觉，将外垫固定在合适的位置。固定过紧，会引起疼痛，易造成胃壁腹壁缺血坏死，导致内垫综合征；过松，营养液会因胃内压增大时反溢于皮肤，长期的皮肤刺激，易引起感染、糜烂不愈及瘘道形成。

（3）造瘘管应保持清洁，每次鼻饲流质前后用 20 ～ 30ml 温开水或生理盐水冲洗管腔，防止注入的营养物存积导管引起阻塞或腐败。长期置管出现老化或渗漏者，一般半年至 2 年需要从原位更换造瘘管。

5. 伤口的护理

（1）术后一周内每天对瘘孔进行消毒更换敷料保护。

（2）每天认真观察造瘘口皮肤状态，注意有无充血、肿胀，如有异常报告医生处理。

（3）术后一周过后可取消对瘘孔的消毒和保护，每日清洁造瘘管周围皮肤，保持瘘孔周围清洁。

【并发症的处理及护理】

（一）腹泻腹胀

腹泻腹胀是最常见的并发症之一，发生率高达 2.3% ～ 30.6%，营养液温度的高低、质量好坏、灌注方法不当、长期大量使用广谱抗生素等都将使肠道菌群失调而引起腹胀腹泻。因此，控制营养液的配方组成和指导正确的灌注方法可防治腹胀腹泻发生。

（1）注意营养要素的合理搭配，营养液配制选择易消化吸收的食物，营养液的热量密度从低到高、一种到多种逐渐过渡，浓度与容量不宜同时增加，但可交错进行。

（2）当日配制当日用，防止污染，放置冰箱内存放，使用时注意调节食物的温度，温度为 38 ～ 40℃。

（3）严格按照营养液配方、输注的速度进行，一般来说应遵循由少到多、由慢到快、由稀到浓的原则，输注速度从 20 ～ 80ml/h 开始。速度要适中，速度过快导致肠内负荷过重，引起腹泻。

（4）嘱其床上勤翻身，病情允许下鼓励患者多下床活动，促进肠蠕动，同时辅助应用促进消化或增强胃肠动力的药物。

（5）当发生腹泻时，要及时找出原因，遵医嘱给予药物对症治疗，如果因灌注方法不当，如滴速过快或浓度过高等引起腹胀腹泻时，可减慢滴注速度或暂停。

（二）恶心呕吐

恶心呕吐常因营养液灌注过多过快引起。

（1）营养液的量应以递增方式注入，配方的选择应根据患者的耐受程度、能量需求及全身疾病状况的情况而定。

（2）每次鼻饲前要回抽胃残留量，假如大于 100ml 应考虑不耐受。一般每天 500ml 逐步过渡到 1000ml，分 4 ～ 6 次平均注入，每次隔 2 ～ 3 小时，最好采用输液泵匀速输入，开始宜慢，温度保持在 40℃左右，以后根据患者的适应情况而逐渐调快输注的速度，让肠道有一个适应的过程，可减少对胃肠的刺激。

（3）对胃排空不良及消化功能差的患者可给予促胃肠动力的药物及消化酶制剂，当胃内潴留大于 100ml 时暂停喂食。

（4）注入食物后将床头抬高或坐起，出现恶心呕吐的症状时，应暂停营养液的灌注，用温开水 20ml 左右冲洗导管后夹闭，清洁口腔，保持呼吸道通畅，同时观察面色呼吸频率的改变。

（三）伤口感染

伤口感染是最常见的并发症之一，造瘘口感染的发生率为 30%。内科治疗大部分可以好转，多由于操作区污染或者操作不当造成，严重感染者还会出现局部蜂窝织炎。

（1）预防性用药或术前用药使用抗菌素，可明显减少减轻伤口咸染。最新的一项关于通过造瘘管注入复方新诺明溶液和术前静脉应用头孢呋辛的对照实验显示，两种方法都可以有效地预防局部感染。

（2）严格执行无菌伤口消毒处理，加强伤口护理，勤换药，保持切口干燥清洁，细致认真观察伤口情况，及早处理。

（3）发现感染后应立即通过造瘘管或者外周选择广谱抗生素治疗。当然静脉用抗生素更为方便。

（四）吸入性肺炎

吸入性肺炎是术后患者死亡最主要的原因。但是吸入性肺炎与诸多因素有关，口部清洁不良，咽喉部分泌物堆积，反流及咽喉部保护气道功能下降，患者的意识状态以及对术中镇静药物的反应等都会造成误吸。

（1）选择合适的体位，半坐位符合食物在消化道的正常运动方向，即使对胃排空不良的患者也可减少食物的反流。

（2）合理安排吸痰时间，在给患者管饲前应进行较彻底吸痰，管饲后 1 ～ 2 小时内尽量不吸痰。

（3）对胃肠动力差的患者，服用促胃肠动力药，加快胃排空，或将造瘘管头端放入空肠，可有效防止和减少胃内容物反流。

（4）患者一旦发生误吸，应尽快吸出口腔咽喉气管内的食物，情况较严重时可用纤维支气管镜冲洗，同时配合抗生素治疗。

（五）造瘘管堵管

食物的颗粒过大，输注速度太慢造成食物黏附管腔，药物与食物配伍不当形成凝块都可堵塞管道。

（1）管饲食物应制作精细，所有食物均用搅拌机搅碎调匀。

（2）喂药时药片要研碎溶解后注入，保持造瘘管的清洁通畅，每次注入食物或药物前后均用温开水冲洗造瘘管，指导患者每次注完食物后不要平睡，应坐起，以免食物反流阻塞造瘘管。

（六）造瘘管断管

造瘘管断管的原因常是使用时间太长或老化所致；食物温度过高也可引起造瘘管变形、变硬而断裂。

（1）造瘘管使用时间不宜太长，以1年为宜。

（2）管饲过程中营养液应保持适宜的温度。

（3）为防造瘘管滑脱，应定期检测气囊的完整性，必要时重新充气，喂药时药片应研碎溶解后注入，给药后用温开水冲管。

（4）造瘘管体外段断裂时可用力拔出一残端，更换造瘘管；造瘘管胃内段断裂时应及时在胃镜下取出残端，以免引起肠梗阻。

（七）造瘘管滑脱

早期造瘘管滑脱是严重并发症之一，常需改做开腹胃造瘘管术及对症处理。

（1）术后注意造瘘管的固定，宁紧勿松，避免造瘘管滑脱，并记录胃造瘘管距皮肤缘的长度，便于日后护理及时发现造瘘管移位、滑脱的可能。

（2）如出现造瘘管脱落，立即用无菌纱布包敷造瘘口，并立即通知医生，尽快重新置管。

（3）1 周后造瘘管脱落，局部可能成为一瘘道，可用气囊造瘘管从原瘘口置入，注气后拉紧造瘘管，防止脱出及胃液外流。一般不需再次行穿刺胃造瘘术。

（八）代谢并发症的预防及护理

肠内营养时，可有水、电解质失衡，糖过高或过低的并发症。

（1）需准确记录 24 小时出入量，密切监测电解质及血糖的变化，测血糖 4 ～ 6 次 / 天，如有异常及时纠正处理。

（2）对术前就有糖尿病的患者，术后应选择专门适宜糖尿病患者的肠内营养剂，可有效防止血糖升高。

【预防】

（1）进行造瘘管知识讲解及护理方法，如何选取食物和管饲方法，如何避免管道的松动。

（2）如果出现皮肤红肿疼痛等异常，应及时来院就医。

（3）指导患者及家属护理，定时更换造瘘管，保持管腔通畅及卫生，保持造瘘管周围皮肤卫生，预防感染。

【特别关注】

并发症的处理及护理。

【前沿进展】

经皮内镜胃造瘘（PEG）是在内镜引导下经皮穿刺留

置鼻饲管以达到人工肠内营养等目的，该技术操作简便、安全、创伤小、并发症少。较留置鼻胃管更易于被患者接受，避免了胃管对鼻咽部的刺激，减少了反流而致的吸入性肺炎，提高了患者的生活质量。该项技术在日本及欧美国家已广泛应用，近年来我国也逐渐得到开展。

【知识拓展】

肠内营养（enteral nutrition，EN）是经胃肠道提供代谢需要的营养物质及其他各种营养素的营养支持方式方式，鼻胃导管提供营养物质的发展主要见于18世纪末，至19世纪已得到广泛应用。EN制剂按照氮质的来源分为要素型（氨基酸型）、短肽型和整蛋白型。要素膳（elementaldiet）是由单体物质组成，具有营养全面、可直接吸收、残渣极少、无抗原性等优点，缺点为口感差、渗透压高。非要素膳则为等渗液，口感及耐受性均较要素膳好。临床上EN主要经过口服、管饲、造瘘3种方式给予，口服的患者不耐受的比例为18%～41%，完全管饲的患者不耐受者占0～13%。经过研究机构的努力，肠内营养液口味有显著的改善，提高了EN治疗的可耐受性。

（文　曰　覃清梅　李　卞）

第八节　肠造瘘术及护理

【概述】

造口即人造的开口，它是通过手术将病变的肠段切除，将一段肠管拉出，翻转缝于腹壁，用于排泄粪便。因此，肠造口并非一种疾病，它是排泄粪便的一个通道。造口的主要目的是肠道排泄物的输出，达到行肠道减压、减轻梗阻、保护远端肠管的吻合或损伤，促进肠道疾病的痊愈，挽救患者生命的目的。

常见造口的位置（图 1-1）：结肠造口和回肠造口。

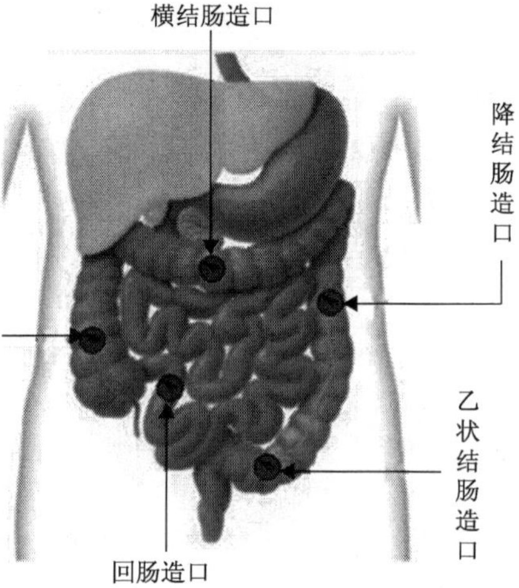

图 1-1　常见造口位置

造口腹部定位的要求：①位于腹直肌内侧；②患者自己能看清造口位置；③腹部相对平整处，避开瘢痕、皮肤凹陷、皱褶及骨突处；④肠管张力不能过大，保证肠管的血运；⑤尊重患者的宗教信仰。

常见造口的类型：按术式分为单腔造口、双腔造口、襻式造口；按用途分为临时性造口、永久性造口。

造口位置的选择（图 1-2）：

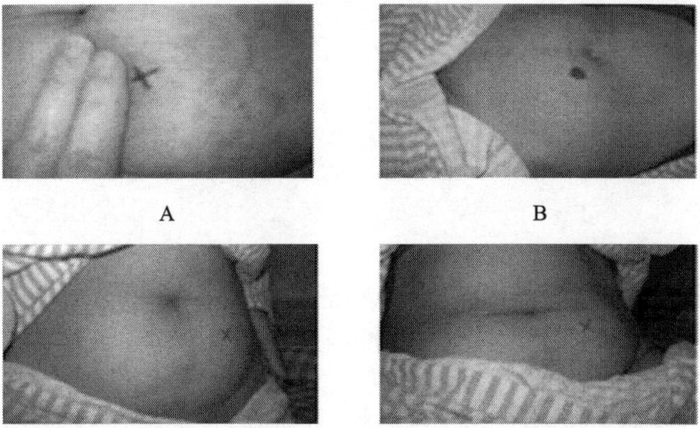

A　B　C　D

图 1-2　造口位置的选择

A 脐旁两横指；B 平卧位；C 站立位；D 坐位

【造口的护理措施】

（一）护理常规

（1）手术当日，造口处无大便流出，用凡士林纱布外敷肠造口，外盖棉垫，敷料渗湿后及时更换，同时观察造口的血运情况。

（2）术后 3 天内开放造口，去除凡士林纱布，用 0.9% 生理盐水清洁造口及造口周围皮肤，根据不同的造口选择造口袋。

（3）3 天后更换造口袋，用温开水清洁造口及造口周围皮肤。

（二）心理护理

（1）做好沟通及解释工作，让患者从心理上接受造口。

（2）介绍同类患者术后的恢复情况，树立战胜疾病的信心。

（3）家属的健康教育工作，通过亲情给予患者关心和爱。

（三）饮食护理

（1）以清淡、易消化、高营养食物为主，如辣椒、芥末、胡椒、咖啡等刺激性食物避免食用，多食用新鲜的绿叶蔬菜。

（2）注意饮食卫生，防止腹泻，多饮水及多吃富含叶绿素的蔬菜，避免易使便频及产气食物，如干豆类、土豆、不熟的水果。

（3）避免或减少食用碳酸类饮食及啤酒。

（4）避免或减少食用易产生恶臭的食物，如洋葱、生萝卜、生葱、生蒜、韭菜。

（5）减少食用富含粗纤维的食物，如韭菜、竹笋、黄豆芽、干果等高纤维食物，因在排泄时易造成造口堵塞。

（6）养成规律性排便。

（四）日常生活指导

1. 衣着　可与术前衣着一样或适当宽松一些， 避免紧身、非纯棉衣物及腰带压迫造口。

2. 沐浴　患者可佩带造口袋沐浴，尽量不在浴缸中浸泡， 沐浴结束后根据情况及时更换造口袋。

3. 工作　在身体状况恢复的情况下，肠造口者可以重返工作岗位，但要避免重体力活，以免造成造口旁疝或造口脱垂等。

4. 体育锻炼　适当参加，但应避免剧烈的运动及有身体接触的体育项目，宜参加慢跑、太极拳等活动。

5. 生活指导　在身体康复的情况下可恢复性生活。

（五）出院宣教

（1）定期门诊随访，预防及发现造口相关并发症并及时干预。

（2）患者及家属学会自护造口。

（3）患者及家属学会观察造口。

（4）避免腹内压增加的因素：剧烈咳嗽、提重物等，防止肠黏膜脱出。

（5）正确选择造口腹带，避免造口旁疝的发生。

（6）重新适应家庭、社会的角色。

【并发症的处理及护理】

（一）水肿

1. 临床观察　肠段牵拉致静脉回流障碍，局部淋巴回流受阻，营养不良等。

2. 治疗及护理　轻微者不用处理，重者用 10% 高渗盐水湿敷预防水肿，造口袋裁剪应注意，收集盘底版口径比造口大，避免紧箍肿胀的造口而阻碍血液循环出现水肿造口应严密观察造口颜色，避免缺血坏死。

（二）出血

1. 临床观察　更换造口袋时动作过于粗暴造口袋边缘不够平整，底盘裁剪过小以致摩擦出血，系膜小动脉未结扎或结扎线脱落肠管内毛细血管破裂造口黏膜糜烂。

2. 治疗及护理　少量出血，用棉球或纱布稍加压迫即可止血，若出血较多较频，可以用 1% 肾上腺素溶液浸湿的纱布压迫或用云南白药粉外敷，更多的出血则可能需要拆开 1 ～ 2 针黏膜皮肤缝线，找寻出血点加以钳扎，彻底止血。

（三）造口缺血坏死

1. 临床观察 损伤结肠边缘动脉提出肠管时牵拉张力过大、扭曲及压迫肠系膜血管造口孔太小或缝合过紧，影响肠壁血供。轻度造口缺血坏死：造口边缘暗红色或微呈黑色，但范围不超过造口黏膜外1/3，尚未有分泌物增多和异常臭味，造口皮肤无改变中度造口缺血坏死：造口黏膜外中2/3呈紫黑色，有分泌物和异常臭味，但是造口中央黏膜仍呈淡红色或红色，用力摩擦可见黏膜出血重度造口缺血坏死：造口黏膜全呈紫黑色。

2. 治疗及护理 轻度造口缺血坏死：解除所有压迫造口的物品，用生理盐水清洗，观察血运情况。中度造口缺血坏死：同前，待正常部分和坏死部分的表皮组织出现明确界线后，按伤口的方法进行清创，消除坏死组织，可用溃疡粉或溃疡糊等进行适当填补。重度造口缺血坏死：重建造口。

（四）造口与皮肤黏膜分离

1. 临床观察 造口开口处肠壁黏膜部分坏死、造口黏膜缝线脱落、腹压过高或长期侧卧位、伤口感染、营养不良或过于肥胖、糖尿病、长期使用类固醇药物。

2. 治疗及护理 清创：用无菌生理盐水冲洗干净、擦干，如有坏死组织，可使用清创胶。腔隙较浅，可使用防漏膏或防漏条；若腔隙较深，可海藻类敷料和防漏膏、防漏条联合使用，保护分离创面填充腔隙，保护分离创面，粘贴造口袋。

（五）造口狭窄

1. 临床观察 手术因素：腹壁孔太小或未切除部分筋膜腹壁通道感染后形成瘢痕环，患者长期排便不规律，肿瘤复发，造口黏膜皮肤缝线感染。

2. 治疗及护理　轻度狭窄：用小指带上指套每日扩肛 2 次，直到能插入示指第二节为止，若有空隙可换粗手指。重度狭窄：需切开或切除造口周围瘢痕组织，重新缝合肠壁与皮肤边缘。

（六）造口回缩

1. 临床观察　肠段游离不充分、患者过度肥胖、残端与腹壁固定不佳、肠段拉出不够、伤口感染导致支架过早去除，造口周围缝线固定不足或缝线过早脱落。

2. 治疗及护理　轻者可选择凸面底盘的两件式造口袋，配腰带一起使用减轻体重，重者需要再次手术重建造口。

（七）造口脱垂

1. 临床观察　腹壁通道过大、端肠管冗长、肠系膜松弛、固定不佳腹内压增高。

2. 治疗及护理　轻度不需做特殊处理，观察腹部体征。较重时，教导患者平躺放松，医护人员带上手套，用生理盐水纱布盖在肠造口黏膜部位，顺势缓慢将肠造口推回腹腔内，用弹性腹带对肠造口稍稍加压，防止脱垂，同时观察造口的血运情况。严重者则要切除脱垂的肠段，重建肠造口。

（八）造口旁疝

1. 临床观察　造口位置不当，位于腹直肌外腹壁薄弱（年龄、营养状况等），多次手术，长期便秘，持续腹压增加。

2. 治疗及护理　轻度可使用二件式造口护理用品外加腰带固定，改善一般情况，如营养、处理便秘等自制腹带，不用质地过硬的皮带。术后 6 ～ 8 周避免腹内压增高的因素，出院后选用造口腹带，预防造口旁疝的发生。严重者建议手术治疗，如疝无张力修补术。

（九）肉芽肿

1. 临床观察 造口袋边缘摩擦、缝线刺激。

2. 治疗及护理 根据造口的大小，裁剪合适的造口袋，避免底盘摩擦造口边缘检查造口周围的缝线有没有全部脱落。如果造口周围出现肉芽，应用镊子夹掉。

（十）过敏性皮炎

1. 临床观察 对特定的材料（如袋子/底盘粘胶等）过敏。

2. 治疗及护理 找出致敏源并消除它。更换不同粘胶类型的造口袋，使用造口护肤粉和皮肤保护膜。

（十一）粪水性皮炎

1. 临床观察 造口位置不当或周围皮肤有凹陷、瘢痕、褶皱、造口高出皮肤部分太短（尤其回肠造口和尿路造口）、造口袋裁剪过大。

2. 治疗及护理 检查底盘粘胶，看何处发生渗漏，发生渗漏及时更换。遵从造口周围皮肤护理原则，选择合适的造口护理用品，局部皮肤保护（使用造口护肤粉和皮肤保护膜）。

（十二）机械性损伤

1. 临床观察 频繁更换造口袋或更换造口袋时动作粗暴。

2. 治疗及护理 小心剥离造口用品，使用二件式造口护理系列，皮肤愈合期间，使用皮肤保护膜保护皮肤。

（付 莉 李 卡）

第二章　胃十二指肠疾病的护理

胃十二指肠常见疾病有急慢性胃炎、胃十二指肠溃疡、功能性消化不良、胃食管反流病等。胃是分泌胃酸、储存和消化食物的弧形囊状器官，向上与食管相连、向下经出口幽门与呈C形的十二指肠连接。一般常以胃小弯和胃大弯各做3等份将胃分为三个区域，上1/3即贲门胃底部、中1/3即胃体部、下1/3即幽门部；十二指肠则分为4部分：上部（X线钡餐所见球形，为溃疡好发部位）、降部（胆总管和胰管总开口）、水平部、升部，为小肠起始，下与空肠相连（图2-1）。胃壁从外向内分为浆膜层、肌层、黏膜下层和黏膜层。主要由壁细胞、主细胞、黏液细胞、未分化细胞、内分泌细胞等构成胃腺，主要生理功能是运动和分泌、消化与吸收。

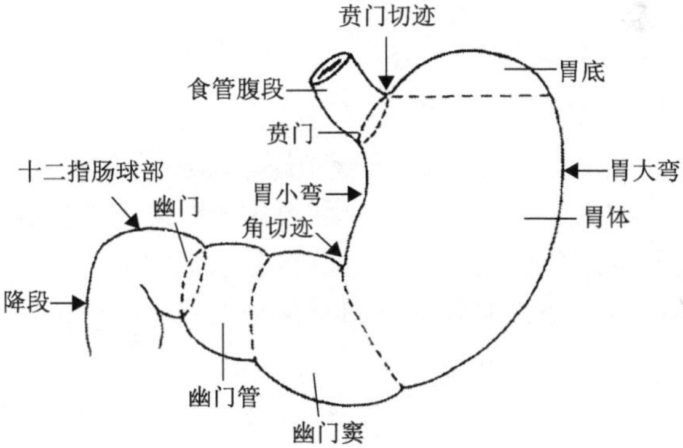

图2-1　胃的解剖

第一节 胃十二指肠溃疡的护理

【概述】

胃十二指肠溃疡（gastroduodenal ulcer）是酸性胃液对黏膜的自身消化，为常见病，又可称为消化性溃疡。发病率在男性青壮年居多，其中十二指肠溃疡与胃溃疡的发病比率为（3～4）：1，约5%胃溃疡患者可发生癌变，故需早期积极的治疗。

【病因】

（一）病理性高胃酸分泌

十二指肠溃疡患者基础胃酸分泌以及食物刺激后的胃酸分泌均高于正常人，其发病原因与迷走神经高兴奋性、壁细胞数量增多、壁细胞对胃泌素高敏感性有关。

（二）幽门螺杆菌

幽门螺旋杆菌与胃十二指肠溃疡的发病已得到世界公认。其发病机制主要由于幽门螺杆菌所分泌的蛋白酶、过氧化物酶、尿素酶、磷脂酶等对胃壁黏膜的损伤，介导细胞炎症反应及免疫反应，含有细胞空泡毒素及毒素相关蛋白使得胃酸分泌增加及其相关调节机制障碍，从而引起胃十二指肠溃疡。

（三）胃黏膜屏障受损

胃黏膜屏障受损是溃疡发生的重要原因。主要与黏液－碳酸氢盐屏障隔绝胃内pH2.0高酸环境对胃黏膜上皮细胞的影响；胃黏膜上皮细胞连接不够紧密，使得 H^+ 逆向弥散；胃黏膜血流不够丰富，不能迅速去除对黏膜屏障有害的物质。

（四）药物影响

非甾体类抗炎药如阿司匹林、皮质类固醇等对于胃十二指肠黏膜具有一定的损伤作用，长期摄入可诱发消化性溃疡、妨碍溃疡愈合、增加溃疡复发率和出血、穿孔等并发症。

（五）应激和心理因素

急性应激可引起消化性溃疡已被公认，长期精神紧张、焦虑的人易患消化性溃疡，这可能与通过迷走神经机制影响胃十二指肠分泌、运动和黏膜血流的调控有关。

【发病机制及病理】

胃十二指肠溃疡属于慢性溃疡，病理表现为胃十二指肠壁局部的黏膜缺损，多为单发，可达黏膜肌层。胃溃疡好发在胃角、胃小弯，十二指肠溃疡好发于球部（图2-2）。一般为单个，也可为多个，呈圆形或椭圆形，十二指肠溃疡直径多小于10mm，胃溃疡则较大。溃疡边缘光整、底部洁净，由肉芽组织构成，上面覆盖有灰色或灰黄色纤维渗出物，活动性溃疡周围黏膜常有炎症水肿；溃疡浅者累及黏膜肌层，深者达肌层甚至浆膜层，若活动期溃疡向黏膜深部侵蚀，可发生溃疡穿孔，内容物流入腹腔后刺激腹膜引起腹膜炎；若溃疡侵蚀基底血管引起血管破裂，则发生胃十二指肠溃疡大出血，是溃疡患者死亡的主要原因；处于幽门附近的溃疡在愈合过程中还可以引起瘢痕性的幽门梗阻。

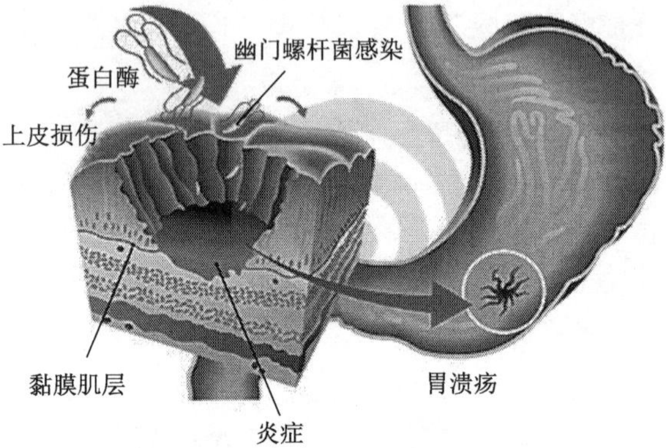

图 2-2　胃溃疡的发病原因

【诊断要点】

（一）临床表现

胃十二指肠溃疡临床表现不一，15% ～ 35% 患者可无典型症状，多于体检时在内镜和 X 线钡餐检查下发现，或因溃疡进展出血、穿孔为首发症状就医。多数溃疡具有慢性病程且反复发作，病程长达数年、数十年；发作呈周期性变化，发作、缓解相互交替；发作时腹痛具有节律性。

1. 胃溃疡　发病高峰为 40 ～ 60 岁，部分疼痛较不典型，仅表现为无规律的上腹部隐痛不适，伴有胀满、厌食、嗳气、反酸等症状，典型腹痛常在餐后 0.5 ～ 1 小时出现，进食后不缓解，至下次餐前自行消失，可发生午夜痛。胃溃疡多伴有慢性胃炎，约有 5% 胃溃疡可以发生恶变，对于饮食习惯改变、体重减轻、消瘦乏力、贫血或症状日益迅速加重的患者需提高警惕。

2. 十二指肠溃疡　多见于 30 岁左右的男性，表现为上腹部或剑突下的疼痛，疼痛有明显的节律性，与进食密切相关，饥饿痛和夜间痛多见，多在进食后 3 ～ 4 小时发作，进食后腹痛可暂时缓解；腹痛发作呈周期性，好发于秋冬季节，持续数周后好转，间歇 1 ～ 2 个月再复发。

3. 复合性溃疡　约有 5% 的患者在胃和十二指肠同时发生溃疡，十二指肠溃疡往往先于胃溃疡出现。

（二）实验室及其他检查

1. 幽门螺杆菌（*Hp*）检测　是消化性溃疡的常规检测项目。侵入性检查需配合胃镜和胃黏膜活检，包括快速尿素酶试验、组织学检查、黏膜涂片染色镜检、微需氧培养和聚合酶链反应（PCR）等；非侵入性检查仅支持有无 *Hp* 感染，主要有 ^{13}C- 或 ^{14}C- 尿素呼气试验和血清学试验。

2. X 线钡餐检查　气钡双重对比造影能更好地显示黏膜像，龛影是溃疡的直接征象。良性溃疡凸出于胃、十二指肠钡剂轮廓之外，其周围可见光滑环堤，其外为辐射状黏膜皱襞，间接征象则为局部压痛、胃大弯侧痉挛性切迹、十二指肠球部激惹和球部畸形。

3. 内镜检查和黏膜活检　胃镜可以直观看到胃十二指肠溃疡情况，大多呈圆形或椭圆形，偶也有呈线状，边缘光整，底部可见灰黄色或白色渗出物，周围黏膜可有充血、水肿，有时见皱襞向溃疡集中。配合黏膜活检可鉴别诊断恶性肿瘤。

（三）诊断要点

胃十二指肠溃疡病史分析，其典型的周期性和上腹部疼痛的节律性是诊断溃疡的要点，但是有部分溃疡患者可无症状，故内镜和 X 线钡餐检查是非常重要的辅助检查。尤其是胃镜可以直观看到溃疡大小、基底颜色等，辅以组织活检能够明确诊断。

【治疗】

溃疡的治疗目的在于消除病因、解除症状、促进愈合、防止复发和避免并发症。对于胃镜或X线检查诊断明确的胃十二指肠溃疡需鉴别幽门螺杆菌（*Hp*）是否感染，*Hp* 阳性患者应先进行规范的抗 *Hp* 治疗，待治疗结束后再给予2～4周抑制胃酸分泌治疗。

（一）非手术治疗

改变不良的生活习惯，生活要有规律，避免过度劳累和焦虑，工作劳逸结合，三餐定时，避免辛辣、刺激食物及咖啡类饮料，戒烟戒酒。

1. 药物治疗 抑酸药物、抗 *Hp* 药物、黏膜保护剂。

2. 溃疡并发症一般处理 禁食禁饮、胃肠减压、补充血容量、维持酸碱及电解质平衡，密切观察病情变化。

3. 内镜治疗 胃镜下明确出血部位，电凝、激光电灼等溃疡止血。

（二）手术治疗

1. 手术指征

（1）经内科治疗无效的溃疡：包括内科治疗3个疗程以上不愈合的十二指肠溃疡；治疗3个月以上不愈合的胃溃疡；愈合后又复发的溃疡。

（2）严重的并发症：急性穿孔、出血、瘢痕狭窄性幽门梗阻。

（3）病程漫长，溃疡巨大（直径超过2.5cm），过去有大出血、穿孔病史、溃疡恶变或者不能确定是否恶变的均可考虑手术治疗。

2. 手术方式

（1）胃大部切除术：胃溃疡患者胃肠道重建首选胃

十二指肠吻合（Billroth Ⅰ式）术；十二指肠溃疡患者胃肠道重建首选胃十二指肠吻合术（Billroth Ⅱ式）。

（2）胃癌根治术：主要针对胃溃疡恶变者。

（3）溃疡穿孔修补术：单纯溃疡穿孔修补术。

（4）迷走神经切断术：包括迷走神经干切断术、选择性迷走神经切断术、高选择性迷走神经切断术。

【主要护理问题】

1. 疼痛　与胃十二指肠黏膜受损、溃疡穿孔后消化液与食物流入腹腔引起腹膜刺激、手术伤口有关。

2. 营养失调——低于机体需要量　与食物摄入不足、吸收不良有关。

3. 焦虑 / 恐惧　与患者疼痛、大量呕吐、便血有关。

4. 有体液不足的危险　与患者禁食、胃肠减压、穿孔后大量消化液渗入腹腔、幽门梗阻患者大量呕吐有关。

5. 潜在并发症　出血、感染、穿孔、吻合口瘘、消化道梗阻、倾倒综合征、反流性食管炎等。

【护理目标】

（1）患者主诉疼痛感减轻或消失。

（2）患者营养状况得到改善或维持。

（3）患者焦虑 / 恐惧程度减轻，配合治疗及护理。

（4）患者 24 小时出入量、水电解质平衡。

（5）患者未发生相关并发症，或并发症发生后能得到及时治疗与处理。

【护理措施】

（一）术前护理措施

1. 心理护理

（1）解释胃十二指肠溃疡治疗的必要性、需要手术方式、注意事项。

（2）鼓励患者表达自身感受。

（3）教会患者自我放松的方法。

（4）针对个体情况进行针对性心理护理。

（5）鼓励患者家属和朋友给予患者关心和支持。

2. 营养

（1）根据情况给予高蛋白、高热量、高维生素、低脂、易消化、少渣食物。

（2）溃疡活动期、溃疡穿孔、幽门梗阻患者需要禁食禁饮，遵医嘱静脉补充热量及其他营养。

3. 胃肠道准备

（1）饮食：缓解期溃疡患者术前 3 天少渣饮食，术前禁食 12 小时，禁饮 4 小时；胃出血、胃穿孔或幽门梗阻者应入院后即禁食。

（2）胃管：择期手术患者术晨安置胃管；若为急性胃穿孔、幽门梗阻或胃大出血患者，需入院后立即安置胃肠减压。

（3）洗胃：幽门梗阻患者术前 3 天以温盐水洗胃。

4. 病情观察及护理

（1）观察并记录患者腹部体征及大便情况。

（2）消瘦患者注意观察皮肤状况并加强护理。

（3）幽门梗阻患者注意观察出入量和电解质。

（4）出血患者注意观察生命体征、出血量、尿量和使用止血药物的效果。

（5）穿孔患者按急性腹膜炎进行护理。

5. 术前常规准备

（1）术前行抗生素皮试，术晨遵医嘱带入术中用药。

（2）协助完善相关术前检查：心电图、B 超、出凝血试验等。

（3）术晨更换清洁病员服。

（4）术晨备皮：范围为上至双乳连线平面，下至耻骨联合，两侧至腋中线。

（5）术晨建立静脉通道。

（6）术晨与手术室人员进行患者信息、药物核对后，送入手术室。

（7）麻醉后置尿管。

（二）术后护理措施

1. 病情观察及护理　严密监测生命体征；观察伤口有无渗血渗液；观察腹部体征；妥善固定引流管，保持引流通畅，观察引流液的颜色、性状及量。

2. 疼痛护理　评估患者疼痛情况，遵医嘱给予镇痛药物，提供安静舒适的环境，采取适宜的体位；指导患者平稳呼吸，咳嗽时用手保护切口，以减轻疼痛。

3. 体位与活动　术后取平卧位，生命体征平稳后取半卧位以减轻腹部切口张力和疼痛，利于术后引流；术后鼓励患者多活动，尽早下床，避免肠粘连等并发症。

4. 禁食和胃肠减压　胃管安置期间患者禁食禁饮，注意保持口腔清洁；每日记录胃肠减压引流液颜色、量、性状。

5. 饮食护理　拔除胃管后，指导患者进少量水；第 2 ～ 3 天后进全流质饮食，若进食后无腹痛、腹胀不适，可于第 4 天进半流质饮食逐步过渡到软食；少食多餐，可每日 5 ～ 6 餐，忌食生冷、辛辣食物。

【并发症的处理及护理】

（一）胃十二指肠溃疡大出血

若胃十二指肠溃疡患者局部溃疡生长侵蚀基底血管

短时间出血量较大时，患者有可能出现休克，称溃疡大出血。

1. 临床观察 呕血或柏油样黑便常为主要症状，短时间大量出血可见鲜红色血便，如患者血细胞比容小于30%，估计出血量在1000ml以上。活动性出血患者如感腹痛需鉴别有无穿孔。

2. 治疗及护理 立即建立静脉通道补充血容量，密切观察生命体征、神志、腹部体征；出血量大、必要时遵医嘱输入浓缩红细胞或全血；禁饮食；准确记录24小时出入量；补充水及电解质，给予患者氧气吸入，安抚其紧张情绪，遵医嘱给予H_2受体拮抗剂、生长抑素的应用，必要时也可经胃管灌注生理盐水200ml+去甲肾上腺素8mg；此外，也可在急诊胃镜下查明出血原因进行局部止血；若经过以上非手术治疗仍不能止血的患者，应积极进行术前准备，行急症手术。

（二）胃十二指肠溃疡急性穿孔

急性穿孔为胃十二指肠溃疡常见的严重并发症，十二指肠溃疡穿孔多见于球部前壁；胃穿孔多见于胃小弯。

1. 临床观察 患者穿孔前数日溃疡症状加重，剑突下、上腹部剧烈疼痛呈撕裂或刀割样疼痛伴有面色苍白、出冷汗、脉搏细速，常伴有恶心、呕吐，疼痛很快波及全腹，查体可见腹肌紧张，板状腹，全腹压痛、反跳痛，X线检查可看到膈下游离气体。

2. 治疗及护理 对于一般情况良好、症状、体征轻的年轻患者可采用胃肠减压、补液抗炎保守治疗，若观察6～8小时后病情不缓解或加重则需立即改行手术治疗。术后给予外科术后常规护理。

【预防】

（一）饮食指导

根据患者的饮食习惯，指导其建立健康、合理的饮食习惯，接受胃大部切除手术的患者术后宜少食多餐、定时进食，进食营养丰富高蛋白、高维生素易消化饮食，术后从流质向普通饮食逐步过渡，切记操之过急，如有腹痛、腹胀不适，应及时向医生寻求帮助；少食或不食生冷、辛辣刺激性食物。

（二）活动与休息

根据患者自身的情况，循序渐进，逐步过渡到正常活动，避免劳累及精神过度紧张；注意劳逸结合，可参加适度的工作和运动。

（三）养成良好的生活习惯

避免精神紧张焦虑等诱因以免溃疡复发，教导自我调节情绪的方法，强调吸烟、喝酒的危害，指导戒烟、戒酒。

（四）定期随访

指导患者正确遵医嘱服用药物，定期门诊随访，如有不适尽早就医。

【特别关注】

（1）患者溃疡症状与进食之间的时间关系有助于临床上鉴别胃溃疡与十二指肠溃疡。

（2）胃溃疡患者需定期进行胃镜检查随访，必要时可进行病理活检。

（3）溃疡患者穿孔，出血等并发症的观察。

【前沿进展】

（一）胃十二指肠外科治疗新进展

目前对于胃十二指肠溃疡外科手术治疗主要以胃大部切除术、胃十二指肠吻合、溃疡穿孔修补术为主，而选择性迷走神经切断术是微创的研究新方向。这一手术对于机体来说创伤小，恢复快，但是其远期效果还需进一步随访循证。

（二）抗氧化剂对胃十二指肠溃疡治疗的新进展

胃十二指肠溃疡作为一种常见多发病，对它们的发病机制研究已有很长时间。H_2受体拮抗剂及*Hp*的发现是其治疗史上两大突破，活性氧在胃溃疡进展中的研究加深了人们对这一疾病的认识。虽然抗氧化剂试用于治疗溃疡目前多数集中在动物模型研究，但却开辟了胃十二指肠溃疡治疗的新思路。重要的是，许多中草药成分（如绿茶和银杏提取物等）具有抗氧化活性，它们应用于胃十二指肠溃疡治疗值得进行深入系统的研究。

【知识拓展】

20世纪80年代初，在澳大利亚佩斯（Perth）皇家医院病理科工作的R Warren教授不断发现，取自慢性胃炎和消化性溃疡患者的多数胃内镜活检标本上定居有弯曲菌样的细菌。这些弯曲样细菌常难被苏木素－伊红染色，而易于被银染色法染色。这时一个前瞻性的研究被设计来试图从胃活检标本中分离培养出该细菌，这一工作交给了佩斯医院年轻的住院医师B Marshall来完成。由于当时认为这种细菌非常接近于弯曲菌属，所以用非选择性标准的弯曲菌培养基对这一不知名的细菌进行分离培养，所用的培养条件也是根据弯曲菌确定的，如微需氧和培养时间 48 小时等。遗憾的是连续 34 个胃活检标本的培养均未发现细菌生长，培养皿被扔掉。到接种培养第 35 个标本时，一个偶然性的机遇来临了。接种第 35 个胃活检标本时，正是 1982 年 4 月西方的复活节。由于是节日假期，Marshall 没有在 48 小时以后去医院观察细菌生长情况。在 5 天的复活节假期后，Marshall 一上班就惊喜地发现培养基上长满了许多弯曲菌样的菌落。以后的工作表明该细菌生长非常缓慢，其最佳培养时间是 3 ～ 5 天。前面 34 个标本未能培养出该细菌是因为培养皿仅孵育了 48 小时而被过早丢弃的原故。该细菌就是现在被广泛研究的革兰阴性、微需氧螺形杆菌——幽门螺杆菌。可以说幽门螺杆菌的发现是科学敏锐性和幸运相结合的结果。从此，对胃肠疾病的研究来说，一个新的纪元开始了。

（刘丽容　印义琼　刘春娟）

第二节　胃食管反流病的护理

【概述】

胃食管反流病（gastroesophageal ref lex disease，GERD）是指过多的胃、十二指肠内容物反流入食管引起的胃灼热等症状，并可导致食管炎和咽、喉、气道等食管以外的组织损害。在西方国家中该病发病率较高，在成年人群中发病率可达 20% ～ 30%，而来自亚洲的研究数据则较少。胃反流食管病患者纤维胃镜下可见食管黏膜糜烂、溃疡等炎症变化可诊断为反流性食管炎；内镜下无反流性食管炎表现的患者为内镜阴性胃食管反流病。

【病因】

胃食管反流病患者是由多种因素造成的消化道动力障碍性疾病，在抗反流机制下降和反流物（如胃酸）或其他有害物质（如胆酸、胰酶等）对食管黏膜攻击作用造成食管黏膜糜烂、溃疡等炎症病变。

（一）食管抗反流屏障

食管抗反流屏障是指在食管和胃连接处一个复杂的解剖结构，包括食管下括约肌（lower esophageal sphincter，LES）、膈肌脚、膈食管韧带、食管与胃底间的锐角（His角）等，上述各部分的结构和功能上的缺陷均可造成胃食管反流，其中最主要的是LES的功能状态。

1. LES和LES压 食管下括约肌是指食管末端上3～4cm长的环形肌束。正常人休息时LES压为10～30mmHg，为一高压带，防止胃内容物反流入食管。某些影响LES压降低的因素均可导致胃食管反流，包括LES部位结构受到破坏（如贲门失弛缓手术后）、某些激素（如胰高血糖素等）、药物（如钙通道阻滞剂等）、食物（如高脂肪、巧克力等）的使用及腹内压和胃内压的增高。

2. 一过性食管下括约肌松弛（transient lower esophageal sphincter relaxation，TLESR） 与正常吞咽失的LES松弛情况不同，TLESR无吞咽动作、食管蠕动刺激，且松弛时间更长、LES压下降速率更快、最低压力更低。胃食管反流病患者较频繁出现TLESR，目前认为TLESR是引起胃食管反流的主要原因。

（二）食管酸清除

正常情况下一部分食管内容物在重力作用下排入胃

内，一部分则通过食管体部的自发和继发性推进蠕动将食管内容物排入胃内是食管廓清的主要方式，即容量清除（volume clearance）。食管内容物排出的过程可带走大部分的酸，而剩余的酸则可由吞下的唾液中和，当食管正常蠕动减少、无效食管运动发生率增高，导致食管廓清功能障碍不能有效廓清反流入食管的胃内容物时则发生胃食管反流病。

（三）食管黏膜屏障

在食管反流病中，仅有 48% ～ 79% 的患者发生食管炎症，另一部分患者虽有反流症状，却没有明显的食管黏膜损害，这提示食管黏膜对反流物有防御作用，称之为食管黏膜组织抵抗力。包括食管上皮表面黏液、不移动水层和表面 HCO_3^-、复层鳞状上皮结构和功能上的防御能力及黏膜血液供应的保护作用等。当屏障功能受损时，即使是正常反流亦可致食管炎。

（四）胃排空延迟

胃食管反流餐后发生较多，其反流频率与胃内容物的含量、成分及胃排空情况有关。胃排空延迟者易出现胃食管反流。

【发病机制及病理】

根据胃食管反流不同严重程度，在内镜下可观察食管组织水肿、潮红、糜烂、溃疡、增厚转白、瘢痕狭窄，其中典型表现为粉红带灰白的食管黏膜呈现胃黏膜的橘红色，分布可为环形、舌形或岛状。胃食管反流病患者组织病理可有如下变化：复层鳞状上皮细胞层增生；乳头向上皮腔面延长；固有层内炎性细胞（主要为中性粒细胞）浸润；鳞状上皮气球样变；糜烂及溃疡；胃食管连接处以上出现巴雷特（Barrett）食管。Barrett食管是指食管与胃交界的齿状线2cm以上出现柱状上皮替代鳞状上皮。组织学表现为特殊型柱状上皮、贲门型上皮或胃底型上皮。

【诊断要点】

（一）临床表现

1. 烧心和反酸 烧心是指胸骨后或剑突下烧灼感，又可称为胃灼热，是胃食管反流病最常见的症状，常在餐后1小时左右出现，患者平卧位、腹压增加或弯腰时可加重。因反流物为酸性，故反流时也可称作反酸。

2. 吞咽困难和吞咽疼痛 由于胃内容物反流反复刺激，食管出现痉挛或功能紊乱，部分患者可有间歇性吞咽困难表现，待食管黏膜瘢痕形成导致食管管腔狭窄则有持续进行性吞咽困难症状。严重食管炎或并发食管溃疡者有吞咽疼痛。

3. 胸骨后疼痛 患者感胸骨后或剑突下疼痛，多数最初有烧心症状，反流严重可感剧烈刺痛，并放射至后背、胸部、肩部、颈部、耳后，注意与心绞痛相鉴别。

4. 其他 某些患者酸反流引起食管上段括约肌压力增高常有咽部不适，如异物感、棉团感或堵塞感；反流物刺激咽喉部也可引起咽喉炎、声音嘶哑；若误吸则可能引起反复的肺炎，甚至有些非季节性的哮喘也与反流有关。

（二）实验室及其他检查

1. 内镜检查 是诊断反流性食管炎最准确的方法，并能判断反流性食管炎的严重程度和有无并发症，结合活检可与其他原因引起的食管炎和其他食管病变（如食管癌等）做鉴别。内镜下看到食管黏膜的受损程度可进行反流性食管炎的分级，为病情判断及治疗提供指导。常用分级方法有 Savary-Miller 分级法，将反流性食管炎分为 4 级：Ⅰ级为单个或几个非融合性病变，表现为红斑或浅表糜烂；Ⅱ级为融合性病变，但未弥漫或环食管一周；Ⅲ级病变弥漫、环食管一周，有糜烂但无狭窄；Ⅳ级呈慢性病变，表现为溃疡、狭窄、食管缩短及 Barrett 食管。

2. X 线钡餐检查　胃食管反流炎重症患者造影时可见横行皱襞存储器留钡剂，呈阶梯现象。伴有食管溃疡者，食管管壁轮廓不规则，呈锯齿状。轻度食管炎症患者不易显示食管黏膜的异常，但可以排查相关的食管病变，如贲门失弛缓、食管裂孔疝等。

3. 24 小时食管 pH 监测　正常食管内的 pH 一般维持在 5.5 ～ 7.0，通过对患者 24 小时连续动态监测食管 pH 变化，可以了解食管是否存在过度酸反流，这是目前公认诊断胃食管反流病的重要方法，尤其对症状不典型、无反流性食管炎及虽症状典型但治疗无效时更具重要诊断价值。通常 pH ＜ 4 时被认为酸反流，常用的观察指标为 24 小时食管内 pH ＜ 4 的百分比、pH ＜ 4 的次数、持续 5 分钟以上的次数及最长反流持续时间等。将以上参数与正常值比较可作为食管过度酸反流的依据。

4. 食管滴酸试验　在滴酸过程中，患者出现胸骨后疼痛或烧心的患者为阳性，且多于滴酸的最初 15 分钟内出现，表明有活动性食管炎存在。

5. 食管测压　胃食管反流病内科治疗效果不好时可作为辅助性诊断方法。测定食管下括约肌（LES）的长度和部位、LES 压、LES 松弛压、食管体部压力及食管上括约肌压力等。正常情况下，患者 LES 静息压为

10～30mmHg，如低于6mmHg易导致反流。

（三）诊断要点

凡符合以下任何一项，均可诊断为胃食管反流病。

（1）有胃食管反流的症状，内镜可见累及远端的食管炎，排除其他原因所致的食管炎。

（2）有胃食管反流症状，内镜无食管炎改变，但实验室检查有胃食管反流的证据，如：

1）24小时食管pH监测为阳性。

2）钡餐显示胃食管反流。

3）食管测压示LES压力降低或TLESR，或食管体部蠕动波幅降低。

（四）鉴别诊断

注意与其他原因的食管炎、消化性溃疡、各种原因的消化不良、胆道疾病及食管动力疾病等相鉴别。

【治疗】

胃食管反流病的治疗目的：控制症状、治愈食管炎、减少复发、防治并发症。

（一）一般治疗

可将床头抬高15～20cm达到减少患者卧位、夜间反流的目的，以患者感觉舒适为宜。鼓励患者保持良好的生活习惯，禁烟忌酒。针对餐后反流的特点，指导患者睡前避免进食，且进食后不宜立即卧床。同时腹内压增高也可增加反流风险，故应嘱患者控制腹内压增高的因素，如便秘、肥胖、束腹等；且胃食管反流病患者也应尽量避免进食可以导致LES压降低的各种食物，如高脂肪、巧克力、浓茶、咖啡等，慎用影响LES压的各种药物，如硝酸甘油制剂或钙通道阻滞剂、茶碱、β_2受体激动剂等。

（二）药物治疗

1. 抑酸剂　抑制胃酸的分泌，从而降低胃蛋白酶的活性，达到减少酸性物质对食管黏膜损害的目的，这是治疗胃食管反流病的主要药物，目前大致分为 2 类：H_2 受体拮抗剂和质子泵抑制剂。

（1）H_2 受体拮抗剂（H_2 receptor antagonists，H_2RA）：虽然不能有效抑制进食刺激引起的胃酸分泌，但是可以减少 24 小时胃酸分泌 50% ～ 70%，适用于轻度胃食管反流病患者。代表药物主要有西咪替丁、雷尼替丁、法莫替丁。

（2）质子泵抑制剂（proton pump inhibitor，PPI）：抑酸作用较 H_2 受体拮抗剂强，适用于重度食管炎或者反流症状重的患者。代表药物主要有奥美拉唑、兰索拉唑、泮托拉唑等。

2. 促进胃动力药物　通过增加 LES 的压力达到抗击反流的作用，改善食管、胃肠蠕动功能促进胃排空，而减少胃内容物反流和在食管黏膜作用时间。代表药物主要有西沙比利、多潘立酮（吗丁啉）。

（三）抗反流手术治疗

通过胃底折叠阻止胃内容物反流进入食管，主要针对内科抑酸治疗无效，或者内科治疗有效但是依从性不足、不能坚持长期服药、手术愿望强烈的患者，食管狭窄经内镜下扩张治疗后仍反复发作，因反流致严重的呼吸道疾病的患者。

【主要护理问题】

1. 舒适的改变　与胃内容物反流刺激食管黏膜，损伤黏膜下末梢神经有关。

2. 营养失调——低于机体需要量 与吞咽困难、吞咽疼痛所致食物摄入不足、胃肠消化吸收不良有关。

3. 焦虑 / 恐惧 与患者病程长、反复疼痛、舒适感降低有关。

4. 知识缺乏 缺乏胃食管反流疾病相关知识。

5. 潜在并发症 出血、穿孔、食管狭窄等。

【护理目标】

（1）患者主诉疼痛、烧心、反酸等不适感减轻或消失。

（2）患者营养状况得到改善或维持。

（3）患者焦虑 / 恐惧程度减轻，配合治疗及护理。

（4）患者掌握胃食管反流疾病的相关知识。

（5）患者未发生相关并发症，或并发症发生后能得到及时治疗与处理。

【护理措施】

（一）常规护理措施

1. 心理护理

（1）解释胃食管反流病的致病原因及病程长、易反复的特点。

（2）鼓励患者表达自身感受。

（3）教会患者自我放松的情绪调整方法。

（4）针对个体情况进行针对性心理护理。

（5）鼓励患者家属和朋友给予患者关心和支持。

2. 营养及饮食护理

（1）给予高蛋白、低脂、易消化、少渣食物。

（2）建立健康的饮食习惯，可在睡前饮用牛奶保护食管、胃黏膜，避免进食高脂肪、油炸、巧克力，或者饮用咖啡、茶、酒等食物刺激加重病情。

（3）适当减少每餐进食总量，少吃粗糙、酸性食物。

（4）选择偏碱性食物如苏打饼干、发面馒头等中和进食后胃酸高分泌消化环境。

3. 用药护理

（1）指导患者坚持长期服用治疗胃食管反流病的药物，强调用药依从性对病情控制的重要性。

（2）指导患者正确服用药物，抑酸剂适宜在饭前服用，而促进胃动力的药物则于饭后服用。

（3）治疗期间尽量避免进食高脂肪、酒、咖啡、巧克力等食物，戒烟。

（4）部分患者因合并其他疾病需要服用抗胆碱能药物、茶碱、地西泮、多巴胺、黄体酮、钙通道阻滞剂、α受体阻滞剂、β受体激动剂等可降低LES压力、使抗反流屏障失效，需衡量治疗药物之间的冲突抑制作用，根据具体情况制订合适的治疗方案。

4. 病情观察及护理

（1）观察并记录患者腹部体征及反酸情况。

（2）注意观察患者有无上消化道出血、食管狭窄、Barrett食管等并发症并加强护理。

（3）观察患者是否调整生活、饮食习惯，以及用药依从性。

（二）外科手术围手术期护理措施

1. 术前常规准备

（1）术前行抗生素皮试，术晨遵医嘱带入术中用药。

（2）协助完善相关术前检查：心电图、B超、出凝血试验等。

（3）术晨更换清洁病员服。

（4）术晨备皮：范围为上至双乳连线平面，下至耻骨联合，两侧至腋中线。

（5）术晨建立静脉通道。

（6）术晨与手术室人员进行患者、药物核对后，送入手术室。

（7）麻醉后置尿管。

2. 术后护理要点

（1）病情观察及护理：严密监测生命体征；观察伤口有无渗血渗液；观察腹部体征；妥善固定引流管，保持引流通畅，观察引流液的颜色、性状及量。

（2）疼痛护理：评估患者疼痛情况，遵医嘱给予镇痛药物，提供安静舒适的环境，采取适宜的体位；指导患者平稳呼吸，咳嗽时用手保护切口，以减轻疼痛。

（3）体位与活动：术后取平卧位，生命体征平稳后取半卧位以减轻腹部切口张力和疼痛，利于术后引流；术后鼓励患者多活动，尽早下床，避免肠粘连等并发症。

（4）禁食和胃肠减压：胃管安置期间患者禁食禁饮，注意保持口腔清洁；每日记录胃肠减压引流液颜色、量、性状。

（5）饮食护理：拔除胃管后，指导患者进少量水；第 2 ～ 3 天后进全流质饮食，若进食后无腹痛、腹胀不适，可于第 4 天进半流质饮食逐步过渡到软食；少食多餐，可每日 5 ～ 6 餐，忌食生冷、辛辣食物。

【并发症的处理及护理】

（一）上消化道出血

1. 临床观察 因食管黏膜炎症浸润、糜烂、反复溃疡反流性食管炎患者可出现不同程度的呕血和黑便。

2. 治疗及护理 注意观察患者大便情况，有活动性出血的患者尤其在短时间内大量出血需考虑是否炎症浸润到黏膜下血管，可在内镜下止血或者介入治疗栓塞血管，必要时行手术治疗。

（二）食管狭窄

1. 临床观察　食管黏膜长期受到炎症刺激形成瘢痕，为严重食管炎的表现。

2. 治疗及护理　此类患者可以在纤维内镜下行食管扩张手术，术后注意控制反流防止狭窄复发。针对严重纤维狭窄的患者符合外科手术适应证可以考虑反流手术，遵照围手术期护理进行护理。

（三）Barrett 食管

1. 临床观察　反流性胃食管病变因食管黏膜反复损伤、修复，上皮中鳞状上皮被柱状上皮取代，该病变被称为 Barrett 食管，为食管腺癌的主要癌前病变之一。

2. 治疗及护理　应密切随访，一旦确诊异型增生或早期食管癌后应尽快手术治疗。

【预防】

（1）轻度胃食管反流病患者可以通过改变生活方式和饮食习惯等减轻疾病症状。不良的生活方式不仅可以加重症状还不利于疾病恢复，如抽烟可以减少唾液的产生，与胸骨后烧灼感有关，饮酒、进食巧克力和咖啡会降低食管下段括约肌延缓胃的排空。所以，指导患者戒烟、禁酒、控制饮食非常重要。

（2）肥胖的患者因腹内压增高，食物进入食管下段括约肌阻力也相应增加，所以控制体重也能在一定程度上减轻食管反流压力。此外，其他可能增加腹内压的活动也应尽量避免，如穿紧身衣、举重等。

（3）进食时间也能对胃食管反流产生一定影响，睡前 4 小时内进食将加重夜间胃内压力，故患者睡前 4 小时不进食能最大程度降低胃内容物和胃压；利用重力和体位达到清除食管内有害物质的目的。当然，日间进食后保持直立位也有利于降低反流。

【特别关注】

（1）胃食管反流病患者用药依从性。

（2）Barrett 食管患者的护理。

（3）食管狭窄患者的护理。

（4）合并多种疾病需要联合用药的胃食管反流病患者用药指导及护理。

【前沿进展】

胃底折叠抗反流术是目前被临床公认的治疗中、重度 GERD 的有效外科手段，但传统的经胸或腹手术治疗方式对患者心肺影响大，加上手术区域处于胸腹结合部，操作困难，所以手术创伤大、风险高、术后恢复慢，患者接受程度低。

近年来，腹腔镜下完成的胃底折叠抗反流术逐步在临床获得广大患者的青睐。由于腹腔镜操作不受距离的限制，操作精细，相比较开腹手术来说具有创伤小、恢复快的优势，所以腹腔镜胃底折叠术越来越被临床广泛应用。

2015 年在传统腹腔镜手术的基础上，机器人辅助手术在术也暴露和缝合固定方面更具有技术上的优势，同时具有更加微创的优点。在机器人辅助下的胃底折叠术其缝合技术优势突显重要，一方面保证了操作的安全性，另一方面也避免了在腹腔遗留下金属钉子等异物。但是该技术操作难度大，对手术医生的经验和技术要求很高，但具有创伤更小、更安全、术后恢复快，切口美观等优点，相信在未来会是微创技术发展的方向。

【知识拓展】

Patterson（1983）统计约 80% 的食管狭窄是由消化性疾病而来。食管狭窄是胃食管反流病（GRED）后期的严重并发症，约 10% 的接受药物治疗的患者发生食管狭窄（Marks，1996）。另有统计反流性食管炎患者 7.0% ～ 22.7% 可发生食管狭窄。胃食管反流病的此种并发症在 60 ～ 80 岁最多。

食管狭窄除多见于反复酸暴露所致的食管损伤外，更多见于有十二指肠胃反流者。多数患者有 LES 功能缺陷，且同时有食管裂孔疝。GERD 的严重程度与狭窄的形成略相关。文献报道，GERD 患者中高加索人和男性更易发生食管狭窄。应用非类固醇性消炎药常易形成食管狭窄（el-Serag，1997）。我国 GERD 所致的食管狭窄的发生情况不明，估计不如国外报道多。食管狭窄是食管壁反复发作消化性溃疡所形成。炎症先从黏膜充血、水肿和糜烂开始，进一步形成食管壁的溃疡。溃疡的炎症一般深达黏膜下层，并可进而破坏浅肌层，特别严重者则累及食管壁全层和引起食管周围炎。黏膜下层纤维母细胞浸润最明显，所形成的结缔组织使食管壁增厚和纤维化，导致食管环形狭窄和纵行缩短，瘢痕组织取代了正常食管壁组织。由于壁内的血管栓塞，肌层亦可发生萎缩。

狭窄部位有时存在深溃疡，溃疡底部有一层肉芽组织和脓性纤维蛋白渗出物。尽管局部血管因内膜下纤维化而狭窄，但可被侵袭引起严重出血。如溃疡愈合，由腺上皮修复替代。溃疡也可穿孔。狭窄常与 Barrett 食管同时存在。食管壁的炎症如累及部分肌层或全肌层，即可能形成食管狭窄。理论上讲，以纵行肌为主的破坏导致食管缩短，成为短食管；以环行肌为主的纤维化则形成食管狭窄，故短食管与狭窄常合并存在。两者均可伴有食管裂孔疝。

狭窄多发生于食管下段靠近食管胃连接部；高位狭窄则见于 Barrett 食管，有两型：一型位于鳞状上皮与 Barrett 上皮交界处，是反流性食管炎的结果；一型位于柱状上皮内衬的范围内，系慢性 Barrett 溃疡愈后形成。短的狭窄较多，一般为 1 ～ 2cm 或＞ 2cm，位置接近食管胃连接部。长者可达 5cm 或更长，但少见。管腔小于 3mm，狭窄段长于 3cm 即为重度狭窄。据统计，约 75% 为短段狭窄，14% 为环状狭窄，11% 为长段狭窄。

（印义琼　刘丽容　刘春娟）

第三节　胃炎的护理

【概述】

胃炎（gastritis）是指由各种原因损伤胃黏膜而引起的炎症，为最常见的消化道症状之一。胃黏膜在损伤后主要有上皮损伤、黏膜炎症、上皮再生这 3 个过程。患者可无症状，大部分在内镜检查及病理学检查中确诊，依其病程长短、起病缓急可分为急性胃炎（acute gastritis）和慢性胃炎（chronic gastritis）。

【病因】

（一）急性胃炎

1. 药物性炎症　最常见的致胃炎药物为非甾体类抗

炎药（non-steroidal anti-inflammatory drug，NSAID），该类药物可刺激并损伤胃黏膜上皮细胞。

2. 应激　严重创伤、大面积烧伤、严重的脏器组织病变、大手术、脑血管意外、休克以及严重精神心理打击等均可引起。

3. 感染　α链球菌、葡萄球菌、大肠埃希菌、幽门螺杆菌（*Hp*）感染等均可引起急性胃炎。

4. 乙醇　高浓度乙醇可导致胃黏膜上皮细胞损伤，出现水肿、出血、糜烂等不同程度的急性炎症表现。

（二）慢性胃炎

1. 幽门螺杆菌感染　目前认为幽门螺杆菌感染是慢性胃炎的主要病因。

2. 自身免疫　慢性萎缩性胃炎在自身免疫基础上的胃体萎缩为主的慢性胃炎。主要为壁细胞的胃体黏膜萎缩。

3. 饮食与环境因素　与胃炎发病密切相关的有高盐饮食、长期缺乏新鲜蔬菜、水果，饮浓茶、咖啡、烈酒，长期服用非甾体类抗炎药物等均可破坏胃黏膜的屏障作用，使得黏膜受损。

4. 十二指肠液反流　碱性的肠液反流破坏了胃内酸性环境，胃黏膜受到消化液的损害发生慢性炎症。

【发病机制及病理】

胃肠道黏膜上皮完整具有保护屏障作用，当遇到可能刺激或损伤胃肠道黏膜的原因时其完整性受损将会产生一系列的炎症反应，其起病急缓，病程时间不等，胃壁随之呈现急性或者慢性炎症应答。其主要病理变化为胃黏膜上皮遭到反复损伤后，因黏膜特异的再生能力发生黏膜改建，最后出现胃腺体不可逆的萎缩、消失。浅表性胃炎主要表现为局限在胃小凹及黏膜固有层表面的炎性细胞浸润，胃腺体完整无损；慢性活动性胃炎常表现为中性粒细胞浸润、活动性炎症，常有幽门螺杆菌感染；慢性萎缩性胃炎则可发现病变累及腺体，出现腺体萎缩、消失、胃黏膜变薄，可伴有肠化生出现；若疾病进一步加重，胃上皮或者化生的肠上皮受损后再生过程中出现过度增生和丧失分化，在结构和功能上偏离正常形成异性增生则被认为是胃癌的癌前病变。

（1）乙醇：高浓度乙醇是通过损伤胃壁黏膜上皮细胞而导致黏膜水肿、出血、糜烂等急性炎症。

（2）非甾体类抗炎药物：则是通过抑制环氧合酶进而抑制胃黏膜具有维护胃壁黏膜屏障完整功能的生理性前列腺素的产生，最终降低胃黏膜的保护作用。

（3）严重应激时黏膜上皮微循环将受到一定程度的影响，局部出现黏膜缺血、缺氧、细胞黏液和碳酸氢盐分泌减少，局部前列腺素合成减少，上皮再生化减弱等生理变化，最终导致黏膜保护屏障被破坏，氢离子反向弥散，胃内 pH 降低，黏膜进一步受损，炎症加重。

（4）幽门螺杆菌虽然不能引起慢性浅表性胃炎患者发展为萎缩或肠化生，但是可以通过以下机制造成胃黏膜上皮损伤，增加胃黏膜对环境因素损害的易感性。

1）幽门螺杆菌在胃内黏液层自由活动且利用其黏附素紧密接触胃黏膜上皮细胞，造成直接细胞损伤。

2）幽门螺杆菌分泌的尿素酶可以分解尿素，代谢产物氨能够中和胃酸，形成利于幽门螺杆菌适宜生存的中性环境，进而损伤上皮细胞。

3）幽门螺杆菌产生的细胞毒素可以引起胃壁上皮细胞空泡变性，导致黏膜损害和炎症。

4）幽门螺杆菌的菌体胞壁作为抗原可以诱发免疫反

应，使得胃上皮细胞受到损伤。

【诊断要点】

（一）临床表现

大多数患者常无明显症状，部分患者有上腹部不适、腹胀、食欲减退等表现，常无节律性，与进食食物有关，查体可有不同程度的上腹部压痛。出现并发症则可出现相应的症状，如胃黏膜糜烂出血者可引起黑便、贫血等症状，若出血量大则可有休克等表现。

（二）实验室及其他检查

1. 内镜检查、组织活检　是诊断胃炎最准确、可靠的方法。纤维胃镜能够直观看到胃黏膜受损情况，组织病理活检则能够帮助诊断胃炎病变类型。

2. 幽门螺杆菌检查　慢性胃炎患者需要进行 *Hp* 检查以确定治疗方案，^{13}C- 或 ^{14}C- 尿素呼气试验因敏感度和特异性高且无创，临床适用性好，较易为患者接受。

3. 粪便潜血试验　炎症急性期且伴有溃疡患者粪便潜血常为阳性。

4. 胃液分析　可区别 A、B 型胃炎，A 型胃炎常有胃酸缺乏，病变严重且弥漫患者五肽促胃液素试验无胃酸分泌；B 型胃炎则不影响胃酸分泌。

5. 血清免疫学检查　患者抗壁细胞抗体和抗内因子抗体、维生素 B_{12} 水平均有降低，而血清促胃液素水平在 A 型胃炎患者中有升高，B 型患者则降低。

（三）诊断要点

（1）近期有大量饮酒，服用非甾体类抗炎药或者受到严重疾病、心理打击且出现黑便、呕血等消化道症状的患者。

（2）反复上腹胀痛、消化不良等消化道症状明显，病程迁延的患者可在纤维内镜的检查下帮助确诊。

【治疗】

针对原发疾病或病因采取去除病因，积极治疗。

（1）如患者为药物性致病，则应根据患者病情暂停服用非甾体类抗炎药等药物或者不能停则应同时服用抑制胃酸分泌的药物保护胃黏膜，常用抑酸剂包括质子泵抑制剂和 H_2 受体拮抗剂；胃黏膜保护剂如硫糖铝和米索前列醇。

（2）嗜酒者应戒酒，吸烟患者也应禁烟。

（3）对 *Hp* 感染引起的慢性胃炎需要患者根据医嘱严格进行根除幽门螺杆菌治疗。

（4）因胃食管反流而引起的胃炎患者，则可以服用多潘立酮或西沙比利对症处理。

（5）饮食因素所致胃炎患者需改变饮食习惯，避免进食粗糙、辛辣、刺激食物（如咖啡、浓茶、巧克力），多吃新鲜水果、蔬菜。

【主要护理问题】

1. 营养失调——低于机体需要量　与摄入不足、消化吸收不良、食欲下降有关。

2. 焦虑 / 恐惧　与疾病反复、病程长，患者对疾病的发展缺乏了解、担忧预后有关。

3. 知识缺乏　缺乏与胃炎相关的知识。

4. 潜在并发症　消化道出血、溃疡、感染、穿孔等。

【护理目标】

（1）患者治疗期间营养摄入与消耗平衡，体重未下降。

（2）患者焦虑 / 恐惧有所减轻，对疾病的治疗充满信心、能够主动配合治疗。

（3）患者掌握胃炎相关的知识，能够了解治疗期间注意事项并配合。

（4）患者未发生潜在并发症如出血、溃疡、感染、穿孔等，或者发生了相关的并发症能得到及时有效的处理。

【护理措施】

（一）饮食护理

患者饮食遵从规律、少食多餐原则，宜进食营养丰富的清淡易消化饮食，多吃水果蔬菜，牛奶、米汤等食物能保护胃黏膜、中和胃酸利于胃黏膜的修复，避免暴饮暴食和辛辣刺激食物。消化道大出血的患者应暂停进食。低胃酸的患者应进食易消化饮食，肉汤、鸡汤等可以刺激胃酸分泌；高胃酸分泌的患者则应避免进食酸性和多脂肪的食物。

（二）休息与活动

患者应劳逸结合适当休息，减少活动，尤其是因应激引起的胃炎伴有消化道出血时或者慢性胃炎急性发作时应卧床休息。

（三）良好的生活习惯

患者宜改变不良的生活习惯，如戒烟戒酒，避免熬夜、暴饮暴食或节食减肥等。

（四）用药护理

指导患者正确服用对胃黏膜有损害的药物，必要时给予胃黏膜保护剂和抑酸剂进行拮抗，预防药物所致胃炎的发生；有幽门螺杆菌感染的患者注意遵医嘱进行规范化的根除 *Hp* 治疗，定期复查。

（五）心理护理

指导患者调整紧张、焦虑的情绪，稳定的情绪对治疗十分有帮助，尤其是心理因素所致的胃炎。

【并发症的处理及护理】

（一）消化道出血

1. 临床观察 患者可出现不同程度的黑便或者粪便潜血试验阳性。

2. 治疗及护理 应密切观察生命体征、神志、腹部体征、大便颜色、量等；出血量大时禁饮食；建立静脉通道补充水及电解质，补充血容量，遵医嘱给予止血药；若非手术疗法不能达到止血效果或出血量大于每小时 500ml 时应紧急行手术止血。

（二）感染

1. 临床观察 患者有幽门螺杆菌感染所致胃炎；其临床表现无特异性，可有腹部不适。

2. 治疗及护理 密切观察生命体征、腹部体征、抗幽门螺杆菌用药情况；鼓励患者有效咳嗽，使用抗生素；积极处理感染。

（三）溃疡

1. 临床观察 多发生在胃炎急性进展期，可有消化道出血。

2. 治疗及护理 抑酸、保胃，详见溃疡的治疗与护理。

【预防】

（一）良好的生活习惯

劳逸结合，生活注意保持规律，避免过度劳累和高压力状态。

（二）饮食指导

养成规律的饮食习惯，注意食物卫生和营养，避免辛辣刺激食物刺激，禁浓茶、咖啡、烟、酒食物。

（三）用药

介绍药物的不良反应，对于尽量避免服用对胃黏膜有刺激的药物如非甾体类抗炎药物等，确实因治疗需要不能停药的患者可遵医嘱给予胃黏膜保护剂和抑酸剂。

（四）定期复查

慢性萎缩性胃炎患者应定期进行胃镜或者病理活检随访，若有不典型增生等异常病理表现应及时就诊，手术治疗。

【特别关注】

（1）具有损害胃黏膜作用相关药物的用药护理。

（2）胃炎患者饮食的护理。

（3）患者食欲下降、上腹部不适：嗳气、反酸、恶心、呕吐等症状反复发作或持续存在时易产生不良情绪，应给与及时干预和心理支持。

【前沿进展】

维生素对慢性萎缩性胃炎（CAG）的治疗进展

（1）叶酸为水溶性 B 族维生素，是一碳单位的主要供体，一碳单位参与嘌呤及胸腺嘧啶的合成，是染色体的主要构成物质，又是磷脂、蛋白质和 DAN 甲基化修饰所必需的，而 DAN 甲基化是基因调控的一种主要方式，“局部低叶酸－DAN 低甲基化－基因表达异常－癌变”。可能是叶酸治疗 CAG、干预胃癌形成的分子生物学基础。

（2）β胡萝卜素治疗CAG的机制可能与其抗氧化、清除自由基、提高细胞毒淋巴细胞功能、提高免疫监护功能、活化细胞间隙连接交通、维持细胞分化的正常状态有关。但是有些问题目前还不完全明了。首先，果蔬中含有400～600种类胡萝卜素，治疗作用是否主要来自β胡萝卜素抑或其他成分，近年有文献提出番茄红素、隐黄素、黄体素及β胡萝卜素可能更重要。其次，尽管β胡萝卜素本身是安全的，但其在体内非中心分裂形成的许多产物的性质尚不明确，部分文献提到有促癌作用，是否与后者长期的积累抑或受试者状态有关。因此，剂量可能是重要的因素。

（3）维生素B_{12}治疗CAG的机制还不是十分清楚，可能与维生素B_{12}在同型半胱氨酸合成蛋氨酸过程中起着辅酶的作用、参与甲基转换反应、尤其是参与由脱氧尿嘧啶合成胸腺嘧啶的过程，促进DNA、RNA的合成有关。另有报道维生素B_{12}缺乏会导致TNF-α过度表达、EGF的表达减少，因而推测外源性给予维生素B_{12}可能会导致EGF的分泌增多来保护胃黏膜、增加胃黏膜血流量，TNF-α的分泌减少来减轻胃黏膜的炎症反应，对CAG产生治疗作用。

国外报道维生素治疗CAG的文献不多，我国有学者在此方面做了大量的工作，明确了叶酸、β胡萝卜素、维生素B_{12}对胃黏膜萎缩、肠化、异型增生的逆转作用，逆转这些病变既是对萎缩性胃炎的治疗，也是对胃癌的预防。

【知识拓展】

前列腺素（PG）是一种主要在精囊、肾髓质、肺和胃肠道中合成的脂质，其合成特点为不在细胞内贮存，而在分泌瞬间合成，主要存在于消化系统的胃肠黏膜中。PG的生理作用很广泛，它的产生和释放是由于组织损害的结果。近年来国内外学者对PG保护胃黏膜机制的研究主要有以下几方面。

（一）促进胃黏液和碳酸氢盐的分泌

黏液层是一道对胃蛋白酶弥散的物理屏障，还有限制细菌进入黏膜表面上皮组织的作用，碳酸氢盐则是保持胃液与中性黏液间高pH梯度的缓冲层，两者一起共同组成黏液－碳酸氢盐屏障起着保护胃黏膜的作用。PG可刺激胃黏液和HCO_3^-的分泌，胃黏液凝胶层厚度增加，说明PG是加强胃黏液、HCO_3^-屏障的有效刺激物。此外，PGs对于胃黏膜细胞有保护作用，对黏膜黏液－碳酸氢盐屏障起正向调节作用，并增加黏膜血流量，促进黏膜修复。内源性PGs在局部产生后，通过影响细胞的主动转运过程和激活腺苷环化酶（cAMP），从而刺激胃黏液的生成和分泌。

（二）增加表面活性磷脂生成

表面活性磷脂（SPL）使胃黏膜表面具有疏水性，SPL具有聚乙烯和非湿水性物质的特性，在胃黏膜上皮和腔内容物之间形成疏水层，保持胃黏膜上皮免受胃腔内酸性内容物的侵蚀，因其不仅可以排斥胃腔内H^+的反渗和其他水溶性有害因子的侵袭，还可以排斥同为阴离子的HCO_3^-向胃腔内扩散，在黏液凝胶层内形成pH梯度，维持胃黏膜上皮细胞表面近乎中性的微环境，有利于表面整复和细胞损伤后的修复。许多文献研究都认为PG能刺激表面活性磷脂分泌、增加黏膜表面黏液厚度、加强胃黏膜屏障的疏水活性。

（三）增加黏膜血流

前列环素（PGI_2）能影响黏膜血流量并具有胃肠黏膜保护作用，能保护胃黏膜的完整性，预防人和狗胃溃疡的发生，并加速溃疡的愈合。已有研究表明，PGE_2 和 PGI_2 具有强烈扩张全身血管（特别是内脏血管）和增加微循环血流量的作用。给予外源性 PGE_2 可显著增加胃黏膜血流量，而用消炎痛阻断 PG 的生物合成，则可引起胃黏膜血流量明显减少。PGE_1 能抑制血管平滑肌的游离 Ca^{2+}，抑制血管交感神经末梢释放去甲肾上腺素，使血管平滑肌舒张、血管扩张、外周阻力下降，PGE_1 或类似物有抑制血小板聚集及疏通微循环的作用。

（四）抑制胃酸分泌

早在 1978 年 Robert 等首先观察到 PG 可以抑制胃酸分泌，但并不是所有类型的 PG 均有抑酸作用，只有 PGE_1、PGE_2、$PGF_1α$、PGA_1 和 PGI_2 具有抑酸作用。PGE_2 在胃黏膜防御机制中起重要作用，可抑制胃酸分泌、刺激黏液和碳酸氢盐产生、增加胃黏膜血流。亦认为 PGE_1 能抑制基础胃酸分泌和刺激性胃酸分泌，还能抑制胃泌素的释放。

（五）抑制肥大细胞脱颗粒和白细胞黏附胃肠道黏膜中含有大量肥大细胞

肥大细胞脱颗粒后，释放多种过敏介质：组胺、PG、白三烯、血小板活化因子（PAF）和一氧化氮（NO）等。这些过敏介质有些对胃肠道黏膜有保护和损伤双重作用，如组胺、前列腺素 D_2（PGD_2）、NO 等可引起黏膜局部血管扩张，有利于黏膜微循环、上皮细胞的完整性和黏膜损伤的重建，对胃肠道黏膜有保护作用。但大量过敏介质可加剧局部炎症反应并导致过敏反应，使黏膜损伤加重。例如，乙醇能诱导胃黏膜中肥大细胞脱颗粒，从而导致胃黏膜损伤；抑制肥大细胞脱颗粒的药物可防止或减轻实验性乙醇诱导的胃黏膜损伤。PGE_2 在胃黏膜防御机制中起重要作用，其机制之一就是抑制肥大细胞脱颗粒和白细胞黏附。

（印义琼　刘春娟　李　卡）

第四节　胃癌的护理

【概述】

胃癌（gastric carcinoma）是源自胃黏膜上皮的恶性肿瘤，目前是全球范围内最常见的恶性肿瘤之一，占全部恶性肿瘤的第 3 位，占消化道恶性肿瘤的首位，占胃恶性肿瘤的 95%。发病率随着年龄增长而上升，一般从 35 ～ 39 岁开始，成倍增长，男性高于女性，一般为 2 ∶ 1（图 2-3）。

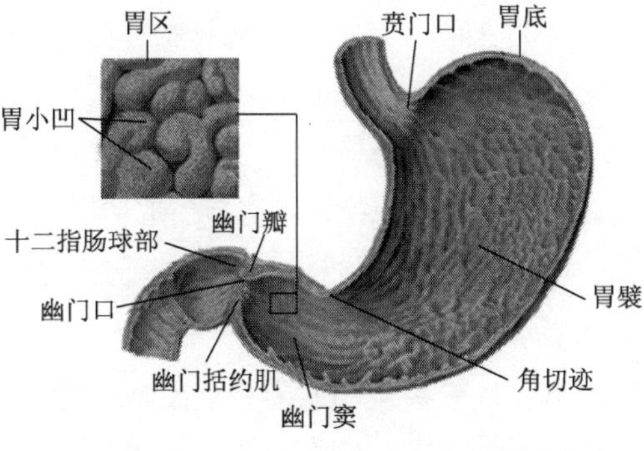

图 2-3　胃部生理结构

【病因】

（一）饮食因素

与食物中的亚硝胺化合物、多芳香烃类化合物有关；长期食用熏烤、腌制食品的人群胃癌的发病率将会增高，这可能与该类食物中亚硝酸盐、真菌霉素、多环芳氢化合物等致癌物质或前致癌物含量高有关。

（二）幽门螺杆菌

1994年国际癌症研究中心将幽门螺杆菌（*helicobacter pylori*，*Hp*）定为人类胃癌第一致癌物。幽门螺杆菌具有能促进硝酸盐转化成为亚硝酸盐及亚硝酸胺而致癌的作用；并且能够引起胃黏膜慢性炎症加上环境作用加速黏膜上皮细胞的过度增殖，诱导畸变致癌；因为*Hp*代谢的酶和毒素产物可以直接损害胃黏膜细胞的DNA而诱发基因突变。

（三）遗传和基因变异

胃癌发病有家族聚集倾向，患者家属中胃癌发病率高于一般人2～4倍，A型血型者的胃癌发病率要比其他血型的人高20%。

（四）环境因素

胃癌具有明显的地域特性，这与当地居民生活习惯、自然因素，土壤中的重金属含量等有关。

（五）疾病相关性因素

目前已经公认一些疾病患者胃癌发病率增高，被称为癌前病变，包括慢性萎缩性胃炎、胃溃疡、胃息肉、残胃、肥厚性胃炎等。

【发病机制及病理】

胃癌好发于胃窦部，约占 50%，其次为贲门部，发生在胃体者少（图 2-4）。

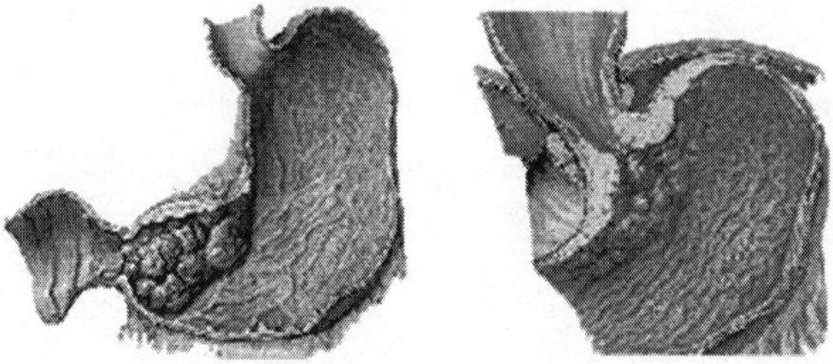

A.　　B.

图 2-4　胃窦癌和贲门癌

A. 胃窦癌；B. 贲门癌

（一）大体分型

1. 早期胃癌　胃癌仅限于黏膜或黏膜下层，其病灶形态可分为：Ⅰ型隆起型，癌灶突向胃腔；Ⅱ型浅表型，癌灶没有明显的隆起与凹陷；Ⅲ型凹陷型，为较深的溃疡。

2. 进展期胃癌　中晚期胃癌统称为进展期胃癌。胃癌组织超出黏膜下层，侵及胃壁肌层为中期胃癌；病变到达浆膜下层或是超出浆膜向外浸润邻近脏器或出现远处转移为晚期胃癌。若为低分化腺癌或印戒细胞癌引起全胃受累胃腔缩窄、胃壁僵硬如革囊状，称为皮革胃，其恶性程度极高。按照 Borrmann 分类法可分为 4 型。

（1）Ⅰ型（结节型）：边界清楚突入胃腔的菜花状癌灶。

（2）Ⅱ型（溃疡局限型）：为边界清楚并略隆起而中央凹陷的溃疡状癌灶。

（3）Ⅲ型（溃疡浸润型）：边界模糊不清的浸润性溃疡状癌灶。

（4）Ⅳ型（弥漫浸润型）：癌肿沿胃壁各层全周性浸润生长导致边界不清。

（二）组织学分型

在病理检查中可将胃癌分为2类。

1. 普通型 乳头状腺癌、管状腺癌、低分化腺癌、黏液腺癌、印戒细胞癌。

2. 特殊类型 腺鳞癌、鳞状细胞癌、类癌、未分化癌等。

（三）胃癌的扩散与转移

1. 淋巴转移 胃癌的主要转移途径，早期胃癌可有淋巴转移，在进展期其淋巴转移率高达70%左右。胃癌的淋巴结转移率和癌灶浸润深度呈正相关。晚期胃癌可以经胸导管向左锁骨上淋巴结转移，或肝圆韧带转移至脐部。

2. 直接浸润 贲门胃底癌易侵及食管下端，胃窦癌可向十二指肠浸润。癌肿突破浆膜后，易扩散至网膜、结肠、肝、脾、胰腺等邻近脏器。

3. 血行转移 胃癌晚期，癌细胞经门静脉或体循环向身体其他部位播散，如肝转移，常见转移器官有肝、肺、胰、骨等。

4. 腹腔种植转移 癌肿侵出浆膜外，其癌细胞脱落至腹膜或腹腔脏器浆膜面种植形成转移结节，大面积播散时可出现大量癌性腹水。

【诊断要点】

（一）临床表现

早期胃癌多无症状或仅有轻微的消化道症状，如上腹不适或上腹部深压痛，腹痛也较轻，容易被误诊为胃炎或溃疡，通常也不易引起患者重视；一旦出现原因不明的厌食和消瘦时则需警惕；位于幽门或胃体的进展期胃癌有时可扪及肿块，呈结节状、质硬、与邻近脏器浸润时肿块活动性差，不能推动。晚期胃癌因肿瘤浸润生长，可出现日益消瘦、贫血、乏力，肿瘤生长较大时可出现梗阻症状，若为溃疡型肿瘤则容易发生呕血和黑便，待远端转移则可扪及锁骨上肿大的淋巴结。

（二）辅助检查

1. 胃镜　为诊断胃癌最直接、准确、有效的方法，可以直接观察到胃黏膜病变部位及面积大小，并能直接采集到病变组织做病理活检。

2. 内镜超声（EUS）　将胃镜与超声结合，清晰显示胃壁下层声像，帮助辨别肿瘤浸润深度，对早期胃癌诊断正确率可达 88% ～ 99%，具有评估胃癌浸润深度的优势。

3. X 线　诊断胃癌的主要方式之一，在钡剂造影下可清楚显示胃轮廓、蠕动情况、黏膜形态、排空时间、有无充盈缺损、龛影等。

4. CT　帮助判断胃癌是否有远处转移，淋巴结情况等，为治疗提供支持。

（三）诊断要点

（1）近期出现上腹部不适，长期溃疡病史或慢性萎缩性胃炎患者，40 岁以上，上腹疼痛规律出现改变，患者感渐进性上腹部疼痛、恶心、呕吐、进食后胸骨下哽咽感等症状日趋明显。

（2）晚期患者可在腹部扪及或看到肿块，有进行性贫血、消瘦症状。

（3）鉴别诊断

1）胃原发性恶性淋巴瘤也好发于胃窦部，症状与胃癌相似，但多见于青壮年，其X线特征为弥漫胃黏膜皱襞不规则增厚，有不规则地图形多发溃疡，溃疡边缘黏膜形成大皱襞，单个或多发的圆形充盈缺损，呈“鹅蛋石样”改变。

2）胃平滑肌瘤，多见于老年人，好发于胃底胃体部，肿瘤常大于10cm，呈球形或半球形，因局部黏膜缺血出现大溃疡。

【治疗】

（一）治疗原则

早期发现，早期诊断，及时行根治性切除，配合化疗、放疗延长生存期。

（二）手术方式

（1）胃部分切除术。

（2）近端胃大部分切除、远端胃大部分切除和全胃切除术。

（3）胃癌扩大切除：包括胰体尾及脾在内的根治性胃大部切除或全胃切除。

（4）微创手术：包括内镜下黏膜切除和腹腔镜下楔形切除。

（5）姑息性手术。

【主要护理问题】

1. 焦虑/恐惧　与患者对疾病的发展缺乏了解、担忧癌症预后有关。

2. 营养失调——低于机体需要量　与摄入不足、消化吸收不良、恶性肿瘤所致的消耗增加有关。

3. 疼痛　与胃黏膜受损、穿孔、手术切口有关。

4. 舒适的改变　与术后安置引流管道，活动受限等有关。

5. 有体液不足的危险　与幽门梗阻引起呕吐导致电解质丢失、术后禁食摄入不足有关。

6. 潜在并发症　出血、吻合口瘘、感染、消化道梗阻、倾倒综合征等。

7. 知识缺乏　缺乏与胃癌综合治疗相关的知识。

【护理目标】

（1）患者的焦虑/恐惧心理降低致最低程度，以最理状态接受手术和度过围手术期。

（2）患者营养不良状况得到改善。

（3）疼痛缓解或减轻。

（4）减轻患者痛苦，使不适消失或降至最低程度。

（5）水电解质保持平衡。

（6）术后未发生相关并发症，或并发症发生后能得到及时治疗与处理。

（7）患者知晓胃癌疾病相关知识。

【护理措施】

（一）术前护理措施

1. 心理护理

（1）给予患者足够的关心，主动了解患者所存在的心理问题并给予及时的帮助和支持。

（2）告知疾病的性质及预后，消除患者和家属的顾虑和焦虑，增强其对治疗的信心，使得患者能积极配合治疗与护理。

（3）教会患者自我放松的方法。

2. 病情观察

（1）密切观察生命体征及神志，胃肠减压颜色、量、性状的变化。

（2）腹部症状及体征。

（3）了解各种辅助检查的意义及结果。

（4）记录24小时出入量。

3. 对症处理及营养支持

（1）加强营养支持、纠正营养不良和低蛋白血症，维持水电解质平衡。

（2）梗阻患者的护理：遵医嘱安置胃肠减压，指导患者保持胃管的畅通引流；必要时配合洗胃，为手术做好准备。

（3）出血患者：观察患者血色素、呕血、黑便以及生命体征的变化，遵医嘱给予止血药物，补充血容量。

4. 术前常规准备 完善相关检查，肠道准备，术前半小时备皮、安置胃肠减压等。

（二）术后护理措施

（1）病情观察及护理：严密监测生命体征；观察伤口有无渗血渗液；观察腹部体征；妥善固定引流管，保持引流通畅，观察引流液的颜色、性状及量。

（2）疼痛护理：评估患者疼痛情况，遵医嘱给予镇痛药物，提供安静舒适的环境，采取适宜的体位；指导患者平稳呼吸，咳嗽时用手保护切口，以减轻疼痛。

（3）体位与活动：术后取平卧位，生命体征平稳后取半卧位以减轻腹部切口张力和疼痛，利于术后引流；术后鼓励患者多活动，尽早下床，避免肠粘连等并发症。

（4）禁食和胃肠减压：胃管安置期间患者禁食禁饮，注意保持口腔清洁；胃管护理见表 2-1：

表 2-1 胃管护理内容

通畅	每班护理人员定时挤捏管道，保持引流通畅 防止管道折叠、扭曲、避免受压，影响引流效果 及时倾倒胃液并保持有效负压
固定	主管护士需每班检查胃管安置的长度 每日更换固定胃管的胶布和粘贴位置 胶布注意正确粘贴，确保牢固，以防胃管滑脱 告知患者胃管重要性，切勿自行拔出 若胃管不慎脱出，切勿自行安置胃管，应立即通知主管医生，由医生根据患者病情决定是否重置胃管
观察并记录	观察胃液性状、颜色、量；正常情况下手术当天引流液为暗红色，24 小时量＜300ml，以后胃液逐渐变浅、变清。若术后 24 小时后仍有新鲜血液流出，应通知医生，给予止血、制酸等药物，必要时再次手术止血 观察安置胃管处鼻黏膜情况，调整胃管角度，避免鼻部黏膜持续受压发生压疮 观察患者腹部体征，有无腹胀、肠功能是否恢复 观察患者酸碱、电解质，是否有低氯、代谢性碱中毒等
拔管	胃肠功能恢复后（即肛门排气后）即可拔管

（5）饮食护理：拔除胃管后，指导患者进少量水；第 2 ～ 3 天后进全流质饮食，若进食后无腹痛、腹胀不适，可于第 4 天进半流质饮食逐步过渡到软食；少食多餐，可每日 5 ～ 6 餐，忌生冷、辛辣食物，具体见表 2-2。

表 2-2　胃癌患者术后饮食及过渡时间

时间	进食内容	进食量
术后当天～肛门排气	禁食	——
拔除胃管当天	饮水	50ml/h
拔除胃管第 2 天	半量流质	50 ～ 80ml/h
拔除胃管第 3 天	全量流质	100 ～ 150ml/ 次，4 ～ 5 次 / 天
拔除胃管第 4 天	半流质	100 ～ 200g/ 次，4 ～ 5 次 / 天
拔除胃管第 10 天	软食	5 ～ 6 餐 / 日
术后 1 个月内	软食为主	少食多餐
1 个月以后	逐步过渡至正常饮食，注意营养丰富，忌生冷、产气、刺激性食物	

【并发症的处理及护理】

（一）出血

1. 临床观察　可从胃管内引流出暗红色血液、心率增快、血压下降、休克。

2. 治疗及护理　密切观察生命体征、神志、腹部体征、胃管引流液颜色、量等；禁饮食；保持各种引流通畅；准确记录 24 小时出入量；补充水及电解质，补充血容量，胃管内注入止血药，遵医嘱使用全身止血药物；若非手术疗法不能达到止血效果或出血量大于每小时 500ml 时应紧急行手术止血。

（二）吻合口瘘

1. 临床观察　患者白细胞及中性粒细胞比例增高、腹腔引流管有消化液样物质流出；出现腹膜炎症状。

2. 治疗及护理　密切观察生命体征、神志、腹部体征，关注实验室检查情况；抗感染治疗，畅通引流，腹膜炎症状严重者须立即行手术处理。

（三）胃排空延迟

1. 临床观察 胃大部分切除术后继发的非机械性梗阻因素引起，以胃排空障碍为主要征象的胃动力紊乱综合征。

2. 治疗及护理 观察胃管引流情况，遵医嘱应用胃肠动力药，以兴奋消化道平滑肌，早期进行肠内营养支持和活动促进胃肠功能恢复。

（四）感染－腹腔内、切口、肺部、泌尿系感染

1. 临床观察 发热；腹部压痛、反跳痛，腹腔引流液混浊甚至脓性；切口红、肿、脓性分泌物；咳嗽、吐浓痰、肺部湿啰音；尿频、尿急、尿痛；血象：白细胞、中性粒细胞升高。

2. 治疗及护理 密切观察生命体征、腹部体征、伤口情况、呼吸状况及咳痰、小便、血象变化；半卧位，保持引流通畅；鼓励患者有效咳嗽，使用抗生素；积极处理感染伤口。

（五）倾倒综合征

1. 临床观察 早期倾倒综合征患者主要表现为餐后很快出现胃肠道和心血管两大系统的症状，如上腹部饱胀不适、恶心呕吐、肠鸣频繁，全身无力、头昏、晕厥、面色潮红或苍白、大汗淋漓、心悸、心动过速等；晚期倾倒综合征又称低血糖综合征，患者餐后 2 ～ 4 小时出现心慌、出汗、眩晕、嗜睡、虚脱等低血糖症状。

2. 治疗及护理 指导患者少食多餐，避免进食过甜、过咸、过浓流质，宜进食低碳水化合物、高蛋白饮食；餐时限制饮水，餐后平卧 10 ～ 20 分钟等；出现低血糖症状时应及时补充糖分，纠正低血糖症状，一般在术后 6 ～ 8 个月症状缓解。

（六）十二指肠残端破裂

1. 临床观察 右上腹突发剧痛和局部明显压痛、腹肌紧张等急性弥漫性腹膜炎症状。

2. 治疗及护理 立即手术处理，术后持续充分引流进行局部减压，纠正水电解质紊乱，给予肠外营养支持，控制感染，保持引流管周围皮肤清洁。

（七）术后梗阻

1. 临床观察 依梗阻部分分为输入段、吻合口、输出段梗阻。输入段完全性梗阻可表现为突发上腹部剧痛、频繁呕吐且呕吐后症状不缓解，上腹部压痛，甚至可扪及包块；输入段不完全性梗阻则表现为进食后半小时内感上腹部胀痛，伴喷射性呕吐，呕吐后症状消失；吻合口梗阻则表现为上腹部饱胀和呕吐不含胆汁物；输出段梗阻典型表现除上腹部饱胀外，伴有呕吐食物和胆汁。

2. 治疗及护理 不完全性梗阻症状若在数周内不能缓解则应积极进行手术准备；完全性梗阻应尽快手术解除梗阻。

（八）迷走神经切断术后并发症

1. 临床观察 吞咽困难、胃潴留、胃小弯坏死穿孔、腹泻。

2. 治疗及护理 胃潴留患者应禁食、持续胃肠减压；坏死穿孔者需及时手术修补；反复腹泻和吞咽困难者注意对症治疗，密切观察，一般在术后数月内可自行缓解。

（九）碱性反流性食管炎

1. 临床观察 剑突下持续性烧灼痛、呕吐物含胆汁、体重减轻、贫血。

2. 治疗及护理 给予保护胃黏膜、H_2受体拮抗剂等药物，指导患者注意饮食避免辛辣刺激食物，严重者需手术治疗。

（十）吻合口溃疡

1. 临床观察　多发生在术后2年内，表现为溃疡病症状，可有消化道出血。

2. 治疗及护理　抑酸、保胃，详见溃疡的治疗与护理。

（十一）营养性并发症

1. 临床观察　营养不良、贫血、腹泻、脂肪泻、骨病。

2. 治疗及护理　注意调节饮食，监测实验室营养观察指标，及时补充所缺乏的营养元素。

（十二）残胃癌

1. 临床观察　胃癌的症状。

2. 治疗及护理　胃镜及病理活检确诊者应尽快手术治疗，并配合进行术后放、化疗。

【预防】

（一）饮食指导

根据患者的饮食习惯，指导其少食多餐，进营养丰富高蛋白、高维生素易消化饮食，术后从流质向普通饮食逐步过渡，切记操之过急，如有腹痛、腹胀不适，应及时向医生需求帮助。少食或不食烟熏、腌制食物，如烧烤、泡菜等食物，多吃新鲜水果和蔬菜，避免生冷、辛辣刺激性食物；餐时限制饮水，避免过甜、过咸、过稠的流质食物，餐后平卧10～20分钟预防倾倒综合征；必要时常备食物以缓解低血糖症状。

（二）活动与休息

根据患者自身的情况，循序渐进，逐步过渡到正常活动，避免劳累及精神过度紧张；注意劳逸结合，可参加适度的工作和运动。

（三）养成良好的生活习惯

指导肿瘤患者保持良好乐观向上的心态，积极配合治疗，树立战胜疾病的信心，教导自我调节情绪的方法，强调吸烟、喝酒对胃肿瘤疾病的危害性，指导戒烟、戒酒。

（四）营养相关性并发症的预防

指导患者正确遵医嘱服用帮助消化和营养药物，预防营养相关性并发症。

（五）定期门诊随访

讲解术后继续治疗的重要性，指导患者正确服用化疗药物，观察化疗药物的副作用。定期进行血常规、肝功能检查，如有不适尽早就医。

【特别关注】

（1）胃癌患者术后并发症的观察及处理。

（2）胃癌患者多学科综合治疗。

（3）腹腔镜下胃癌根治手术患者的护理。

【前沿进展】

近日，由来自杜克 - 新加坡大学医学研究院和新加坡国立癌症中心的研究人员领导的一个国际小组，在新研究中利用先进的测序技术对胃癌患者的基因突变进行了筛查，由此发现了数百个新基因突变，并证实其中的 FAT4 和 ARID1A 基因分别在 5% 和 8% 的检测样本中存在突变。该研究是由基础科学家和临床医生组成的一个大型研究团队共同协作的结果，为首个在单核苷酸水平上调查绝大多数人类基因的胃癌研究，对1.8万个人类基因进行了筛查，由此鉴别出了600多个从前未知的胃癌基因突变。相关研究成果发表在4月8日的《自然遗传学》（*Nature Genetics*）杂志上，从而为开发个体化胃癌治疗新策略铺平了道路。在这篇文章中，研究人员利用最先进的DNA测序技术分析了来自15位胃癌患者的肿瘤和正常组织，由此发现了数百个新的基因突变。该技术使得人们能够读取每个癌症基因组的基因DNA序列。在这600多个与胃癌相关的基因中，*FAT*4和*ARID*1*A*基因引起了研究人员的特别关注。在针对约100个胃癌进行的进一步分析结果表明这两个基因分别在5%和8%的胃癌中存在着突变。在某些患者中发现了包含着两个基因的染色体部分缺失，从而提供了更一步的数据表明胃癌中频繁发生了这些基因的遗传缺陷。

【知识拓展】

我国每年胃癌发病率为60/10万，死亡率约30/10万，位居所有恶性肿瘤死亡第1位。而以手术为主的积极的综合治疗方法已成为胃癌临床研究的主要方向。近年来，多学科团队协作诊疗（multi-disciplinary team，MDT）模式逐步在临床医学领域发展起来，对患者住院期间的多学科交叉医疗管理模式下建立起来的多种治疗方式已被认为是可能成为有效治疗胃癌的综合策略之一。

与传统的单纯胃癌外科手术治疗相比较，MDT模式下对患者综合治疗更关注了患者疾病与临床多种治疗方式相互协调，加强各学科之间沟通，以及治疗团队成员之间的互动等多个临床环节，针对单病种具体个案而选择辅助性放疗和化疗、免疫治疗、基因治疗，在手术方案上根据病情选择微创的腹腔镜辅助，胃癌治疗效果取得改观，患者满意度有所提高。

新辅助化疗护理自 MAGIC 试验首次将新辅助化疗联合辅助化疗的综合治疗新模式用于进展期胃癌围手术期治疗中，随机对照结果说明应用新辅助化疗可能与患者的生存利益提高有着一定的相关性。作为一个整体医疗团队，MDT 协作管理模式也将新辅助化疗纳入到胃癌患者围手术期的常规治疗中来。这些临床研究结果都进一步证实了围手术期新辅助化疗可以提高进展期胃癌患者的生存利益。传统模式将新辅助化疗归入肿瘤科专科护理，而 MDT 模式强调了学科之间的相互渗透， 更是看到了学科之间相互促进的巨大前景。

术前准备在术前禁食方面，由于手术全麻状态下患者发生呕吐后，易误吸入呼吸道发生吸入性肺炎甚至窒息。传统术前均选择采用术前整夜禁食的方式。近年来，Scarr 等的研究表明整夜禁食的患者与允许术前 3 小时仍然进食清流质饮食的患者残余胃容量或 pH 无统计学差异。所以缩短患者术前禁食时间是安全的。MDT 模式下在安全范围内减少因术前准备而出现的饥饿不良感受，本组患者术前的禁食时间缩短到 4 小时以内。

术中腹腔内温热化疗（intraoperative peritoneal hyperthermo chemo-therapy，IPHC）是一项近年来发展起来的新技术，即手术中进行 43 ～ 44℃化疗药物的治疗。对本组胃癌患者随机进行 IPHC 治疗，即术毕关腹前即给予丝裂霉素 30 ～ 40mg/3000 ～ 4000ml 生理盐水，43 ～ 44℃，120 分钟。手术治疗的同时辅以 IPHC 治疗可望进一步提高疗效，也是术中化疗专科护理的一个方面。

腹腔镜是近年来胃癌治疗过程中应用、开展的一项新技术。由于操作复杂，该手术既需要医生熟练掌握胃癌专业手术经验，更需要纯熟的微创腹腔镜操作技巧，手术过程中还要求医护之间有相当的配合默契，在我国该技术开展较晚。我院专门成立腹腔镜专科病房，充分体现出腹腔镜在胃癌根治术术中出血量少，术后疼痛轻、胃肠道功能恢复快、住院时间短，对全身免疫功能影响小的微创优势。术后加强对腹腔镜围手术期并发症的观察，尤其是气腹的观察，患者均未出现不良并发症。

传统观念为了降低吻合口漏的风险、减少呼吸系统并发症等认为在消化道切除和吻合术后应安置胃肠减压。近年来，针对术后安置胃肠减压的时间存在有一定的争议。MDT 模式下从护理的角度，安置胃肠减压会给患者带来明显不舒适感觉的侵入性操作，留置胃肠减压也同样。所以本组患者在术后流程管理中早期拔除胃肠减压，比传统留置胃管时间缩短 2 ～ 5 天。围手术期护理也正是抓住缩短胃肠减压的安置时间，从而降低胃肠减压护理上的经济浪费，增加患者舒适感，并达到减少因安置胃肠减压而发生呼吸道感染的风险，加快胃肠功能的恢复。

营养支持是肿瘤围手术期、放疗及化疗时的重要辅助疗法之一，胃癌患者大多数存在不同的营养不良，手术打击可导致机体分解代谢增加，使机体出现负氮平衡，明显影响术后康复，术后合理的营养支持使患者尽快康复已达成共识。因此，在术后营养支持方面多学科协作模式综合治疗及护理均根据患者具体情况综合制定细致的营养计划，有效地促进患者术后康复，避免术后体重减轻影响机体恢复，增加住院时间，降低床位周转率。

（印义琼　刘春娟　李　卡）

第五节　胃肠道间质瘤的护理

【概述】

胃肠道间质瘤（gastrointestinal stromal tumors，GIST）是一类起源于胃肠道间叶组织的肿瘤，占消化道肿瘤的1%～3%，其中60%～70%发生在胃，20%～30%发生在小肠，10%发生在结直肠，也可发生在食管、网膜和肠系膜等部位。发病年龄广泛，75%发生在50岁以上人群，男女发病率相近（图2-5）。

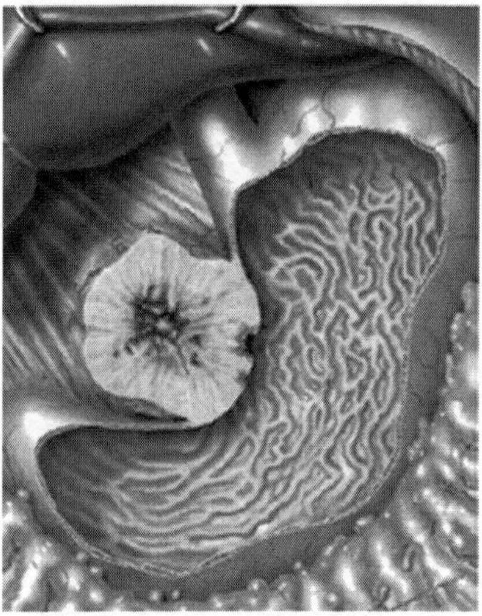

图2-5　胃间质瘤

【病因】

GIST是胃肠道最常见的间叶源性肿瘤，大多数GIST的发生与Kit（75%）或PDGFRα（10%）的基因突变密切相关，基因突变可引起受体酪氨酸激酶（Kit 和 PDGFRα）的自身磷酸化，进而激活 Ras/MAPK、Rac/Rho-JNK、PI3K/AKT 和 SFK/STAT 等多条信号网络，最终导致细胞增殖失控及凋亡受抑，组织学上多由梭形细胞、上皮样细胞、偶或多形性细胞，排列成束状或弥漫状图像，免疫组化检测通常为 CD117 和（或）DOG-1 表达阳性。

【发病机制及病理】

胃肠道间质肿瘤呈膨胀性生长，可单发或多发，直径为 0.8 ～ 20cm。肿瘤多位于胃肠黏膜下层（60%）、浆膜下层（30%）和肌壁层（10%）。边界清楚，无包膜，向浆膜外生长形成浆膜下肿块，向腔内生长呈息肉样肿块常伴发溃疡形成。肿瘤大体形态呈结节状或分叶状，切面呈灰白色、红色，均匀一致，质地硬韧，黏膜面溃疡形成，可见出血、坏死、黏液变及囊性变。

【诊断要点】

（一）临床表现

胃肠道间质瘤的主要症状依赖于肿瘤的大小、位置和生长方式有关。瘤体小时症状不明显，可有上腹部不适或类似溃疡病的消化道症状；瘤体较大可扪及腹部肿块，胃肠道出血是最常见症状；食管间质瘤可引起吞咽困难；十二指肠间质瘤可压迫胆总管引起梗阻性黄疸；小肠的间质瘤易发生梗阻；肛管间质瘤致直肠出血、疼痛、排便习惯改变、梗阻或尿路刺激征等。远处转移通常发生于间质瘤患者的腹膜、网膜、肠系膜及肝脏等。

（二）实验室及其他检查

1. 胃镜及超声胃镜检查 对于胃间质瘤，胃镜可帮助明确肿瘤部位及大小。超声内镜对于胃外生性肿瘤可协助诊断间质瘤的位置、大小、局部浸润状况等。

2. CT 检查 CT 平扫发现肿瘤多呈圆形，少数呈不规则形。良性肿瘤多小于 5cm ，密度均匀，极少侵犯邻近器官，可以有钙化表现。恶性肿瘤多大于 6cm，边界不清，与邻近器官粘连，密度不均匀，中央极易出现坏死、囊变和出血。

3. ^{18}FDG-PET 和 ^{18}FDG-PET/CT 18 氟脱氧葡萄糖的 PET 检查原理是利用胃肠间质肿瘤内强烈的糖酵解反应摄取高密度的 18 氟脱氧葡萄糖跟踪显影，对发现早期转移或者复发比 CT 敏感，为实体肿瘤分子靶向治疗的疗效判断提供了一个参考。

4. 其他辅助检查 X 线钡餐示边缘整齐、圆形充盈缺损，中央可有“脐样”溃疡龛影，或表现为受压、移位。肠系膜上动脉 DSA 对于小肠 GIST 诊断、肿瘤定位具有重要意义。

（三）诊断要点

（1）对于组织学形态符合 GIST、CD117 阳性的病例，可以做出 GIST 的诊断。

（2）对于组织学形态符合 GIST，但是 CD117 阴性和 DOG-1 阳性的肿瘤，可以做出 GIST 的诊断。

（3）组织学形态符合 GIST，CD117 和 DOG-1 均为阴性的肿瘤，应交由专业的分子生物学实验室检测是否存在 *c-kit* 或 *PDGFRA* 基因的突变，以协助明确 GIST 的诊断。如果存在该基因的突变，则可做出 GIST 的诊断。

（4）对于组织学形态符合 GIST，但 CD117 和 DOG-1 均为阴性，并且无 *c-kit* 或 *PDGFRA* 基因突变的病例，如果能够排除平滑肌肿瘤、神经源性肿瘤等其他肿瘤，可以做出 GIST 可能的诊断。

【治疗】

传统的 GIST 治疗以手术治疗为主，虽最近在 GIST 病理及基础研究取得很大进展，新的化疗药物研究也取得了一定的进展，但手术治疗仍是目前取得临床治愈的最佳治疗方法。

（一）手术指征

（1）对于肿瘤最大径线≤ 2cm 的可疑局限性 GIST，有症状者应进行手术。

（2）对于肿瘤最大径线＞ 2cm 的局限性 GIST，原则上可行手术切除；不能切除的局限性 GIST，或切除风险较大者，宜先行术前药物治疗，待肿瘤缩小后再行手术。

（3）急诊手术适应证：在 GIST 引起完全性肠梗阻、消化道穿孔、肿瘤自发破裂引起腹腔大出血时，须行急诊手术。

（4）复发或转移性 GIST：估计所有复发转移病灶均可切除且手术风险不大的情况下，建议考虑手术切除全部病灶。

（二）手术方式

1. 内镜手术治疗　内镜黏膜下剥离术（ESD）常用于治疗 2.0 ～ 5.0cm 的 GIST，ESD 对 GIST 的治疗安全、有效，根据肿瘤大小，对源于胃固有肌层的 GIST 通常采用内镜套扎切除术（ELR）、内镜黏膜下挖除术（ESE）以及内镜全层切除术（EFR）等 3 种治疗方式。

2. 腹腔镜手术治疗　大多数的腹腔镜切除术仅限于治疗胃 GIST，而对其他部位 GIST 的切除效果仍不确切，研究表明腹腔镜切除直径＜5.0cm 的胃及小肠 GIST 均安全有效。

3. 腹腔镜和内镜联合手术治疗（LECS） 因单独采用腹腔镜定位 GIST 较为困难，而内镜切除的缝合技术至今尚不成熟，故 LECS 不失为一种处理 GIST 的重要手段，LECS 不仅可准确定位、及时处理穿孔，还可以观察肿瘤是否切除完整、是否并发腔内出血、闭合是否严密以及闭合后是否导致胃腔狭窄等。

4. 外科手术治疗 肿瘤直径＜ 5.0cm 的，切缘应大于 2cm；肿瘤直径＞ 5.0cm 或具有潜在恶性特征者，切缘应大于 5cm；原发胃 GIST 一般采用楔形切除，胃大部或全胃切除；原发小肠 GIST 可行部分切除或肠段切除；食管、直肠、十二指肠原发病灶楔形切除困难者，应适当扩大切除；侵及邻近器官者应行联合脏器切除。

（三）分子靶向治疗

酪氨酸激酶抑制剂可以靶向作用于 Kit 和 PDGFRα，从而有效控制转移性或复发性 GIST，伊马替尼作为一种选择性 Kit 酪氨酸激酶抑制剂，被认为是转移性 GIST 的标准一线治疗药物，而其他激酶抑制剂如舒尼替尼、瑞戈非尼则分别为二线、三线治疗药物。

【主要护理问题】

1. 相关知识的缺乏 对胃间质瘤发病原因、手术治疗与预后等知识缺乏。

2. 营养失调——低于机体需要量 与食物摄入不足、手术消耗有关。

3. 焦虑 / 恐惧 与疾病预后有关。

4. 疼痛 与手术切口有关。

5. 潜在并发症 出血、感染、吻合口瘘等。

【护理目标】

（1）患者知晓胃间质瘤发病原因、手术治疗及预后等知识。

（2）患者营养状况得到改善或维持。

（3）患者焦虑 / 恐惧程度减轻，配合治疗及护理。

（4）患者主诉疼痛感减轻或消失。

（5）患者未发生相关并发症，或并发症发生后能得到及时治疗与处理。

【护理措施】

（一）术前护理措施

1. 心理护理

（1）解释疾病相关知识及胃肠间质瘤手术必要性，术前的注意事项，发放健康教育手册，增强患者对自身疾病的认识。

（2）使用恰当的沟通技巧，鼓励患者表达自身感受，寻求患者家属的情感支持及经济支持。

（3）针对个体情况进行针对性心理护理。

2. 术前评估

（1）了解患者既往史、过敏史、用药史。

（2）是否合并其他病症，如合并有其他疾病，应请相关科室会诊并进行治疗。

（3）完善各项检查，评估患者的心肺功能。

（4）进行血糖的评估，血糖不正常者术前进行调整。

3. 营养支持

（1）根据患者的实际情况指导和鼓励患者进食高蛋白、高糖类、高维生素和低脂饮食。

（2）必要时给予氨基酸脂肪乳等静脉高营养治疗，

补充电解质、葡萄糖等维持水电解质及酸碱平衡以增强患者体质。

4. 病情观察及护理

（1）观察并记录患者腹部体征及大便情况。

（2）消瘦患者注意观察皮肤状况并加强护理。

（3）出血患者注意观察生命体征、出血量、尿量和使用止血药物的效果。

5. 术前常规准备

（1）术前行抗生素皮试，术晨遵医嘱带入术中用药。

（2）协助完善相关术前检查：心电图、B超、出凝血试验等。

（3）术晨更换清洁病员服。

（4）术晨建立静脉通道。

（5）术晨与手术室人员进行患者信息、药物核对后，送入手术室。

（6）术晨安置胃肠减压。

（二）术后护理措施

1. 严密观察病情

（1）术后给予心电监测，记录并观察血压、脉搏、血氧饱和度的变化。

（2）加强巡视，注意呼吸的频率和深度，观察有无呼吸道梗阻。

（3）常规给予氧气吸入，观察记录尿量的颜色和量。

（4）观察伤口有无渗血渗液；观察腹部体征；观察引流液的颜色、性状及量。

2. 体位与活动

（1）术后取平卧位，生命体征平稳后取半卧位，有利于呼吸循环，减少切口处缝合张力，减轻疼痛与不适，利于术后引流。

（2）术后鼓励患者自己行早期活动：自主进行四肢活动，做深呼吸运动，必要时协助患者活动，体位与活动的进行都要向患者及家属解释目的意义及重要性，使其能积极配合。

3. 疼痛护理

（1）评估患者疼痛情况，遵医嘱给予镇痛药物。

（2）提供安静舒适的环境，采取适宜的体位。

（3）指导患者平稳呼吸，咳嗽时用手保护切口，以减轻疼痛。

4. 引流管的护理

（1）保持胃肠减压通畅及有效负压吸引，保持腹腔引流管通畅，观察并记录引流液的颜色、性状及量。

（2）告知患者留置管道的重要性和管道脱出的危险性，以取得患者配合。

5. 饮食护理

（1）拔除胃管后，指导患者进少量水。

（2）第 2 ～ 3 天后进全流质饮食，若进食后无腹痛、腹胀不适，可于第 4 天进半流质饮食逐步过渡到软食。

（3）少食多餐，可每日 5 ～ 6 餐，忌食生冷、辛辣食物。

【并发症的处理及护理】

（一）出血

1. 临床观察　术后短期内从胃管里引流出大量鲜血，甚至呕血或短时间大量出血可见鲜红色血便为主要症状，如患者血细胞比容小于 30%、估计出血量在 1000ml 以上。

2. 治疗及护理　立即建立静脉通道补充血容量，密切观察生命体征、神志、腹部体征；出血量大、必要时遵医嘱输入浓缩红细胞或全血；禁饮食；准确记录 24 小时出入量；补充水及电解质，给予患者心电监护，氧气吸入，安抚其紧张情绪，遵医嘱给予 H_2 受体拮抗剂、生长抑素的应用，若经过以上非手术治疗仍不能止血的患者，应积极进行术前准备，行急症手术。

（二）吻合口瘘

1. 临床观察　一般发生于术后 5 ～ 7 天，由于组织愈合不良或低蛋白血症引起。表现为持续高热或进食后突发高热，引流管内引出流质食物或粪性液体。

2. 治疗及护理　对于一般情况良好、症状、体征轻的年轻患者可采用禁食，胃肠减压、静脉营养保守治疗，若腹膜刺激征明显患者病则需立即改行手术治疗。术后给予外科术后常规护理。

【预防】

（一）饮食指导

根据患者的饮食习惯，指导其建立健康、合理的饮食习惯，患者术后宜少食多餐、定时进食，进营养丰富高蛋白、高维生素易消化饮食，术后从流质向普通饮食逐步过渡，切记操之过急，如有腹痛、腹胀不适，应及时向医生需求帮助；少食或不食生冷、辛辣刺激性食物。

（二）活动与休息

根据患者自身的情况，循序渐进，逐步过渡到正常活动，避免劳累及精神过度紧张；注意劳逸结合，可参加适度的工作和运动。

（三）养成良好的生活习惯

避免精神紧张焦虑等诱因以免溃疡复发，教导自我调节情绪的方法，强调吸烟、喝酒的危害，指导戒烟、戒酒。

（四）其他

指导患者正确遵医嘱服用药物，定期门诊随访，如有不适尽早就医。

【特别关注】

（1）对于所有 GIST 患者，均需建立完整的病例档案，系统随访。

（2）GIST 手术后最常见的转移部位是腹膜和肝脏，故推荐进行腹、盆腔增强 CT 或 MRI 扫描作为常规随访项目。

【前沿进展】

（一）GIST 术前治疗的意义

目前，有关 GIST 术前治疗的临床试验，多为小规模的回顾性研究或病例报道。在 2010 年 NCCN 第 2 版软组织肉瘤临床实践指南中，建议将"新辅助治疗"改名为"术前治疗"，本专家共识同意采用后一术语。术前治疗的主要意义：减小肿瘤体积，降低临床分期；缩小手术范围，避免不必要的联合脏器切除，降低手术风险，同时增加根治性切除机会；对于特殊部位的肿瘤，可以保护重要脏器的结构和功能；对于瘤体巨大，术中破裂出血风险较大的患者，可以减少医源性播散的可能性。

（二）GIST 术后辅助治疗适应证

目前推荐中高危复发风险患者作为辅助治疗的适应人群。美国外科协会（ASOCOG）Z9001 研究证明了具有复发危险因素的GIST完整切除后应用伊马替尼辅助治疗

1年可明显改善患者的无复发生存率。国内学者的两项研究也证实了伊马替尼辅助治疗在中高危GIST患者中的获益。ASOCOG Z9001亚组分析，提示不同基因突变类型患者，辅助治疗的获益存在差异，*c-kit*外显子11突变与*PDGFRA*非D842V患者辅助治疗可以获益；同时，尚没有充分证据显示*c-kit*外显子9突变GIST能否从辅助治疗中获益；而*PDGFRA* D842V突变与野生型GIST辅助治疗未能获益。SSG ⅩⅧ/AIO研究结果也证实这一结论。

【知识拓展】

1941年，Golden首次报道了一组发生于小肠的肿瘤，根据其与平滑肌相似的组织学特征，认为该肿瘤起源于平滑肌，并将其描述为“平滑肌瘤”、“成平滑肌瘤”及“平滑肌肉瘤”。20世纪60年代末至70年代，电子显微镜研究发现这类肿瘤的超微结构与平滑肌不同；20世纪80年代，免疫组织化学技术也证实了这类肿瘤不同于平滑肌的免疫学特征。于是在1983年，Mazur等首次提出“胃肠道间质瘤”这一非特异性的概念，来描述胃肠道中这类组织起源和分化方向不明的非上皮源性肿瘤。1984年，Hen'era通过免疫组织化学研究发现这类间质肿瘤表达神经细胞免疫标志S100，并通过电子显微镜研究发现这类肿瘤具有一定的神经分化特征，从而认为这类肿瘤可能起源于神经组织，并将其称为胃肠道自主神经瘤。随后的研究证实，这类肿瘤既具有向平滑肌分化的特征，也具有向神经分化的特征，使胃肠间质瘤的组织起源更加扑朔迷离。

1998年，Hirota等发现胃肠道间质瘤包含*c-kit*原癌基因突变并表达其编码产物Kit蛋白，而且通过免疫组织化学方法证实了大部分胃肠道间质瘤均表达 c-kit 蛋白（CD117），并认为这是胃肠道间质瘤的标志性免疫学特征；随后，Heinrieh 等发现胃肠道间质瘤血小板源性生长因子受体 α（platelet derived growth factorreceptor alpha，PDGFRA）基因突变。2001 年，在美国国立卫生研究院胃肠道间质瘤研讨会上将其定义为：发生于胃肠道的包含突变的 *c-kit* 基因或 *PDGFRA* 基因，通常 CD117 阳性，由梭形细胞、上皮样细胞和少数多形性细胞组成的一类特异性间质肿瘤。至此，人们对于胃肠道间质瘤的认识才有了质的提高，在间质瘤的发病机制、诊断及治疗等方面取得了飞跃式的发展。2002 年，针对 c-kit、PDGFRA 等酪氨酸激酶的靶向药物伊马替尼开始应用于胃肠道间质瘤的临床治疗，显示了良好的临床疗效，也成为肿瘤分子靶向治疗的里程碑。 但是，伊马替尼的成功应用并未根治间质瘤，肿瘤的复发和耐药问题日益严峻，成为影响疗效的关键因素。而胃肠道间质瘤组织起源和发病机制的不明确，成为了胃肠间质瘤研究的瓶颈。

（钟　静　文　曰　刘春娟）

第六节　胃息肉的护理

【概述】

胃息肉（polypofthestomach）是指起源于胃黏膜上皮细胞凸入胃内的隆起性病变，临床表现缺乏特异性，绝大部分是在胃镜检查中偶然发现的，发病率较低。胃息肉可以发生于任何年龄，但以 40 ～ 60 岁为多见，男性多于女性。

【病因】

胃息肉目前病因不明，近年有研究表明，幽门螺杆菌（*Hp*）感染与增生性息肉的发生密切相关，*Hp* 阳性的增生性息肉患者在成功去除 *Hp* 感染后，其中约 40% 患者息肉完全消退。

【发病机制及病理】

胃息肉一般多发生于胃窦，少数也可见于胃体上部、贲门和胃底。病理上主要分为增生性息肉和腺瘤性息肉。

（一）增生性息肉

增生性息肉占胃息肉的 75% ～ 90%，是炎性黏膜增生形成的息肉样物，并非真正的肿瘤。息肉较小，一般直径小于 1.5cm，呈圆形或橄榄形，有蒂或无蒂，表面光滑，可伴有糜烂。组织学上可见增生的胃小凹上皮和增生的固有层腺体，上皮分化良好，核分裂象少见，固有层见炎性细胞浸润，部分息肉伴有肠化生。少数增生性息肉可发生异型增生或腺瘤性变而产生恶变，但其癌变率一般不超过 1% ～ 2%（图 2-6）。

（二）腺瘤性息肉

腺瘤性息肉系来源于胃黏膜上皮的良性胃肿瘤，占胃息肉的 10% ～ 25%。一般体积较大，呈球形或半球形，多数无蒂，表面光滑，少数呈扁平状、条状或分叶状。组织学上主要由表面上皮、小凹上皮和腺体增生形成。上皮分化不成熟，核分裂象多见，可分为管状、绒毛状及混合型腺瘤，常伴有明显肠化生和异型增生。息肉间质为疏松结缔组织，有少量淋巴细胞浸润。黏膜肌层无明显增生，肌纤维无分散现象。本型息肉癌变率高，可达 30% ～ 58.3%，尤其瘤体直径大于 2cm、绒毛状腺瘤、异型增生Ⅲ度者恶变率更高。

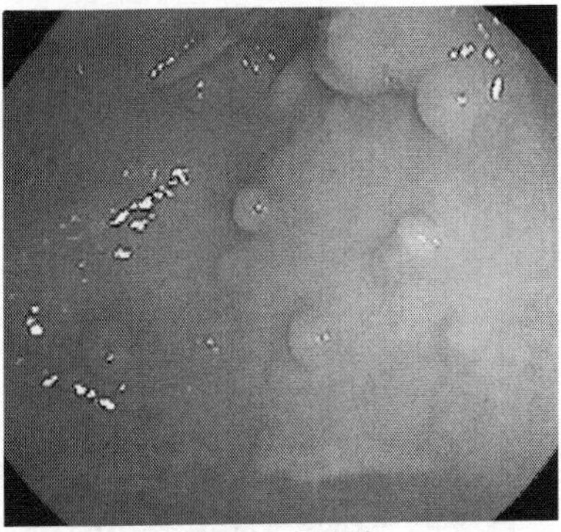

图 2-6　胃息肉

【诊断要点】

（一）临床表现

本病早期或无并发症时多无临床症状。有症状时常表现为上腹隐痛、腹胀、不适，少数可出现恶心、呕吐，合并糜烂或溃疡者可有上消化道出血，多表现为粪潜血试验阳性或黑便，呕血较为少见。位于幽门部的带蒂息肉，可脱入幽门管或十二指肠，而出现幽门梗阻。生长于贲门附近的息肉可有吞咽困难。

（二）实验室及其他检查

1. 胃镜检查　胃镜下息肉多呈圆形或半球形，少数为分叶状，表面黏膜光滑或有细颗粒感，多呈橘红色，较周围黏膜色泽稍重；长蒂者顶端变化较明显，可有白苔、糜烂或出血。若内镜下观察息肉表面有糜烂坏死、基底部有浸润性病变、表面颗粒大小不等、息肉呈结节状等应考虑有恶变的可能。

2. X线胃钡餐透视　显示胃腔内呈现圆形或半圆形，

边界整齐清晰，表面平整的充盈缺损，有蒂者可见其移动。但其发现率低于胃镜，适用于内镜检查有禁忌证者。

（三）诊断要点

胃息肉常无临床症状，诊断较为困难，多通过X线、胃钡餐造影和胃镜检查发现。

【治疗】

（一）非手术治疗

1. 抗 *Hp* 治疗 近年有研究表明，幽门螺杆菌（*Hp*）感染与增生性息肉的发生密切相关，*Hp* 阳性的增生性息肉患者在成功去除 *Hp* 感染后，其中约40%患者息肉完全消退。

2. 内镜治疗 近年来，内镜下治疗胃息肉技术广泛开展，在病理报告返回排除癌变后多主张进行内镜下摘除。

（二）手术治疗

1. 手术指征

（1）直径大于2cm的无蒂或广基型息肉。

（2）息肉进行性增大者。

（3）病检为腺瘤性息肉伴异型增生、可疑癌变和癌变者。

（4）经内镜治疗有复发或再发者。

2. 手术方式

（1）对单发的良性息肉可将其周围一圈正常胃组织连同息肉一并切除。

（2）较大的腺瘤型息肉、无蒂广基息肉宜行远侧或近侧胃大部切除术。

（3）多发性弥漫性息肉宜行全胃切除术。

（4）已发生癌变者则按胃癌的手术原则行根治术。

【主要护理问题】

1. 知识缺乏　与不了解疾病相关知识及治疗有关。

2. 疼痛　与手术后伤口未愈合有关。

3. 营养失调——低于机体需要量　与术后食物摄入不足、吸收不良有关。

4. 有体液不足的危险　与患者禁食、胃肠减压有关。

5. 潜在并发症　出血、穿孔等。

【护理目标】

（1）患者基本了解围手术期相关知识及注意事项。

（2）患者主诉疼痛感减轻或消失。

（3）患者营养状况得到改善或维持。

（4）患者24小时出入量、水电解质平衡。

（5）患者未发生相关并发症，或并发症发生后能得到及时治疗与处理。

【护理措施】

（一）术前护理措施

1. 心理护理　内镜下治疗胃息肉需要在胃镜的介入下进行，加上对操作过程的不了解，担心治疗效果，使多数患者有焦虑不安恐惧心理，因此，术前要向患者及家属做耐心细致的解释工作，介绍此项技术为无痛性治疗技术，介绍胃息肉摘除的必要性及胃镜下摘除息肉优势；向患者及家属详细介绍操作的目的方法，简明介绍操作步骤，此项技术安全性舒适性及已成功的病例和良好的愈后，以解除患者紧张情绪。

2. 饮食护理　术前12小时内禁止进食。

3. 术前准备　各项辅助检查如血常规、凝血四项等均应在术前做好，并详细记录患者的血压及心率，将利多卡因麻醉药物配置好，准备好抢救药物。

（二）术后护理措施

1. 常规护理 内镜下治疗后的患者需卧床休息，禁食、补液、止血、抗感染处理。

2. 饮食护理

（1）胃息肉患者内镜治疗后应禁食，一般需禁食6小时，同时遵医嘱静脉输液、止血、抗感染、维持水电解质平衡。

（2）若病情稳定、无腹痛及出血可指导患者流质饮食，开始进食时，以米汤、面汤、牛奶为宜，然后逐渐改为半流质饮食，如米粥、点心、面包、面条、豆腐等清淡饮食。

（3）少食多餐，待病情完全稳定后，嘱患者进质软、易消化、无刺激饮食，以后逐步过渡到普食。

3. 病情观察及护理

（1）密切观察患者的腹部体征，特别是观察患者是否有腹胀腹痛等症状，一旦发生，立即通知医生，并协助医生给予相关检查及处理。

（2）观察患者的大便性状，包括大便的量、颜色。观察患者有无黑便或咖啡色大便，同时注意监测生命体征，必要时每日做粪潜血试验，粪潜血试验阳性提示每天出血量＞5～10 ml。出现黑便表明出血量在50～70ml以上。

4. 疼痛护理 评估患者疼痛情况，遵医嘱给予镇痛药物，提供安静舒适的环境，采取适宜的体位；指导患者平稳呼吸，咳嗽时用手保护切口，以减轻疼痛。

【并发症的处理及护理】

（一）出血

1. 临床观察 术后短期内从胃管里引流出大量鲜

血，甚至呕血或短时间内大量出血，如患者血细胞比容小于30%，估计出血量在1000ml以上。

2. 治疗及护理 立即建立静脉通道补充血容量，密切观察生命体征、患者神志、腹部体征；出血量大、必要时遵医嘱输入浓缩红细胞或全血；禁饮食；准确记录24小时出入量；补充水及电解质，给予患者心电监护，氧气吸入，安抚其紧张情绪，遵医嘱给予H_2受体拮抗剂、生长抑素的应用，若经过以上非手术治疗仍不能止血的患者，应积极进行术前准备，行急症手术。

（二）穿孔

穿孔发生于摘除术时的即刻。原因是圈套钢丝未收紧通电，致使通电时间过长，灼伤过深；通电时胃肠蠕动，圈套钢丝损伤胃壁造成穿孔。穿孔也可发生在术后数天。迟发性穿孔的原因是由于焦痂深达浆膜，当时因焦痂覆盖无穿孔症状，一旦焦痂在术后脱落时即出现穿孔的症状。

1. 临床观察 腹胀腹痛，腹肌紧张，腹部压痛及反跳痛等腹膜炎症状。

2. 治疗及护理 术后24～48小时密切观察患者的腹痛情况，腹腔外穿孔可采取保守治疗，行禁食、补液、胃肠减压、应用抗生素等严密观察，一般不需要手术治疗就能治愈。如患者瞬间剧烈腹痛，之后表现为腹胀，数小时才出现严重腹痛、反跳痛、腹部板样强直、肝浊音消失等弥漫性腹膜炎的症状和体征，则应立即通知医生处理。对疑有穿孔者应做腹部X线透视，如膈下有游离气体，则可确诊，应尽早手术治疗。手术方式可根据具体情况，选择修补、局部切除或造瘘等方式。

【预防】

（1）遵医嘱继续服药，息肉摘除术后残端因灼伤而形成溃疡，需按溃疡病处理用药 2 ～ 4 周。

（2）术后 1 周避免剧烈运动。

（3）进食清淡、易消化的食物。

（4）术后 1 ～ 3 个月复查胃镜，一般术后 1 ～ 3 个月息肉切除后黏膜均修复。

（5）指导患者定期门诊随访，如有不适尽早就医。

【特别关注】

（1）术后的并发症的观察。

（2）复查很重要，护士做好出院的指导和随访。

【前沿进展】

胃增生性息肉（gastric hyperplastic polyps，GHP）是胃中最常见的息肉类型，他不同于结肠直肠的增生性息肉，GHP 通常被认为是一种良性病变。近年来一些研究已经证实 GHP 具有一定的癌变潜能。有一些研究结果提示 GHP 的癌变过程为：GHP →不典型增生→局灶癌变。从遗传学角度对 GHP 的研究很少，虽然一些研究试图寻找能特征性提示 GHP 将发生恶性转变的标志物，但是至今仍未发现。黏蛋白可能是在恶性肿瘤的早期阶段检测、治疗及提示肿瘤预后的良好标志物。研究 GHP 的遗传学和黏蛋白的表达情况可能是将来研究的重点内容。

【知识拓展】

胃镜属于内镜系统的一个重要的分支。早在 1806 年德国人 Phillipp Bozzini 就发明了医用的内镜，当时叫光导器，质地较硬，以金属管为外壳，内部装有棱镜、透镜、反光镜等光学元件，采用烛光或钨丝外光部反射光源或小电珠内光源进行照明，对内部组织成像进行观察，用于检查膀胱和尿道。但这种硬性医用内镜插入人体腔困难，患者痛苦，并且照明亮度低，影像不清晰，观察盲点多，诊断效果较差，在一定程度上限制了它的发展和应用。1954 年，英国 Hopkings 等发明了光导纤维技术，Hirschowitz 与其合作在 1957 年 5 月发明出了第一台纤维光学胃十二指肠镜，它是以光导纤维作为导光、传像元件，采用外部强冷光源照明，可以很清晰地进行摄影（像）。并且由于光导纤维是挠性元件，在纤镜头部加了弯曲机构，可以控制其弯曲方向，便于插入人体，极大地减少了患者的痛苦，成为真正的软性医疗器械产品，几乎各种体腔、管道都有其适用产品。

随着电荷祸合器件（CCD ）应用技术发展，内镜技术亦日趋成熟。20 世纪 80 年代初内镜已从纤维内镜进入电子内镜阶段。1983 年，美国 WELCH-ALLYN 公司推出世界上首台电子内镜，并应用于临床后，目前日本的 OLYMPUS 公司几乎垄断了全世界的电镜市场。电子内镜主要有内镜及电子内镜以电子祸合摄像器件（CCD）代替纤镜中的传像束，主要有内镜及光源、视频处理中心、视频显示系统、图像及患者数据记录系统及附属设备组成，其最大特点是采用 CCD 原元件将观察到的物像由光信号转换成电信号传输到视频中心进行处理，由于 CCD 上成像元素大大多于传像束的单丝数，成像的分辨率大大提高，使图像显示在监视器上更加清晰，便于观察。

（钟　静　文　曰　刘春娟）

第七节 十二指肠憩室的护理

【概述】

十二指肠憩室（duodenal diverticulum）是十二指肠部分肠壁向外扩张所引起的肠管袋状突起，为消化道常见病，在胃肠憩室中居第 2 位，是仅次于结肠憩室的常见部位。降部的憩室多位于十二指肠乳头周围，故有乳头旁憩室之称，发病率为 1% ～ 2%。十二指肠内侧的憩室可深入胰腺实质，术中难以发现。根据肠壁组织结构的不同分为原发性憩室和继发性憩室（图 2-7）。

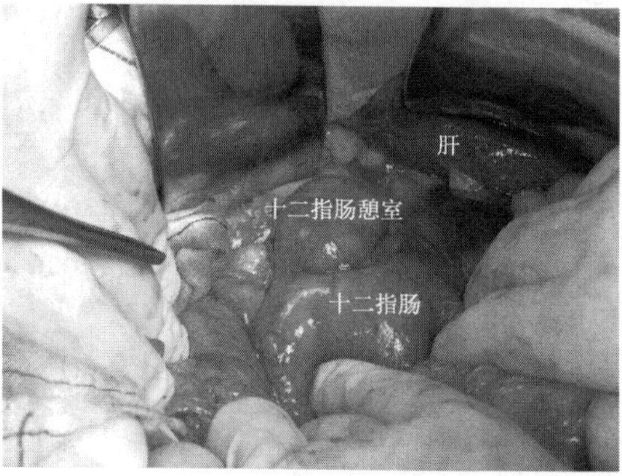

图 2-7 十二指肠憩室

【病因】

（一）原发性憩室

先天性发育不佳，造成十二指肠肠壁局限性向外呈囊状突出。

（二）继发性憩室

胃十二指肠溃疡所形成的瘢痕牵拉所引起。

【发病机制及病理】

（一）原发性憩室

原发性憩室又称为假性憩室，憩室壁不含或仅有少许纤维，憩室壁由黏膜层、黏膜下层及结缔组织和少量肌纤维构成，此类型临床上多见。

（二）继发性憩室

继发性憩室又称为真性憩室，因邻近器官炎症粘连、牵拉所致，憩室壁为肠壁全层，组织无缺陷，但是此类型憩室临床上少见。

【诊断要点】

（一）临床表现

十二指肠憩室临床症状轻微，90% 以上的憩室并不产生症状而于 X 线钡餐检查或胃镜检查时发现，仅约 10% 患者偶有与胃肠或胆道系统疾病相似的症状，如上腹饱胀不适、隐痛、恶心、嗳气等，一般无特异性的临床表现，很难单凭症状确诊。憩室压迫周围组织如胆管、胰管时可有梗阻性临床表现出现黄疸；并发炎症、溃疡则可出现严重的出血、穿孔症状。

（二）辅助检查

（1）X 线造影检查，典型表现为钡剂充盈憩室呈圆形或椭圆形突出肠腔外。

（2）纤维内镜可以帮助确诊。

（3）CT 可发现胰腺实质内的十二指肠憩室。

【治疗】

（一）非手术治疗

一般患者无需治疗，有伴随症状者可通过调节饮食、解痉抑酸、抗感染、体位引流等方法进行治疗，若经过非手术治疗患者伴随症状无有效改善，少数患者出现梗阻、穿孔、出血等症状或继发胆管炎、胰腺炎、胆石症等并发症需要外科手术治疗。

（二）手术治疗

主要针对患者症状严重经非手术治疗无效；有严重并发症如憩室大出血，憩室坏疽穿孔并发腹膜炎、脓肿形成，合并胆道结石或胰腺炎，憩室巨大或憩室内有异物的患者可以选择手术治疗。

（1）憩室内翻术。

（2）憩室切除术。

（3）十二指肠旷置胃大部切除术。

【主要护理问题】

1. 舒适的改变　与疾病不适、手术伤口有关。

2. 知识缺乏　缺乏疾病相关的知识。

3. 潜在并发症　出血、感染、吻合口瘘、消化道梗阻、反流性食管炎等。

【护理目标】

（1）患者主诉不适感减轻或消失。

（2）患者理解疾病治疗、康复知识，积极配合。

（3）患者未发生相关并发症或并发症发生后能得到及时治疗与处理。

【护理措施】

（一）术前护理措施

1. 心理护理

（1）向患者解释手术方式、注意事项。

（2）鼓励患者表达自身感受，教会患者自我放松的方法，缓解术前焦虑情绪。

（3）针对个体情况进行针对性心理护理。

2. 饮食

（1）有严重并发症的患者，如十二指肠出血、穿孔、憩室压迫胰管引起胰腺炎者遵医嘱给予肠外营养，补充热量及其他营养。

（2）憩室压迫胆管引起胆囊炎、胆管梗阻者遵医嘱进低脂饮食或禁食给予静脉营养。

3. 胃肠道准备

（1）饮食：术前常规禁食 12 小时，禁饮 4 小时。

（2）胃管：遵医嘱予术晨安置胃管；若为急性穿孔患者，需入院后立即安置胃肠减压。

4. 病情观察及护理

（1）观察并记录患者生命体征及腹部查体情况。

（2）梗阻患者注意对出入量和电解质的观察。

（3）穿孔患者按急性腹膜炎进行护理。

5. 术前常规准备

（1）术前遵医嘱行抗生素皮试，术晨遵医嘱带入术中用药。

（2）协助完善相关术前检查：输血前全套筛查、心电图、B 超、出凝血试验等。

（3）术晨更换清洁病员服。

（4）术晨备皮：范围为上至双乳连线平面，下至耻骨联合，两侧至腋中线。

（5）术晨建立静脉通道。

（6）遵医嘱麻醉后置尿管。

（二）术后护理措施

1. 术后护理 常规患者进行外科手术后常规护理：伤口、各引流管（胃管、尿管、腹腔引流管）、疼痛及日常基础护理。

2. 饮食护理 行十二指肠旷置胃大部切除术患者术后饮食应遵照胃癌术后饮食护理内容；行憩室内翻术、憩室切除术患者术后进食时间可相对提前。

3. 体位与活动 患者术后活动从手术当日的低半卧位到可在搀扶下适当屋内活动，可根据其个体化情况，遵循循序渐进原则进行，活动过程中应注意保护患者安全，严防意外。

4. 健康宣教 患者术后康复期注意劳逸结合，保持心情愉快，饮食定时定量，少食多餐。

【并发症的处理及护理】

（一）憩室出血

1. 临床观察 由于十二指肠憩室内容物潴留细菌繁殖，炎性感染，可引起憩室炎。继之憩室黏膜糜烂出血，亦有憩室内异位、胃黏膜异位，胰腺组织引起出血，或憩室炎症侵蚀或穿破附近血管发生大出血，以及少见憩室内黏膜恶变出血。患者可出现消化道出血表现，根据出血量大小，有黑便、血便甚至呕血等，安置胃肠减压患者可见胃管引流出暗红色血液，心率增快、血压下降、休克。

2. 治疗及护理 密切观察生命体征、神志、腹部体征、胃管引流液颜色、量等；禁饮食；保持各种引流通畅；准确记录24小时出入量；补充水及电解质，补充血容量，胃管内注入止血药，遵医嘱使用全身止血药物；若非手术疗法不能达到止血效果或出血量大于每小时500ml时应紧急行手术止血。

（二）憩室穿孔

1. 临床观察　由于憩室内容物潴留，黏膜炎性糜烂并发溃疡，穿孔多位于腹膜后，穿孔后症状不典型，甚至剖腹探查仍不易被发现，通常会伴发腹膜后脓肿、胰腺坏死、胰瘘。

2. 治疗及护理　禁饮食，遵医嘱给予胃肠减压，积极完善术前准备，及时进行手术修补，避免穿孔至腹膜炎进一步加重。并密切观察生命体征、神志、腹部体征、胃管引流液颜色、量等；保持各种引流通畅；准确记录24小时出入量；补充水及电解质，补充血容量。

（三）梗阻

1. 临床观察　憩室引起十二指肠梗阻多见于腔内型憩室，因憩室充盈形成息肉样囊袋而堵塞肠腔。或较大的腔外型憩室因内容物潴留，压迫十二指肠所致梗阻，但大多数是不全性梗阻；而憩室致胰、胆管梗阻则可见于乳头旁憩室腔内型或腔外型，因胆总管、胰管开口于憩室下方或两侧甚至于憩室边缘或憩室内，致使Oddi括约肌功能障碍；憩室机械性压迫胆总管和胰管致胆汁、胰液滞留腔内压力增高，十二指肠乳头水肿，胆总管末端水肿，增加逆行感染机会并发胆管感染或急慢性胰腺炎。

2. 治疗及护理　积极完善手术准备，及早进行憩室切除或者十二指肠旷置胃大部切除术以解除梗阻症状，护理见手术后护理内容。

【预防】

（1）无症状的十二指肠憩室患者无需治疗。

（2）有一定的临床症状而无其他的病变存在时，患者可以配合清淡易消化饮食进行调节，避免消化道反流、炎症、溃疡等临床症状加重。

（3）指导患者正确用药，如抑酸剂、解痉药等。

（4）可采取侧卧位或换各种不同的姿势，以帮助憩室内积食的排空。

【特别关注】

（1）十二指肠憩室患者并发憩室大出血的观察及护理。

（2）十二指肠憩室胰管梗阻致胰腺炎患者的护理。

（3）十二指肠憩室胆管梗阻致胆管炎患者的护理。

【前沿进展】

消化道憩室主要依赖消化道钡餐和消化道内镜诊断，消化道钡餐检查因简便易行，耐受性好，可直接观察十二指肠憩室的部位、形态轮廓、大小数目，还可动态观察钡剂排空情况。消化道内镜及 ERCP 检查用于胆总管、胰管开口于憩室内的病例，有助于确定解剖关系。近年来 CT 应用于十二指肠憩室的诊断，尤其对十二指肠憩室引起的并发症，如急性胰腺炎等有一定的诊断价值。但 CT 对十二指肠憩室的检出率不高，不能检出直径＜ 1.0cm 的憩室，对直径＞ 1.0cm 的憩室，其 CT 表现与实际也常不相符。胃肠道造影检查简单易行，可直接观察十二指肠憩室的部位、形态轮廓、大小数目以及钡剂排空情况，患者均可耐受。因此，X 线钡餐造影检查为诊断十二指肠憩室的主要手段。

【知识拓展】

十二指肠憩室表现为圆形或卵圆形囊袋状影，突出于肠腔之外，边缘整齐光滑，以一窄颈与肠腔相连，形态可变。较大的憩室在立位检查时，因含有气液体和钡剂，可见不同密度的分层界面，憩室中的钡剂多能自行排空，若颈部狭窄，也可停留数日，憩室内若有食物残渣、凝血块、结石或肿物，可形成充盈缺损，如合并憩室炎或憩室周围炎，则见黏膜增粗、憩室边缘不整或变形（图 2-8）。

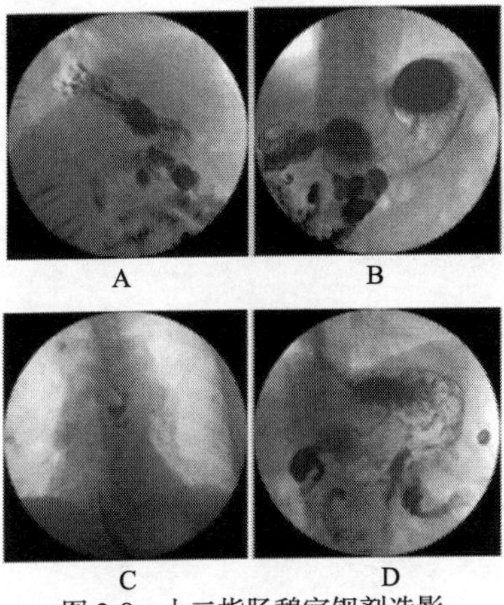

图 2-8 十二指肠憩室钡剂造影

A. 肝硬化患者胃肠道检查发现球后部直径大于 2cm 憩室，排空差；B. 十二指肠环见多个大小不等的憩室；C、D. 食管憩室合并十二指肠降部憩室

（刘春娟 李 卡 印义琼）

第八节 良性十二指肠瘀滞症的护理

【概述】

良性十二指肠淤滞症又称肠系膜上动脉临床综合征

（superior mesenteric artery syndrome）是因十二指肠（横部）肠系膜上动脉压迫引起肠腔梗阻，出现其近端扩张、淤滞，而出现上腹饱胀、腹痛、恶心、呕吐等症状。好发于中青年人群。

【病因】

十二指肠横部（第三部）从右至左横跨脊柱和腹主动脉。肠系膜上动脉恰好自腹主动脉分出与其形成夹角，若角度较小则出现肠系膜上动脉压迫十二指肠造成梗阻（图 2-9），主要能够引起肠系膜上动脉与腹主动脉之间夹角变小的原因如十二指肠悬韧带过短将十二指肠固定在较高位置；起源于腹主动脉的肠系膜上动脉分支位置较低等都可引起良性十二指肠淤滞症。

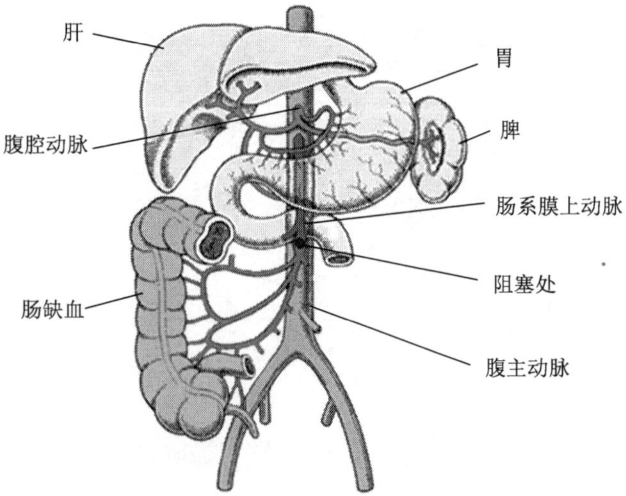

图 2-9 肠系膜上动脉与邻近组织及血管解剖

【发病机制及病理】

良性十二指肠淤滞症主要由于肠系膜上动脉解剖部位压迫、自身畸形等导致肠管近端扩张、淤滞，出现肠腔梗阻，属于良性病变。

【诊断要点】

（一）临床表现

患者主要以肠系膜上动脉压迫所引起的十二指肠梗阻为主要临床表现，因病程时间长短可有急、慢性两类梗阻症状，如突然出现或者间歇或者反复出现上腹饱胀不适、腹痛、呃逆、恶心、呕吐等。一般呕吐易发生在进食 1 ～ 3 小时后，呕吐物多含胆汁，可为宿食。

（二）辅助检查

1. X 线钡餐检查　典型表现为十二指肠降段扩张或者有胃扩张；钡剂在十二指肠水平部远侧脊柱中线处中断，呈整齐的斜行切迹；钡剂在十二指肠降部来回蠕动甚至有逆流入胃；十二指肠钡剂排空时间超过 2 ～ 4 小时。

2. 超声检查　分别测量患者空腹时和饮水 600ml 后肠系膜上动脉与腹主动脉之间的夹角大小，以及十二指肠横部在两动脉之间的前后径。夹角小于 13°、前后径小于 1cm 时容易发生十二指肠良性淤滞症。

（三）诊断要点

良性十二指肠瘀滞症患者可出现反复呕吐胆汁或所进食物，诊断时应与引起十二指肠梗阻的其他疾病相鉴别。如发生在十二指肠的肿瘤、憩室或者十二指肠邻近器官病变所致梗阻。可根据相关辅助检查帮助明确诊断。

【治疗】

患者一般先行非手术治疗，若非手术治疗失败才采用手术治疗。

（一）非手术治疗

（1）一般需采取禁食补液治疗，待症状缓解后才能进食易消化软食，且需少食多餐。

（2）具体根据患者自身营养、淤滞状况进行禁食缓解梗阻症状。

（3）若梗阻症状严重则应安置胃肠减压进行温盐水洗胃。

（4）给予静脉补充营养及电解质。

（二）手术治疗

（1）非手术治疗失败后可考虑手术治疗。

（2）受阻塞十二指肠水平部与空肠第一部分做侧吻合术。

（3）十二指肠悬韧带切断 / 松解。

【主要护理问题】

1. 舒适的改变　与十二指肠梗阻症状引起不适有关。

2. 营养失调——低于机体需要量　与十二指肠梗阻后反复恶心、呕吐，食物摄入后不能顺利通过、吸收不良有关。

3. 知识缺乏　缺乏疾病相关的知识。

4. 有体液不足的危险　与患者恶心、呕吐、禁食、胃肠减压有关。

5. 潜在并发症　肠梗阻、营养不良等。

【护理目标】

（1）患者主诉恶心、呕吐不适感减轻或消失。

（2）患者营养状况得到改善或维持。

（3）患者理解疾病治疗、康复知识，积极配合。

（4）患者 24 小时出入量、水电解质平衡。

（5）患者未发生相关并发症，或并发症发生后能得到及时治疗与处理。

【护理措施】

（一）饮食护理

根据患者梗阻情况给以饮食相关指导及护理，遇到反复恶心，呕吐含胆汁和所进食物时遵医嘱安置胃肠减压，缓解十二指肠梗阻症状，必要时可协助患者反复引用温盐水并胃肠减压抽吸缓解胃、十二指肠梗阻；待梗阻症状减轻、病情好转方可进清淡易消化流质饮食或软食；遵循少食多餐原则，循序渐进避免再次梗阻或加重梗阻症状。

（二）胃肠减压的护理

胃肠减压的护理见表 2-3。

表 2-3　胃管护理内容

通畅	保持管道无折叠、扭曲、或者受到压迫变形 定时挤捏管道，使之保持通畅 遇到有食物残渣堵塞管道可用温盐水反复冲管抽吸 及时倾倒胃液，保持有效负压
固定	每班检查胃管安置的长度 定时更换固定胃管的胶布并注意是否正确粘贴，确保牢固 告知患者胃管重要性，切勿自行拔出 若胃管不慎脱出，切勿自行安置胃管，应立即通知主管医生，由医生或在医生指导下重置胃管

续表

观察及记录	观察胃肠减压引流出液体颜色、性状、量，对比患者口服温盐水量尽量保持出入平衡 观察安置胃管处鼻黏膜情况，调整胃管角度，避免鼻黏膜持续受压 观察患者腹部体征，有无腹胀 观察患者酸碱、电解质，是否有低氯、代谢性碱中毒等
拔管	患者胃十二指肠梗阻得到解除后方可拔管

（三）休息与活动

（1）患者多于饭后 2 ～ 3 小时出现呕吐，体位的改变可以减轻症状，指导患者可在餐后俯卧位、左侧卧位或膝胸卧位。

（2）因患者有进食后饱胀、易疲劳、乏力、厌食等，鼓励其每日适量活动，劳逸结合，改善生活质量。

【并发症的处理及护理】

（一）肠梗阻

1. 临床观察 患者反复出现上腹饱胀不适、腹痛、呃逆、呕吐；胃肠减压可抽出大量含有胆汁的胃液和食物。

2. 治疗及护理 若梗阻较轻，可让患者在进食后取左侧卧位、俯卧位或者膝胸卧位；根据患者梗阻情况严重程度给予禁食、补液、胃肠减压治疗缓解梗阻；胃肠减压的护理详见表 2-3 内容。

（二）营养不良

1. 临床观察 患者因消化道症状反复迁延影响食欲，进食后恶心、呕吐。

2. 治疗及护理 密切观察病情变化，及时进行营养支持及纠正或预防血清白蛋白、总蛋白流失；遵医嘱对患者进行肠外营养、肠内营养治疗；肠外营养需选择合适静脉、注意穿刺点及周围皮肤的观察及护理，避免静脉炎的发生，根据肠外营养支持时间合理选择穿刺方式如锁骨下深静脉穿刺（CVC）、经外周静脉至中心静脉置管（PICC）、外周静脉留置针等。肠内营养治疗则应指导患者少食多餐、合理分配每餐总量、热卡以及患者耐受程度，若患者不能耐受，十二指肠梗阻症状加重则应将摄入不足部分以肠外营养方式补充，或者暂停肠内营养改为肠外营养支持。

【预防】

（1）指导患者餐后左侧卧位、俯卧位或者膝胸卧位减轻呕吐症状。

（2）每日少食多餐，避免暴饮暴食加重十二指肠梗阻。

（3）饮食宜清淡、易消化。

【特别关注】

（1）良性十二指肠淤滞症与十二指肠溃疡之间的鉴别诊断。

（2）良性十二指肠淤滞症患者梗阻禁食期间胃肠减压的护理。

【前沿进展】

良性十二指肠淤滞症的治疗目前没有更好的方法，临床上认为还是应先行非手术治疗，包括发作期间休息、禁食、洗胃、补液，症状缓解后少食多餐，进宜消化稀软饮食，餐后俯卧或左侧卧位。非手术治疗失败采用手术治疗。常用手术方法为受阻塞十二指肠水平部与空肠第一部分（距十二指肠悬韧带 10 ～ 15cm）做侧吻合术或十二指肠悬韧带切断（松解）术。

【知识拓展】

有效的胃肠减压可达到解除胃肠道梗阻的目的，通过持续低负压的胃肠减压吸出胃肠道内的气体和液体，从而减轻腹胀、降低肠腔压力，减少肠腔内的细菌和毒素，改善肠壁血运；也可以改善良性十二指肠淤滞症的肠腔梗阻症状，起到治疗效果；禁食和胃肠减压是治疗良性十二指肠淤滞症的重要措施，一般为 1 ～ 2 周，通过胃肠减压可减少胰泌素和胆囊收缩素-促胰酶素的分泌，减少胰腺外分泌，并减轻胃潴留和腹胀；胃肠减压也是治疗急腹症的重要手段之一，可减少胃肠液积聚，减少消化液自穿孔部位漏出，减轻腹胀，改善胃肠道供血，有利于胃肠蠕动的恢复，亦有利于麻醉和手术的安全；胃肠减压还可用于急性胃扩张、胃出血、急性弥漫性腹膜炎及腹部大、中型手术，尤其是做消化道吻合术者，可减轻胃肠道的张力，防止胃过度膨胀，减轻吻合口张力，促进吻合口的愈合。

（文　曰　刘春娟　邱　兰）

第九节　上消化道出血的护理

【概述】

上消化道出血（upper gastrointestinal hemorrhage）是指屈氏韧带以上的消化道包括食管、胃、十二指肠或胆道病变引起的出血。胃空肠吻合术后的空肠病变出血亦属于这一范围。其临床主要表现为呕血或黑便，屈氏韧带以上消化道出血多有呕血及黑便，屈氏韧带一下出血均无呕血而仅有黑便，患者常在数分钟至数小时内失血超过1000ml，或循环血量的1/5以上，是常见的急重症，病死率高达8%～13.7%，应引起医务人员的重视。

【病因】

上消化道疾病及全身性疾病均可引起上消化道大量出血。

（1）临床上最常见的病因是消化性溃疡，食管胃底静脉曲张破裂、急性胃黏膜损害和胃癌。

（2）食管贲门黏膜撕裂综合征引起的出血。

（3）血管异常。

【发病机制及病理】

（1）消化性溃疡发生出血提示病变具有高度活动性，出血是消化性溃疡的一个常见并发症。

（2）食管和胃底静脉曲张破裂出血居上消化道出血的第2位，出血量多而凶猛，死亡率高，其中绝大多数病例是肝硬化的结果，由于门静脉回流受阻，门静脉高压，致使食管和胃底静脉曲张破裂而出血。

（3）急性胃黏膜损害可使胃黏膜损伤，血管破裂而引起出血。

（4）由于剧烈呕吐尤其是酗酒与腹内压骤然增加与呕吐动作不协调的情况下，易致贲门、食管远端黏膜、黏膜下层纵行撕裂而引起出血。

【诊断要点】

（一）临床表现

1. 呕血和（或）黑粪　是上消化道出血最特征性表

现。幽门以下者表现为黑粪，幽门以上呕血和黑粪兼有，但出血量小且速度慢者仅有黑粪，若出血量大，粪便呈暗红或鲜红色。

2. 周围循环衰竭 中等量出血可表现为贫血、头晕、口渴、肢端湿冷、血压偏低。大量出血可引起休克（全身血量的 30% ～ 50%），表现为烦躁不安或神志不清、面色苍白、四肢湿冷，血压下降至测不到，脉搏快而弱等，如果抢救不及时，可导致患者死亡。

3. 氮质血症 主要是大量进入肠道的血液中的蛋白质被消化吸收，另外，出血性休克由肾血流量及肾小球滤过率下降两方面引起。

4. 体温升高 中度或大量出血的患者可出现低热。

（二）实验室及其他检查

1. 实验室检查 血红蛋白、肝肾功能、血尿素氮、粪潜血等，对了解出血程度、出血是否停止有一定帮助。

2. 胃镜检查 胃镜可直观出血部位，是了解上消化道出血原因的最直接首选方法，同时还可做止血治疗。

3. X 线钡餐检查 检查一般在出血停止后进行，对经胃镜检查出血原因不明，疑病变在十二指肠降段以下小肠段者，有特殊诊断价值。

4. 其他检查 选择性腹腔动脉造影、胶囊内镜及小肠镜检查等适用于不明原因消化道出血，在某些特殊情况下并可同时进行介入治疗。

（三）诊断要点

根据呕血、黑粪和粪潜血试验等临床表现和胃镜可明确做出上消化道出血的诊断。

【治疗】

（一）非手术治疗

1. 一般治疗　吸氧，卧床休息，出血量大者应禁食，严密监测生命体征。对于呕血患者应去枕平卧，头偏向一侧，防止发生窒息。

2. 补充血容量　建立静脉通道，配血输血。

3. 止血

（1）口服去甲肾上腺素液：胃内高浓度的去甲肾上腺素溶液可使胃黏膜小动脉强烈收缩，8 ～ 10mg 加入冰生理盐水 100ml 后分次口服。

（2）凝血酶口服：500 ～ 2000U 溶入温水中，每 4 ～ 6 小时 1 次。

（3）生长抑素：3mg 或 6mg 加生理盐水 50ml 以 2.1ml/h 泵入。

（4）三腔气囊管压迫止血：是一种传统且有效的止血方法。

（5）胃镜治疗：在胃镜直视下作电凝、电灼止血。

（二）手术治疗

手术是治疗消化道出血的常用方式，但是在出血原因和出血性质尚不明确时，不能贸然进行手术，以免造成更严重的后果。首先应该明确出血原因、性质和出血部位，了解有无并发症；其后应该对患者的身体状况进行和病史进行全面了解。然后立足在上述两个步骤的基础上对患者出血状况进行全面评估，分析预计出血量以及可能带来的并发症，只有做到了这些才可以进行手术，手术方式有如下几种：

（1）胃大部切除术：胃溃疡者胃十二指肠吻合（毕

Ⅰ式），十二指肠溃疡者胃十二指肠吻合（毕Ⅱ式）。

（2）胃癌根治术：主要是胃溃疡恶变者。

（3）溃疡穿孔修补术：单纯溃疡穿孔修补术。

【主要护理问题】

（一）护理问题

1. 活动无耐力 与消化道出血导致贫血、长期肝病有关。

2. 知识缺乏 缺乏相关的疾病知识。

3. 有窒息危险 与呕血阻塞气道及三腔气囊管压迫气管有关。

4. 焦虑 / 恐惧 与大出血本身可导致濒死感及害怕手术操作有关。

5. 营养失调——长期或短期低于机体需要量 与禁食、食物摄入不足、吸收不良和（或）肝功能损害有关。

6. 潜在并发症 休克与 MODS（多器官功能障碍）。

7. 组织灌注量改变 与短时间内大量出血致休克早期表现至组织缺血再灌注损伤有关。

【护理目标】

（1）积极治疗出血，改善失血性休克。

（2）患者了解自己疾病的相关知识。

（3）患者未发生窒息或发生窒息得到及时有效的救治。

（4）患者焦虑 / 恐惧感减缓解或解除，情绪稳定配合治疗。

（5）患者营养得到改善。

（6）患者未发生休克或发生休克得到及时救治。

（7）患者出血停止及组织灌注量得到改善。

【护理措施】

（一）术前护理措施

1. 心理护理

（1）向患者介绍成功案例，使其有战胜疾病的信心。

（2）指导患者自我放松。

（3）指导家人及朋友给予关心、支持及鼓励。

（4）让患者说出顾虑及担心，并给予心理疏导。

（5）介绍疾病的检查、手术、治疗发展及预后过程。

2. 卧床休息　保暖，呕血时应立即将患者头偏向一侧，以免血液呛入气管而造成窒息。

3. 饮食的护理　呕血严重者禁食禁饮，小量出血者可少量进流质饮食，出血停止后改为营养丰富、易消化、无刺激性半流质饮食、软食，少量多餐，逐步过渡到正常饮食。

4. 做好开腔和皮肤的护理　防止压疮的发生。

5. 建立静脉通道　同时做好血交叉配血试验，准备合血、输血，输血量及速度，可依据出血的程度而定，并专人护理。

6. 止血　根据医嘱用止血药物，并熟练掌握所用药物的药理作用、注意事项及不良反应。

7. 安置胃管　在疾病无禁忌情况下安置胃管，并观察胃管引流的性状、量、颜色。

8. 病情观察及护理

（1）严密观察生命体征变化，必要时安置心电监护。

（2）神志和意识状态：患者有无表情淡漠、烦躁不安、嗜睡、意识不清甚至昏迷。

（3）观察皮肤和甲床色泽，肢体温暖或是湿冷，周围静脉特别是颈静脉充盈情况。

（4）观察呕吐物和粪便的性质、颜色及量。

（5）准确记录出入量，疑有休克时留置导尿管，监测每小时尿量，应保持尿量＞30ml/h。

9. 术前常规准备

（1）术前行抗生素皮试、合血，遵医嘱带入术中用药。

（2）协助完善相关术前检查：心电图、B 超、出凝血、CT 、B 超等。

（3）更换清洁病员服。

（4）术前备皮：范围为上至双乳连线平面，下至耻骨联合，两侧至腋中线。

（5）建立静脉通道。

（6）术前与手术室人员进行患者、药物核对后，送入手术室。

（7）麻醉后置尿管。

（二）术后护理措施

1. 体位与活动 术后全麻清醒前去枕取平卧，清醒低后半卧位，以减轻腹部切口张力和疼痛，利于术后引流；术后鼓励患者多活动，尽早下床，避免肠粘连等并发症。

2. 病情观察及护理 严密监测生命体征；吸氧，观察伤口有无渗血渗液；观察腹部体征；妥善固定各种引流管，防止折叠、扭曲，保持引流通畅，观察引流液的颜色、性状及量。

3. 疼痛护理 评估患者疼痛情况，遵医嘱给予止痛药物或镇痛泵，保持病室安静舒适。

4. 胃肠减压 胃管安置期间患者禁食禁饮，注意保持口腔清洁；定时翻身、指导有效咳嗽、咳痰及深呼吸，记录每日胃肠减压引流液颜色、量、性状。

5. 饮食护理　胃肠功能恢复拔除胃管后，指导患者进少量水；第 2 ～ 3 天后进全流质饮食，若进食后无腹痛、腹胀不适，可于第 4 天进半流质饮食逐步过渡到软食、普食；少食多餐，可每日 5 ～ 6 餐，忌生冷、辛辣食物。

【并发症的处理及护理】

（一）出血

1. 临床观察　多在术后 24 ～ 48 小时出现，由胃肠减压引流出较多鲜血和腹部切口有较多鲜血流出而证实。患者腹部逐渐长大，血压下降，心率加快、面色苍白等失血性休克表现。

2. 治疗及护理　立即建立静脉通道补充血容量，密切观察生命体征、神志、腹部体征、出血量，必要时遵医嘱输入浓缩红细胞或全血；禁饮食；准确记录 24 小时出入量；补充水及电解质，给予患者氧气吸入，安抚其紧张情绪，遵医嘱给予 H_2 受体拮抗剂、生长抑素的应用，必要时分次经胃管灌注或口服冰生理盐水 100ml+ 去甲肾上腺素 8 ～ 10mg；此外，也可在急诊胃镜下查明出血原因进行止血；若经过以上非手术治疗仍不能止血的者，应积极进行术前准备，行急诊手术。

（二）吻合口瘘

1. 临床观察　吻合口瘘是消化道手术后最严重的并发症，观察患者腹部体征；引流液的颜色、性状，及伤口敷料的颜色。

2. 治疗及护理　心理护理，观察生命体征及腹部体征变化，禁食禁饮，保持胃肠减压有效，遵医嘱积极抗感染，保护瘘口周围皮肤清洁；患者不能经口摄取饮食，又合并感染，胃肠外营养能改善低蛋白血症，促进瘘口愈合。

【预防】

（一）合理饮食

少食多餐，食物以稀软、易消化、无刺激、富有营养及少渣食物为宜，多吃富含维生素的蔬菜、水果等，忌粗糙、硬、辛辣等食物。

（二）休息与活动

保持充足的睡眠，做到力所能及、劳逸结合。提倡做一些舒缓的运动，不宜做快跑、急走等剧烈的运动。

（三）情绪调节

保持心情愉快、豁达，乐观、积极态度对待疾和人生。重视疾病，积极配合治疗的同时，也要培养乐观、积极向上的心态，对疾病的恢复和预防是很有必要的。

（四）合理用药

指导患者正确遵医嘱用药，肝硬化患者应避免接触及进食对肝脏有损害的毒性物质，如酒、某些药物及化学品等，定期复查，如有不适及时就医。

【特别关注】

（1）术前留置胃管问题。
（2）术后并发症早期观察及处理。
（3）双囊三腔管拔出指征。

【前沿进展】

近年来，随着消化内镜技术的发展和镜下治疗上消化道出血技术的成熟， 大多数患者都可以进行内镜下止血， 这避免了外科手术， 提高了患者的生活质量。治疗过程中，密切观察患者的病情变化，进行积极有效的临床护理可以保证消化道出血的救护质量，并显著提高内镜下止血的成功率。

【知识拓展】

赵金坤等认为，在临床护理中应用心理学理论，对患者在安全需要、生理需要、爱与归属需要、尊重需要、患者自我实现需要的方面有针对性地进行护理，有助于患者提高生活质量，使患者在躯体疾病治疗之后可以更早地回归社会。侯海燕通过对消化道出血患者不同的心理反应，在基础护理的同时有针对性地实施心理干预，经对比研究发现：心理护理可消除患者恐惧焦虑紧张情绪，使患者有效积极配合治疗，尽早治愈，降低预后再出血率，提高生存质量。高瑛在对住院消化性溃疡合并出血患者在常规护理基础上增加心理护理：首先对患者一般情况进行评估，充分了解患者心理状态，给予患者安全感与精神上的安慰和关心，充分理解患者的心理需求，解释各种不适症状产生的原因，以消除患者不必要的疑虑，帮助患者及家属了解上消化道出血的的相关医学知识，介绍治疗效果好的病例，以消除其恐惧感。通过心理护理后的评分均较入院时降低，认为通过有效的心理护理可明显改善患者焦虑抑郁症状，增加治疗效果。

（梁　涛　文　曰　印义琼）

第十节　胃和十二指肠损伤的护理

【概述】

腹部损伤（abdominal trauma）在平时和战时都较为

多见，是外科常见的急症，通常分为开放性和闭合性两类。因其常伴有内脏损伤，按受损器官也可分为实质性脏器损伤和空腔脏器破裂伤，要确定有无内脏损伤往往很困难。因此早期、正确的诊断，及时、合理的治疗是救治腹部损伤的重要原则。其发生率在平时占各种损伤的0.4% ～ 1.8%，战时可高达50%，胃和十二指肠位于腹膜后，损伤占腹部外伤的3.7% ～ 5%，处理较为困难。

胃损伤多为锐性器械所致的开放性胃损伤，闭合性破裂伤较少见。但病死率较高，应引起重视。

十二指肠损伤分为穿透性、钝性和医源性损伤三种。钝性损伤引起十二指肠破裂的机制包括：直接暴力将十二指肠挤向脊柱；暴力致幽门和十二指肠空肠曲突然关闭，使十二指肠形成闭袢性肠段，腔内压力骤增，以致发生破裂，引起腹膜后严重感染。损伤部位以十二指肠第二、三部最为多见，倘若十二指肠损伤只限于黏膜下层的血管破裂则形成十二指肠壁内血肿，比较罕见。

【病因】

胃和十二指肠损伤主要是指因各种致病因子造成的胃及十二指肠的破裂和穿孔。按照其致病原因分类，由于暴力所致，损伤范围和严重程度与受力强度、速度、部位和力的作用方向等有关；开放性损伤多由火器、利器引起；闭合性损伤则往往由钝性暴力所致。不论是何种暴力均可引起腹内脏器受损。从解剖位置和脏器组织结构分析，常见的受损脏器依次为：脾、肾、肝、胃、结肠。

而化学性损伤则因腐蚀性药物所致，主要损伤部位为：食管、胃，可引起急性胃炎症状，疼痛、呕血等。窦部腐蚀成黏膜溃疡者愈合后常形成幽门梗阻。

【发病机制及病理】

患者胃、十二指肠组织完整性受到暴力、化学腐蚀性药物等致病因素作用而被破坏。具有一定强度的各种致伤因素都可以引起胃损伤。然而，由于胃在腹腔内处于受保护的解剖位置，并能在腹腔中一定范围内移动，所以因外界暴力而致伤的机会不多。如受伤，亦常伴有腹腔内其他脏器的损伤。

【诊断要点】

（一）临床表现

胃、十二指肠因其周围解剖关系复杂，发生损伤后往往根据损伤部位而临床表现有所不同。部分患者可呕吐血性液。损伤发生在腹膜前时消化液可由受损部位流入腹腔内，故腹膜炎症状明显；发生在腹膜后的损伤早期则无明显症状，常以腹膜后的感染引起持续进行性右上腹和腰背部疼痛为主要症状。胃壁部分损伤可有上腹痛或压痛、呕血。小的穿孔因及时闭合而无腹膜炎。大的穿孔，尤其餐后穿孔可引起剧烈腹痛、肌强直、反跳痛及隔下游离气体征，并易并发休克征象。十二指肠腹腔内部分破裂或穿孔，因有胆汁、胰及十二指肠液流入腹腔，可引起与胃穿孔相似的腹膜刺激征及其炎症反应。如十二指肠腹膜后部分破裂，因肠液外漏在腹膜后、肾周、右侧腹腔及盆腔后壁并漫延，故在伤后除短时间意识丧失，数分钟后恢复，无特殊不适。经过一段时间后出现持续右上腹或背部疼痛，逐渐加重。

（二）辅助检查

1. 腹部X线检查　腹腔穿孔者可发现隔下游离气

体。十二指肠向腹膜后穿孔者可显示肾轮廓、脊柱旁至膈内侧端较透亮区，腰大肌阴影则模糊不清。

2. 剖腹探查 检查胃及十二指肠各部，可发现穿孔、腹膜后穿孔者隔后腹膜可发现局部血肿，胆汁黄染和气肿握雪感。

【治疗】

（一）抗休克治疗

建立静脉多通道，快速补充血容量。

（二）手术治疗

（1）只要有剖腹探查指征就应立即手术。

（2）十二指肠壁内血肿而无破裂者，可行非手术治疗，包括胃肠减压、静脉输液和营养，注射抗生素预防感染等。多数血肿可吸收，经机化而自愈。若 2 周以上仍不吸收而致梗阻者，可考虑切开肠壁，清除血肿后缝合或做胃空肠吻合。

（3）十二指肠裂口较小，损伤时间短，边缘整齐可单纯缝合修补，为避免狭窄，以横行缝合为宜。损伤严重不宜缝合修补时，可切除损伤肠段行端端吻合，若张力过大无法吻合，可半远端关闭，近端与空肠做端侧吻合。

（4）对于十二指肠缺损较大，裂伤边缘有严重挫伤和水肿时可采用转流术。目的在于转流十二指肠液，肠腔减压以利愈合。转流方法分两种：一种是空肠十二指肠吻合，即利用十二指肠破口与空肠做端侧或侧侧 Roux-en-Y 吻合术，为最简便和可靠的方法；另一种方法是十二指肠憩室化，即在修补十二指肠破口后，切除胃窦，切断迷走神经，做胃空肠吻合和十二指肠造口减压，使十二指肠旷置，以利愈合。适用于十二指肠严重损伤或伴有胰腺损伤者。

（5）对于诊断较晚，损伤周围严重感染或脓肿形成者，不宜缝合修补，可利用破口作十二指肠造瘘术，经治疗可自行愈合。如不愈合，待炎症消退后可行瘘管切除术。

（6）十二指肠、胰腺严重合并伤的处理最为棘手。一般采用十二指肠憩室化或胰十二指肠切除术，只有在十二指肠和胰头部广泛损伤，无法修复时采用。

【主要护理问题】

1. 焦虑/恐惧　与患者对腹腔内出血、呕血的恐惧有关。

2. 体液不足　与损伤致腹腔内出血、渗出液、呕吐有关。

3. 舒适的改变　与疼痛等有关。

4. 潜在并发症　休克、胃瘘、肠瘘、腹腔感染、腹腔脓肿等。

【护理目标】

（1）患者焦虑/恐惧程度减轻，配合治疗及护理。

（2）患者营养状况得到改善或维持。

（3）患者主诉不适感减轻或消失。

（4）术后未发生相关并发症，或并发症发生后能得到及时治疗与处理。

【护理措施】

（一）心理护理

（1）解释手术探查的必要性、手术方式、注意事项。

（2）鼓励患者表达自身感受，勿紧张。

（3）教会患者放松紧张情绪的方法。

（4）针对个体情况进行针对性心理护理。

（5）鼓励患者家属和朋友给予患者关心和支持。

（二）补液抗休克

（1）建立多静脉通道，快速输入液体，及时补充血容量。

（2）配血实验，必要时输入红细胞悬液、血浆。

（三）疼痛的护理

（1）病情观察期间慎用止痛剂。

（2）对诊断明确的单纯性胆绞痛、肾绞痛等可给予解痉剂和镇痛剂。

（3）凡诊断不明或治疗方案未确定的急腹症患者应禁用吗啡、哌替啶类麻醉性镇痛药，以免掩盖病情。

（4）对已决定手术的患者，可以适当使用镇痛药，以减轻其痛苦。

（四）肠道准备

（1）饮食：损伤发生后即禁食，避免食物流入腹腔加重病情。

（2）胃管：入院后立即安置胃肠减压。

（3）禁止患者口服洗肠液、灌肠。

（五）病情观察及护理

（1）观察并记录患者生命体征，注意有无脱水等体液紊乱或休克表现。

（2）准确记录出入量：补液量、呕吐液量、胃肠减压引流量、尿量、大便量等。

（3）遵医嘱使用止血药物，并观察效果。

（4）定时观察腹部症状和体征，注意腹痛的部位、范围、性质和程度，有无牵涉性痛。

（5）注意观察有无伴随症状：如呕吐、腹胀、发热、大小便改变、黄疸等，以及呼吸、心血管、妇科等其他系统相关表现。

（6）动态观察实验室检查结果。

（六）术前常规准备

（1）术前行抗生素皮试，遵医嘱带入术中用药。

（2）积极完善相关术前检查：心电图、B超、出凝血试验等。

（3）更换清洁病员服。

（4）术区备皮：范围为上至双乳连线平面，下至耻骨联合，两侧至腋中线。

（5）安置尿管。

（6）与手术室人员进行患者信息、药物核对后，送入手术室。

（七）全麻术后护理常规

（1）全麻未醒前取平卧位，头偏向一侧。

（2）全麻清醒后可取斜坡卧位。

（3）安置心电监护。

（4）持续低流量吸氧。

（5）严密观察生命体征变化。

（6）观察伤口有无渗血渗液，若有应及时更换敷料。

（八）管道护理

（1）各种管道应妥善固定，防止扭曲、折叠、脱落。

（2）保持有效引流，注意无菌操作。

（3）观察各种引流液的量、性状、颜色，准确记录。

（4）发现引流管脱出应及时处理。

（九）营养护理

（1）患者术后需禁食、胃肠减压。

（2）待肠蠕动恢复后逐步给予流质、半流质饮食，并密切观察患者进食后情况，根据病情逐渐调整饮食。

（3）患者禁食期间可根据其营养需求行肠内、肠外营养支持。

（4）观察和预防与营养支持相关的并发症，以提高抗病能力。

【并发症的处理及护理】

患者围手术期常见的并发症主要有休克、肠瘘、腹腔感染、腹腔脓肿等。

（一）休克

1. 临床观察 患者出现皮肤湿冷、苍白、心慌、脉速、意识障碍等一系列休克症状。

2. 治疗及护理 此时应建立静脉双通道或者多通道，补充足量的液体及电解质，快速补充血容量，给予输血治疗，维持有效循环血量，使收缩压升至90mmHg以上，监测中心静脉压结合血压变化，调整输液速度及输液量，避免过量、过快补液，导致心力衰竭、肺水肿发生。

（二）肠瘘

1. 临床观察 患者进食后腹痛，出现急性腹膜炎的症状。

2. 治疗及护理 十二指肠破裂患者术后应进行减压治疗，安置造瘘管道可大大降低肠瘘的发生。患者若发生肠瘘则应及时观察瘘口周围组织的情况，准确评估和记录患者皮肤损伤的情况，周围皮肤用溃疡粉、溃疡贴等湿性敷料保护；瘘出液量多时，行瘘口周围负压抽吸，用烧伤支架保护，肠瘘早期，肠功能完全丧失，或一时无法建立肠内营养的实施条件，因此应采用肠外营养，详见肠瘘的护理。

（三）腹腔感染

1. 临床观察　腹腔感染多由胃、十二指肠损伤后，胃内容物、消化液漏入腹腔引起，患者可出现腹痛、高热、腹部压痛、反跳痛等症状。

2. 治疗及护理　主要是术中应进行腹腔内冲洗，术后给予抗生素治疗。

（四）腹腔脓肿

1. 临床观察　主要是腹膜后的十二指肠损伤患者发生居多。

2. 治疗及护理　应在修补处安置引流管，引流管的护理详见管道的护理相关要求。

【预防】

（1）养成良好的工作、生活习惯以及驾驶习惯，避免日常工作和生活中的不安全因素，杜绝或减少不良事件发生造成腹部损伤。

（2）保持良好的情绪，抑郁患者应及早接受正规的心理治疗，避免自伤行为的发生。

（3）手术后患者进食应循序渐进，避免激进，密切观察有无腹痛、腹胀不适，及时报告医生。

【特别关注】

（1）胃损伤患者术后密切观察有无胃瘘的发生。

（2）十二指肠损伤患者术后并发肠瘘的治疗及护理。

（3）急腹症患者的病因及诊断。

【前沿进展】

闭合性腹部损伤，特别是上腹部遭受挤压时所致的胃损伤，胃壁除有明显的裂伤，同时还有组织的钝挫伤。即胃在遭受外来暴力时，瞬间的剧烈扩张，胃壁遭受撕扯而致的组织损伤，其损伤的病理改变，亦与体表组织的损伤相似，产生充血水肿，致使局部的血液循环发生障碍。对胃损伤患者的手术治疗更应积极主动。对胃破裂口周围的组织予以 2cm 以上的清创，对已有浆膜层裂伤，虽未波及胃壁全层，考虑到其组织结构已发生病理改变，也应清创切除，并对腹部闭合性损伤所致的胃破裂患者施行胃大部切除手术。

【知识拓展】

多发伤合并十二指肠损伤具有病情严重、高发病率等特点。常因其他部位的严重损失而被掩盖，误诊率高。由于十二指肠紧贴腹后壁，是小肠中位置最深的小肠段，特殊的解剖位置导致临床症状隐匿，早期诊断比较困难，容易延误诊断或者误诊，从而可能出现严重的并发症，病死率高达 20% ～ 30%。早期诊断、及时合理治疗和选择正确的术式显得非常重要，是十二指肠损伤成功救治、减少并发症和降低病死率的关键。十二指肠破裂后多表现为剧烈的腹痛和腹膜刺激症，而这也是腹内脏器损伤的表现，不仅是十二指肠特有的，且闭合伤所致的腹膜后十二指肠损伤往往有一段相对的缓解期，甚至经剖腹探查术漏诊率仍达 25% ～ 30%。

（刘春娟　邱　兰　文　曰）

第十一节　上消化道异物的护理

【概述】

上消化道异物为常见的急症，可发生于任何年龄段，是有意或无意将物体吞入，导致停留于食管或胃、十二指肠的病变，多为食用大枣、硬币、儿童小饰品、骨、鱼刺、刀片等导致。症状轻者咽喉部疼痛、异物感、胸腹痛、恶心及呕吐，重者并发上消化道大出血、溃疡、穿孔，如不及时处理易出现并发症甚至危及生命。

【病因】

1. 器质性原因　如贲门失弛缓症、食管中段狭窄（原因不明）；高龄患者食管运动无力致食糜堵塞；Plummer-Vinson 综合征：长期严重贫血致食管黏膜异常增生形成食管蹼；肿瘤或溃疡形成的狭窄等。

2. 非器质性原因　多为误服，如鸡、鸭、鹅、骨、鱼刺、硬币等。少数为故意吞服，如吞服剃须刀片、钢丝、牙刷等。

【发病机制及病理】

较大异物可引起胃肠道梗阻，而锐利的异物可因胃肠黏膜的损伤和肛门的擦伤引起出血。尖锐异物还可扎在胃或肠的壁上，甚至引起穿孔，进入腹腔。穿孔后多与周围脏器粘连，故严重腹膜炎少见。异物过长不能通过十二指肠曲，有毒或腐蚀性异物则可引起严重并发症。

【诊断要点】

（一）临床表现

吞食异物可引起吞咽疼痛或困难、呕吐。胃内异物多无明显症状，或有上腹不适、食欲不振，或可引起幽门梗阻、产生痉挛性疼痛、呕吐。穿孔后则有腹膜炎征象，有持续性腹痛、腹胀、压痛、肌紧张、反跳痛等表现。异物长期嵌顿在某部可引起溃疡出血，尖形异物则可直接刺破黏膜引起明显出血，患者出现便血或呕血。

（二）实验室及其他检查

1. 血液检查 异物导致穿孔出血时，红细胞计数、血红蛋白和血细胞比容等数值下降，白细胞计数略见增高。空腔脏器破裂时，白细胞数可明显升高。

2. X 线检查 纯金属异物经 X 线检查，可得到肯定性诊断。异物导致穿孔者，摄片可见膈下游离气体。

3. B 超检查 可探测实质性损伤情况，腹腔内有无血肿和积液。

4. 腹腔穿刺 如抽出不凝固血液，多为实质性脏器破裂，如为内容物，多为空腔脏器破裂。

（三）诊断要点

患者主诉是诊断上消化道异物的要点，内镜和 X 线钡餐检查是非常重要的辅助检查。

【治疗】

（一）非手术治疗

1. 保守治疗 80% ～ 90% 异物可自行排出体外。凡是能通过食管、贲门的异物，80% 以上可以顺利地通过胃肠道从大便中排出体外，其他可嵌留于幽门、十二指肠空肠曲、回盲瓣等部位。

2. 内镜治疗　10% ～ 20% 的上消化道异物需内镜取出。

（二）手术治疗

大约 1% 的异物需要手术取出。

1. 手术指征

（1）患者出现急性广泛性腹膜炎，腹透膈下有游离气体的。

（2）异物长度在 14cm 以上的、胃镜取出失败的。

（3）异物长度不足 14cm 但有两端或一端尖锐，有随时刺破消化道壁可能的。

（4）多个异物聚集在一个部位者，观察 2 ～ 3 周无进展，或出现肠梗阻或有呕血黑便者应及早手术取出。

（5）乙状结肠或降结肠异物经肛门前取出后出现腹膜炎的或取出后大量血便的，需手术探查。

（6）怀疑吞食毒品袋有破损可能的，应及时手术取出。

2. 手术方式

（1）上消化道切开异物取出术。

（2）异物穿孔修补术：单纯异物穿孔修补术。

【主要护理问题】

1. 疼痛　与异物穿孔后消化液与食物流入腹腔引起腹膜刺激、手术伤口有关。

2. 舒适的改变　与疾病不适、手术伤口有关。

3. 知识缺乏　缺乏疾病相关知识。

4. 营养失调——低于机体需要量　与食物摄入不足、吸收不良有关。

5. 焦虑/恐惧　与患者疼痛、大量呕吐、出血有关。

6. 潜在并发症　出血、感染、穿孔、吻合口瘘、消化道梗阻。

7. 体温过高　与穿孔导致腹膜炎毒素吸收有关。

【护理目标】

（1）患者主诉疼痛感减轻或消失。

（2）患者主诉不适感减轻或消失。

（3）患者理解疾病治疗、康复知识并配合。

（4）患者营养状况得到改善或维持。

（5）患者焦虑/恐惧程度减轻，配合治疗及护理。

（6）患者未发生相关并发症，或并发症发生后能采取相应措施进行及时治疗与处理。

（7）患者体温正常。

【护理措施】

（一）术前护理措施

1. 病情观察及护理

（1）密切观察生命体征。

（2）观察并记录患者腹部症状和体征的变化。

（3）禁食、禁饮，胃肠减压，尤其是穿孔患者，可减少胃肠道内容物继续流入腹腔。

（4）保持水、电解质平衡，及时监测出入量，纠正水、电解质紊乱和酸碱平衡失调。

（5）出血患者注意观察出血量、尿量和使用止血药物及效果。

（6）抗感染，合理及时运用抗生素。

（7）对诊断不明者，应严禁用止痛药。

（8）积极做好手术准备。

2. 心理护理

（1）解释上消化道异物外科治疗的必要性、手术方式、注意事项。

（2）鼓励患者诉说不适及担忧。

（3）向患者介绍成功案例，使其增强信心。

（4）教会患者自我放松的方法。

（5）鼓励患者家属和朋友给予患者关心和支持。

3. 营养

（1）根据情况给予高蛋白、高热量、高维生素、低脂、易消化、少渣食物。

（2）穿孔、梗阻患者需要禁食禁饮，遵医嘱静脉补充热量及其他营养。

4. 胃肠道准备

（1）饮食：术前禁食 12 小时，禁饮 4 小时；上消化道穿孔、出血或梗阻者应入院后禁食。

（2）胃管：急性消化道穿孔、出血或梗阻患者，需入院后立即安置胃肠减压。

5. 术前常规准备

（1）术前行抗生素皮试，遵医嘱带入术中用药。

（2）协助完善相关术前检查：心电图、B 超、出凝血试验等。

（3）协助患者更换清洁病员服及健康宣教。

（4）建立静脉通道。

（5）与手术室人员进行患者信息、药物核对后，送入手术室。

（二）术后护理措施

1. 病情观察及护理　严密监测生命体征；观察伤口有无渗血渗液；观察腹部体征；妥善固定引流管，保持引流通畅，观察引流液的颜色、性状及量。

2. 疼痛护理 评估患者疼痛情况，遵医嘱给予镇痛药物，检测镇痛泵是否通畅有效，提供安静舒适的环境，采取适宜的体位；指导患者平稳呼吸，咳嗽时用手保护切口，以减轻疼痛。

3. 体位与活动 术后取平卧位，生命体征平稳后取半卧位以减轻腹部切口张力和疼痛，利于术后引流；术后鼓励患者多活动，尽早下床，避免肠粘连等并发症。

4. 禁食和胃肠减压 胃管安置期间患者禁食禁饮，注意保持口腔清洁；每日记录胃肠减压引流液颜色、量、性状，观察肠功能恢复情况。

5. 饮食护理 拔除胃管后，指导患者进少量水；第 2 ～ 3 天后进流质饮食，若进食后无腹痛、腹胀不适，可于第 4 天进半流质饮食逐步过渡到软食；少食多餐，可每日 5 ～ 6 餐，忌生冷、硬、辛辣食物。

6. 切口护理 术后使用腹带加压保护切口；观察切口有无渗血、渗液；观察伤口愈合情况；有无感染征象。

7. 腹腔引流管的护理 正确连接引流装置，标明引流管名称及安置、更换日期；妥善固定；保持引流通畅；准确记录引流量；掌握拔管指征。

【并发症的处理及护理】

（一）上消化道异物致大出血

1. 临床观察 呕血或黑便常为主要症状，短时间大量出血可见鲜红色血便。活动性出血患者如感腹痛需鉴别有无穿孔。

2. 治疗及护理 立即建立静脉通道补充血容量，密切观察生命体征、神志、腹部体征；出血量大、必要时遵医嘱输入浓缩红细胞或全血；禁饮食；准确记录 24 小时出入量；补充水及电解质，给予患者氧气吸入，安抚其紧张情绪，遵医嘱给予 H_2 受体拮抗剂、生长抑素，必要时也可经胃管灌注生理盐水 200ml+ 去甲肾上腺素 8mg；此外，也可在急诊胃镜下查明出血原因进行局部止血；若经过以上非手术治疗仍不能止血的患者，应积极进行术前准备，行急症手术。

（二）上消化道异物致急性穿孔

1. 临床观察 患者穿孔剑突下、上腹部剧烈疼痛呈撕裂或刀割样疼痛、面色苍白、出冷汗、脉搏细速，常伴有恶心、呕吐，疼痛很快波及全腹，查体可见腹肌紧张、板状腹，全腹压痛、反跳痛，X 线检查可看到膈下游离气体。

2. 治疗及护理 对于一般情况良好、症状、体征轻的年轻患者可采用胃肠减压、补液抗炎保守治疗，若观察 6 ～ 8 小时后病情不缓解或加重则需立即改行手术治疗。术后给予外科术后常规护理。

【预防】

（1）进食要细嚼慢咽，进食时减少或避免说话，注意防止粗糙异物损伤消化道。

（2）如误吞异物，不要硬吞，一定要在最短的时间内到医院就诊，避免异物损伤消化道，造成消化道出血、穿孔，甚至伤及气道及主动脉而危及生命。

（3）做好小儿预防。

1）3 岁以下的幼儿臼齿尚未萌出者，不应给予花生、瓜子、豆类及其他带核的食物。

2）不选择有“危险”的玩具给幼儿，对于幼儿可能吞下的物品，均不应作为玩具。

3）在幼儿进食时不要乱跑乱跳，以免跌倒时将异物吞入。

4）进食时不可惊吓、逗乐或责骂，以免大哭、大笑而误吞。

5）教育儿童要改掉口含笔帽、哨及小玩具等坏习惯。

6）危重及昏迷患者进食时，应特别注意，以防误吞。

7）养成良好的排便习惯：粪石梗阻，多因幼儿有不良排便习惯或食入大量带核的不易消化的食物，使之积聚于小肠或结肠内不能排出，而造成肠梗阻。

【特别关注】

（1）腹部体征及生命体征的观察。

（2）术后引流管的护理。

（3）术后并发症的观察及处理：主要是消化道出血及感染的早期表现。

【前沿进展】

随着消化道异物急症的增多，行之有效的取物方法引起医务工作者更多的探讨，针对不同年龄、不同异物，以及异物进入消化道不同方式，都积累了丰富的经验，逐步从传统的剖腹取物、药物溶解及自然排泄等过渡到目前的电子内镜取物，内镜下上消化道取异物术是最直接有效的疗法，而且时间短，痛苦小，并发症少，也减少了患者的经济负担。随着内镜的发展，此项手术也越来越成熟，经验越来越丰富，现已普遍应用于临床。

【知识拓展】

Plummer-Vinson 综合征即缺铁性吞咽困难，好发于

40 岁以上女性。缺铁性吞咽困难是由于食管腔内的一层薄的隔膜所致，根据其在食管的部位不同分为：上食管蹼、中食管蹼、下食管蹼。主要症状为间歇性吞咽困难，多数是在吃硬食时出现，患者感到有食物停留在上胸部，常有消瘦、苍白，时有发红，舌质红而光滑，舌乳头消失，多数缺齿或完全无牙、口角皲裂、匙状指甲、脾大甚至巨脾等表现。血液学表现为血红蛋白铁、组织铁、储藏铁全减少的高度低血红蛋白性小细胞性缺铁性贫血。颈段食管前壁出现膜性蹼样像，如果不进行治疗将在颈段食管处出现环状瘢痕性狭窄，并引起高度的吞咽困难，甚至演化成癌变，必须严密追踪观察。用铁剂治疗症状很快好转或治愈，治疗一般口服铁剂即可，依靠食物补铁疗法是无效的。经铁剂治疗，血液各检查值明显改善的同时吞咽困难也很快消失。

（梁　涛　文　曰　印义琼）

第三章　小肠疾病的护理

小肠（small intestine）是消化道中最长的一段，是食物消化、吸收的主要部位，成人全长 5 ～ 6 米。上端从胃幽门起始，下端于右髂窝回盲部与大肠相接，分为十二指肠、空肠和回肠（图 3-1）。十二指肠固定在腹后壁，空肠和回肠形成很多肠袢，盘曲于腹膜腔下部，被小肠系膜系于腹后壁，故合称为系膜小肠。小肠管壁由黏膜、黏膜下层、肌层和浆膜构成。其结构特点是管壁有环形皱襞，黏膜有许多绒毛，绒毛根部的上皮下陷至固有层，形成管状的肠腺，其开口位于绒毛根部之间。绒毛和肠腺与小肠的消化和吸收功能关系密切。小肠不仅具有吸收功能，而且还具有分泌功能，小肠的分泌功能主要是由小肠壁黏膜内的腺体（十二指肠腺和肠腺）完成的。正常人每天分泌 1 ～ 3L 小肠液，主要含有多种

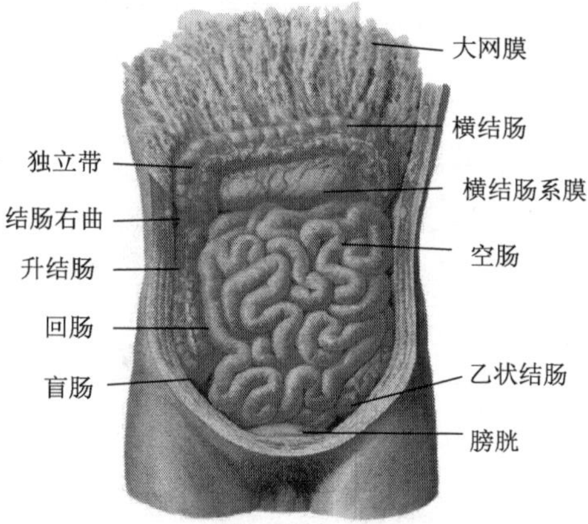

腹部脏器（前面观）

图 3-1　腹部胃肠解剖图

消化酶、脱落的肠上皮细胞以及微生物等。所含有的各种消化酶中，有肠激活酶、淀粉酶、肽酶、脂肪酶以及蔗糖酶、麦芽糖酶和乳糖酶等，这些酶对于将各种营养成分进一步分解为最终可吸收的产物具有重要作用。

第一节　溃疡性结肠炎的护理

【概述】

溃疡性结肠炎（ulcerative colitis，UC），病变主要侵及结肠黏膜、黏膜下层的慢性非特异性炎性疾病，常始自左半结肠，可向结肠近端乃至全结肠，以连续方式逐渐进展。临床症状轻重不一，可有缓解与发作相交替，患者可仅有结肠症状，也可伴发全身症状。

【病因】

目前病因尚不明确，主要还是认为肠道黏膜免疫系统异常反应所导致的炎症反应为主要致病原因，环境、遗传、感染、免疫等多种因素相互作用。溃疡性结肠炎患者一级亲属发病率明显高于普通人群，这与其多基因、遗传异质性疾病本质有关，即不同人由不同基因引起、患者在一定环境因素作用下因遗传易感而发病。

【发病机制及病理】

溃疡性结肠炎的发病机制被业界认可主要有：环境因素作用于遗传易感者，在肠道菌群（或目前尚未明确的特异微生物）的参与下，启动肠道免疫系统及非免疫系统，最终导致免疫反应和炎症过程。可能因为免疫调节紊乱和（或）抗原持续刺激，这种免疫炎症反应表现为过度的亢进和难于自限。

在病理观察上可以发现，UC病变主要位于大肠，呈连续性、弥漫性分布，多数位于直肠、乙状结肠，也可延伸至降结肠、横结肠，甚至累及全结肠。活动期可以观察到肠黏膜弥漫性炎症反应，出现弥漫性充血及水肿，表面颗粒状、脆性增加、触之出血。在肠腺隐窝底部大量中性粒细胞聚集形成小的隐窝脓肿，若出现融合、破溃后黏膜将出现浅小的溃疡，溃疡还可融合成大片溃疡，黏膜不断重复被破坏、修复形成炎性息肉、瘢痕，严重的还能使肠腔变性缩短、结肠袋消失、肠腔狭窄。少数患者可发生结肠癌变，且以恶性程度较高的未分化型多见。

【诊断要点】

（一）临床表现

溃疡性结肠炎在临床上往往呈慢性病程，发作期和缓解期交替出现，多数起病缓慢、少数急性起病，患者主要表现为腹泻、腹痛的消化道症状。活动期腹泻可伴黏液脓血便和轻中度腹痛，排便次数2～10次，排便次数和便血程度反映病情严重程度，有腹痛—便意—便后缓解的规律，饮食不规律、劳累、精神因素、感染等均可使疾病加重。中、重度UC患者可伴有低热或中度发热，或者存在并发症、急性暴发则出现高热，病程长者还有可能出现消瘦、贫血、衰弱、营养不良、低蛋白血症、水电解质紊乱等表现。部分患者还有结节性红斑、外周关节炎、坏疽性脓皮病、虹膜睫状体炎、口腔复发溃疡等肠外表现。

（二）辅助检查

1. 粪便检查 便常规可见肉眼黏液、脓血，镜下可见红细胞、脓细胞、巨噬细胞等。

2. 血液检查　患者可有红细胞、血红蛋白减少。

3. 自身抗体检查　患者血中外周型抗中心粒细胞胞浆抗体为溃疡性结肠炎的相对特异性抗体。

4. 结肠镜检查　可见病变肠黏膜弥漫性充血、水肿，粗糙呈颗粒状、血管纹理模糊不清、质脆易出血；甚至还可以在病变处看到弥漫性或多发性浅溃疡、假息肉形成、结肠袋变钝或消失。

5. X 线钡餐灌肠检查　有加重病情的风险，一般不主张选择。

（三）诊断要点

有持续或反复发作的腹泻和黏液血便、腹痛、里急后重，部分患者还可伴有全身症状。注意鉴别细菌性痢疾、克罗恩病、阿米巴痢疾、慢性血吸虫病、肠结核等疾病。

【治疗】

（一）治疗目的

该病主要采用内科治疗，控制急性发作、维持缓解、减少复发、防治并发症；对于合并消化道大出血、肠穿孔、并发结肠癌等手术适应证则可进行外科手术治疗。

（二）一般治疗

（1）充分休息，放松心情，减轻焦虑等不利于疾病治疗的情绪。

（2）以清淡易消化流质饮食为主，患者若有食物过敏或不耐受，应注意避免过敏原刺激肠道；病情进展加重期则应禁食，给予肠外营养支持。

（3）药物治疗：

1）腹泻、腹痛对症治疗，可使用抗胆碱药或止泻药，但应注意药物剂量，避免诱发重症 UC 患者中毒性巨结肠。

2）氨基水杨酸制剂：柳氮磺胺吡啶（SASP）是治疗溃疡性结肠炎的常用药物，有效成分为经肠道分解的5-氨基水杨酸与磺胺砒啶，与肠上皮接触而发挥抗炎作用。适用于轻型、中型或重型经糖皮质激素治疗症状已有缓解患者。活动期2g，每日2次，治疗3～4周，待病情缓解后3～4周时，逐步减量至2g，每日1次，维持1～2年。

3）糖皮质激素：适用于对氨基水杨酸制剂疗效不佳及中型患者，尤其对急性爆发、重型活动期患者非特异性抗炎及免疫抑制冲击治疗。常用药物有泼尼松、琥珀氢化可的松、甲泼尼龙等，待病情稳定、缓解后逐步减量至停药，需注意停药反跳，减药期间可以使用氨基水杨酸制剂逐步接替激素治疗。

4）免疫抑制剂：对糖皮质激素治疗效果不佳或者对糖皮质激素治疗依赖的患者可使用免疫抑制剂治疗，常用药物有硫唑嘌呤、巯嘌呤。

（三）外科治疗

（1）结肠癌变患者。

（2）病情慢性且持续、反复，经内科治疗效果不理想严重影响生活质量患者。

（3）并发大出血、肠穿孔、重症患者、合并中毒性巨结肠患者。

【主要护理问题】

1. 腹泻 与肠黏膜炎症刺激蠕动、排便次数增加有关。

2. 疼痛 与肠黏膜炎症反应、溃疡有关。

3. 营养失调——低于机体需要量 与长期腹泻、肠消化吸收功能不良有关。

4. 焦虑 与病程长、发作期与缓解期交替出现疾病特点有关。

5. 知识缺乏 缺乏疾病相关知识。

【护理目标】

(1)患者腹泻次数有所减少或者因腹泻所致不适感降低。

(2)腹痛发生频率减少或者腹痛发生后得到及时控制。

(3)患者根据病情得到合理、有效的营养支持，体重、血清白蛋白等指标维持平衡。

(4)患者能够缓解焦虑情绪，配合治疗。

(5)掌握溃疡性结肠炎的相关知识和注意事项。

【护理措施】

(一)饮食护理

指导患者食用易消化、少纤维素、高营养低渣饮食，满足机体代谢需要且需减轻对肠道的刺激、利于吸收的原则。避免生、冷、硬、辛辣刺激、高纤维素食物；有过敏史的患者应减少过敏食物及损伤肠道药物的摄入；急性发作期患者可进流质或半流质饮食，若病情较重则应禁食，给予肠外营养支持。

(二)心理护理

减少患者精神负担和精神创伤，尤其是反复发作、持续有症状的UC患者容易产生不良情绪，心理安慰尤为重要，可以适当的进行心理疏导。鼓励患者表达其焦虑、恐惧等心理，指导其控制不良情绪，保持乐观积极心态并配合治疗。

(三)休息与活动

避免过度劳累，劳逸结合。患者急性发作期或病情严重时需卧床休息，缓解期则适当休息。

（四）疼痛护理

观察患者疼痛出现时间、强度及发作频率，根据其需求给予适当的疼痛控制，如止痛药物使用、转移患者注意力、放松疗法等。

（五）用药护理

（1）向患者及家属讲解药物用法、作用、不良反应等相关知识。

（2）指导患者严格遵医嘱服用柳氮磺胺吡啶、糖皮质激素、免疫抑制剂，不要擅自停药、减药，以防出现停药反跳现象加重病情。

（3）密切观察患者用药期间有无不良反应，如恶心、呕吐、食欲减退、皮疹、粒细胞减少等，出现症状应通知医生、及时处理。

（4）定期监测患者白细胞等血象指标。

（六）外科围手术期护理

1. 术前准备 术前行抗生素皮试，术晨遵医嘱带入术中用药；协助完善相关术前检查：心电图、B超、出凝血试验等；协助患者更换清洁病员服；与手术室人员进行患者信息、药物核对后，送入手术室。

2. 术后病情观察及护理 严密监测生命体征；观察伤口有无渗血渗液；观察腹部体征；妥善固定引流管，保持引流通畅，观察引流液的颜色、性状及量。

3. 疼痛护理 评估患者疼痛情况，遵医嘱给予镇痛药物，提供安静舒适的环境，采取适宜的体位；指导患者平稳呼吸，咳嗽时用手保护切口，以减轻疼痛。

4. 体位与活动 术后取平卧位，生命体征平稳后取半卧位以减轻腹部切口张力和疼痛，利于术后引流；术后鼓励患者多活动，尽早下床，避免肠粘连等并发症。

5. 禁食和胃肠减压 胃管安置期间患者禁食禁饮，注意保持口腔清洁；每日记录胃肠减压引流液颜色、量、性状；定时更换胶布；监测患者酸碱、电解质平衡。

6. 引流管的护理 妥善固定腹腔引流管，观察引流液的颜色、性状，记录每日引流量；保持引流通畅，有出血情况时及时通知医生。

7. 饮食护理 拔除胃管后，指导患者进少量水；第2～3天后进全流质饮食，若进食后无腹痛、腹胀不适，可于第4天进半流质饮食逐步过渡到软食；少食多餐，可每日5～6餐，忌生冷、辛辣食物。

8. 肠造口的护理 教会患者及家属在术后住院期间学会造口的清洁以及造口袋的更换技巧，具体详见第一章肠造瘘的护理。

【并发症的处理及护理】

（一）中毒性巨结肠

1. 临床观察 见于急性暴发型溃疡性结肠炎及急性重症型患者。常在服用可待因、苯乙哌啶以及阿托品等抗胆碱能药物或服用泻剂如蓖麻油后诱发，也可在对急性期或腹泻严重患者行钡剂灌肠检查时诱发。扩张结肠多在横结肠和脾曲。患者出现间歇性高热，精神萎靡呈重症中毒状态，腹部很快膨隆，有压痛，肠鸣音减弱或消失。由于结肠快速扩张，肠壁变薄，血运障碍，易发生肠坏死穿孔，病死率极高。

2. 治疗及护理 患者应禁食，遵医嘱安置胃肠减压，建立静脉通道，快速补充水电解质积极完善术前准备，中毒性巨结肠为外科手术治疗适应证，一旦发生应尽快手术。

（二）结肠穿孔

1. 临床观察 多在中毒性巨结肠扩张基础上发生。穿孔后导致弥漫性腹膜炎或局限性脓肿，穿孔部位多在乙状结肠或结肠脾曲处。患者多出现高热及感染中毒症状，腹胀、左侧腹部广泛肌紧张。X线透视或平片检查膈下常有游离气体。

2. 治疗及护理 嘱患者立即禁食，遵医嘱安置胃肠减压；观察胃肠减压引流液颜色、量、性状，建立静脉通道给以肠外营养，纠正水电解质紊乱，完善术前准备，外科手术治疗，术后护理见本章节“护理措施”内容。

（三）下消化道出血

1. 临床观察 可出现下消化道反复大出血主要为直肠、结肠可广泛渗血，绝大多数表现为血便、脓血便。

2. 治疗及护理 单次出血量很多，可达数千毫升，甚至出现休克，需紧急手术治疗；若出血量较少则可遵医嘱给予止血药物、建立静脉通道快速补液、观察生命体征等治疗及护理。

（四）结直肠癌

1. 临床观察 癌变发生率为0.7%～8%，甚至可高达13%，比一般人高5～20倍。病程在10年以上，全结肠有广泛病变以及青少年、儿童期发病者，其癌肿发病率明显增高。癌肿可发生在全结肠的任何部位，5%～42%为多中心癌，且分化程度较低，多为低分化黏液癌，呈皮革状浸润肠壁生长，所以预后差。应定期行肠镜检查，对整个结肠做多处活检，以期尽早发现。

2. 治疗及护理 指导患者定期复查肠镜，长期随访，一旦确诊溃疡性结肠炎患者结肠癌变，应尽快就医，有外科手术指征则应尽快接受手术，切除病变部位并遵医嘱跟进放疗、化疗，具体护理详见结肠癌的护理。

【预防】

（1）指导患者卧床休息，尤其是在急性发作期和病情严重时，不宜过度劳累。

（2）合理选择膳食，减少对肠道有刺激食物的摄入，如过敏患者应减少致敏食物及损伤肠道药物的摄入。

（3）减少精神负担和精神创伤，避免因患者压力过大致高级神经功能紊乱而加重病情，避免感染疾病发生，保持较长的维持治疗，可减少复发。

（4）指导患者坚持长期用药的重要性，不能擅自停药、减药、漏药等，以免影响治疗效果，使得病情反复。

（5）对于病程长达数年、数十年的患者应定期随访，观察有无癌变。

【特别关注】

（1）溃疡性结肠炎患者焦虑、抑郁情绪的观察及心理干预。

（2）重型溃疡性结肠炎患者激素冲击治疗期间用药不良反应的观察及处理。

（3）UC 患者疼痛的干预及护理。

（4）溃疡性结肠炎患者随访。

【前沿进展】

炎症性肠病（inflammatory bowel disease，IBD）是一类发病机制未明的疾病，一般认为与遗传因素、免疫因素、环境因素及感染因素等有关，并认为是这四大因素综合作用的结果。炎症性肠病包括克罗恩病（Crohn's disease，CD）和溃疡性结肠炎（ulcerative colitis，UC），但是这两种疾病的发病机制不尽一致，不同细胞因子的水平也可能存在差异。近来研究表明，肠道干细胞的生物学行为主要受 Wnt、Notch、Hedgehog 以及 BMP 等信号途径调节。Wnt 信号传导途径主要调节肠道干细胞向肠黏膜细胞分化，Wnt 信号途径的激活导致细胞内 β-catenin-TCF4 复合体的形成，此复合体移位进入细胞核内以便于 TCF4 发挥转录因子的作用调控下游靶基因（如防御素）的表达。在结直肠癌的发生中通常存在 Wnt/β-catenin 信号途径的激活，由于炎症性肠病也存在着结直肠癌变的倾向，因此在了解 Wnt9b 这一 Wnt 信号途径的关键因子在炎症性肠病中的表达情况，为进一步研究炎症性肠病的结直肠癌变打下基础。研究的结果表明克罗恩病患者与溃疡性结肠炎患者血浆 Wnt9b 水平存在显著的差异，溃疡性结肠炎患者存在 Wnt9b 信号的激活，提示较克罗恩病而言，溃疡性结肠炎存在更为显著的炎症 - 肿瘤激活倾向。虽然目前 Wnt9b 参与溃疡性结肠炎激活的机制尚不十分清楚，但已有研究提示 Wnt9b 可能通过 Wnt 信号途径自身的激活或与其他信号途径交联发挥在炎症、肿瘤中的作用。

【知识拓展】

溃疡性结肠炎由于病程长，发作期和缓解期交替，患者对疾病的恢复缺乏信心，常表现为焦虑、抑郁、情绪不稳定，有的甚至产生轻生念头。其主要原因与患者缺乏疾病相关知识、对自己的心理问题认识不足和重视程度不够、不良生活方式有关。有研究表明，心理因素刺激可通过改变胃肠动力、内脏敏感性而加重胃肠道症状，长期处于持续性负性情绪中，使溃疡活动和症状加重。溃疡性结肠炎患者的病情变化、治疗效果与情绪等因素密切相关，抑郁、焦虑、紧张等情绪因素影响自主神经功能调节，引起肠运动、分泌功能障碍，从而影响病程。溃疡性结肠炎作为患者的应激源诱发抑郁、焦虑症状，而抑郁、焦虑又影响溃疡性结肠炎的康复和预后。

近年来，溃疡性结肠炎患者的治疗心理行为干预成为护理热点，其内容包括：首先建立良好的护患关系，良好和谐的护患关系是提高患者依从性的重要因素，在此基础上，通过介绍疾病的有关知识，反复强调溃疡性结肠炎的可治性，让患者对自身疾病形成全面正确的认识，鼓励其将消极的、伤害性的认知用积极的、健康的认知方式代替。同时，强调情感支持，责任护士每天进行心理护理和情绪干预，针对患者的心理问题采用安慰、疏导、帮助等措施来减轻患者的焦虑、抑郁情绪。指出患者目前存在的心理问题对疾病的不良影响，引导患者改变错误认知，介绍成功的病例，从而减轻患者的心理压力，调动患者的主观能动性，以积极的态度面对疾病，重新获得康复的信心。通过行为干预，使患者更多地掌握积极、科学的行为应对方法，纠正不良生活方式，坚持长期服药治疗，形成有规律的生活习惯和良好的行为模式。同时，运用患者的家庭支持系统，让家属了解疾病相关知识，使家属参与到患者的治疗中来，从而使患者、家属、医护更好地配合为患者服务。有研究表明，社会支持与患者治疗的依从性呈正相关，家庭支持是患者社会支持体系中重要的环节，家庭对患者情感上的支持与治疗上的督促，可以增强患者的依从性，提高治疗效果。通过实施心理行为干预，调整患者的情绪和心理状态，让其接纳症状，调动患者潜在应对和解决问题的能力，学会自我调节和应对的方法，对存在焦虑、抑郁的溃疡性结肠炎患者实施心理行为干预，有助于改善其心理健康水平，增强其自我护理的能力和治疗康复的依从性，从而提高患者的生活质量。

（刘春娟　卢春燕　李　卡）

第二节　克罗恩病的护理

【概述】

克罗恩病于1932年由Crohn、Ginzterg和Oppenheime最早描述，1973年，世界卫生组织医学科学国际组织委员会将本病命名为Crohn病。克罗恩病和溃疡性结肠炎（UC），统称为炎症性肠病（inflammatory bowel disease，IBD）。Crohn病过去又称为肉芽肿性肠炎、节段性肠炎或局限性肠炎，是一种病因不甚明确的胃肠道慢性炎性肉芽肿。病变多见于末段回肠和邻近结肠，但是从口腔至肛门各段消化道均可受累，呈节段性或跳跃式分布。发病年龄多在15～30岁，首发可出现在任何年龄组，无性别差异。

【病因】

克罗恩病病因不明，主要还是认为因感染、遗产、免疫等多因素相互作用所致。

（一）感染因素

一般认为病原微生物、食物及其他抗原均可作为Crohn病的促发因素，而病原微生物最为重要，副结核分枝杆菌和麻疹病毒感染是目前比较受关注的病原微生物。

（二）遗传因素

流行病学分析中发现Crohn病患者亲属发病率高于

普通人群，瑞典双胞胎登记中则发现单卵双胎同胞Crohn病发病率明显高于双卵双胎同胞。大多数学者认为Crohn病符合多基因病的遗传规律，是许多对等位基因共同作用的结果，且在一定的环境因素作用下由于遗传易感性而发病。

（三）免疫因素

Crohn病患者免疫反应出现异常表现，这主要有炎症病变中淋巴细胞、浆细胞、巨噬细胞、肥大细胞增加；患者外周血和肠黏膜T细胞活性增强、免疫反应增高；免疫抑制剂和糖皮质激素可以缓解疾病等变化有关。

【发病机制及病理】

克罗恩病为非特异性慢性炎症性疾病，可发生于消化道各部位，尤以回肠末端多见，可累及小肠、结肠、病变局限于结肠者较少见，可局限于肠管的一处或者多处，呈节段性分布，在病变早期病变肠段有黏膜充血、水肿、肠系膜淋巴结肿大，组织学可见全壁性炎症，肠壁各层水肿以黏膜下层最为明显，有充血、炎性细胞浸润、淋巴管内皮细胞增生与淋巴管扩张。随着疾病进展，可表现为全壁性肠炎，肠黏膜面有多数匐行沟槽或裂隙状纵行溃疡，可深达肌层并融合成窦道，有时可见散在炎性息肉。由于黏膜下水肿与炎性细胞浸润，使黏膜隆起层铺路卵石状。受累肠段因浆膜有纤维素性渗出有与邻近肠段、其他器官或腹壁粘连的风险；严重者病变肠袢间及与周围组织、器官粘连或因溃疡穿透而形成内瘘、外瘘，病程迁延、反复。

【诊断要点】

（一）临床表现

Crohn病的临床表现多种多样，千变万化。多数患者起病隐匿、缓减，初起症状不明显，从发病至确诊需数月或数年时间；少数患者起病急骤，易误诊为急性阑尾炎、肠梗阻等。其病程长短不一，活动期与缓解期交替，有终身复发倾向。随炎症病变的进展，最终导致肠管纤维化，肠腔狭窄、梗阻或穿透肠壁形成瘘管或侵入附近脏器、组织。

1. 消化道症状　表现为腹痛、腹泻、腹部肿块、瘘管形成、肛门直肠周围病变等，其中腹痛为最常见症状，常于进餐后加重，排便排气后缓解；出现持续性腹痛和明显压痛，提示炎症波及腹膜或腹腔内脓肿形成。约80%的病例有腹泻，主要与病变肠段炎症渗出、蠕动增加、继发吸收不良引起，炎症浸入肠黏膜致破损，粪潜血试验阳性，常带有恶臭，但少有脓血便。但在急性期，小肠病变广泛或结肠有溃疡性病变时可出现明显的血便，甚至发生消化道大出血和休克；由于肠粘连、肠壁增厚、肠系膜淋巴结肿大、内瘘或局部脓肿形成可在患者右下腹与脐周扪到包块，若腹部肿块固定则提示有粘连；因透壁性炎性病变穿透肠壁全层至肠外组织或器官而形成瘘管是Crohn病临床特征之一，可作为与溃疡性结肠炎的鉴别依据；结肠受累患者可见肛门直肠周围瘘管、脓肿形成及肛裂等病变。

2. 全身症状　多数患者有发热和营养障碍方面的全身症状。发热主要与肠道炎症活动、继发感染有关，有间歇性的低热或中度热，少数急性期的病例和并发急性穿孔者可出现高热；由于长时期的腹痛、腹泻、肠道功能减退，患者可有营养不良表现，消瘦、贫血、低蛋白血症等，儿童可有发育迟缓等。

3. 消化道外症状　Crohn病可有全身多个系统损害，如关节炎、杵状指、结节性红斑、虹膜睫状体炎、葡萄膜炎、小胆管周围炎、坏疽性脓皮病、口腔黏膜溃疡、硬化性胆管炎、慢性肝炎等。

（二）实验室及其他检查

1. 实验室检查　病员常有贫血症状、血清白蛋白降低，活动期可有白细胞增高、红细胞沉降率加快；粪潜血试验阳性等。

2. X 线钡餐检查　肠道可见黏膜壁粗乱、纵行性溃疡或裂沟、鹅卵石征、假息肉、多发性狭窄、瘘管形成等 X 线征象，病变呈节段性分布，对于病变肠段激惹钡剂很快通过可观察到钡餐通过时跳跃征、线样征等。

3. 结肠镜检查　可直接观察到肠管病变组织，可见纵行或匐行溃疡，溃疡周围黏膜正常或增生呈鹅卵石样、肠腔狭窄、炎性息肉，病理检查可在黏膜固有层发现非干酪坏死性肉芽肿或大量淋巴细胞聚集。

（三）鉴别诊断

Crohn 病目前尚无统一的诊断标准，主要依靠临床表现、X 线检查结合肠镜。需与各种肠道感染性或非感染性炎症疾病及肠道肿瘤鉴别；急性发作的患者需与阑尾炎，慢性发作时与肠结核及肠道恶性淋巴瘤；病变单纯累及结肠者与溃疡结肠炎进行鉴别。

【治疗】

本病以内科治疗为主，主要是控制病情活动、维持缓解、防治并发症。

（一）一般治疗

给予患者富含维生素、微量元素的高营养低渣饮食补充营养同时，对于无局部并发症的小肠 Crohn 病可控制病变的活动；腹痛、腹泻时可根据病情使用抗胆碱药或止泻药；合并感染者也可规范使用抗生素。

（二）药物治疗

1. 糖皮质激素 为控制病情活动最有效的药物，治疗时初始剂量要足，如泼尼松 30 ～ 40mg/d（重症患者甚至可达 60mg/d），病情缓解后每周递减 5mg 直至停药，疗程较长，维持因人而异。

2. 氨基水杨酸制剂 柳氮磺胺吡啶可以控制轻、中型患者病情，但主要适用于病变局限在结肠患者；美沙拉嗪对病变在回肠和结肠者均有效，并且可以作为缓解期的维持治疗用药。

3. 免疫抑制剂 对糖皮质激素治疗效果不佳或对糖皮质激素依赖的慢性活动病例可以选择硫唑嘌呤、巯嘌呤，之后再逐步减少糖皮质激素用量直至停药，但是需要注意监测患者有无白细胞减少等骨髓抑制用药不良反应。

（三）手术治疗

主要针对有经内科治疗无效的完全性肠梗阻，内科治疗失败无法闭合的瘘管与脓肿，急性穿孔、不能控制的大量出血的患者可以将病变肠段切除，但术后仍有复发风险。

【主要护理问题】

1. 腹泻 与肠黏膜炎症刺激蠕动、排便次数增加有关。

2. 疼痛 与肠黏膜炎症反应、溃疡有关。

3. 营养失调——低于机体需要量 与长期腹泻、肠消化吸收功能不良有关。

4. 焦虑 与病程长、发作期与缓解期交替出现疾病特点有关。

5. 知识缺乏 缺乏疾病相关知识。

【护理目标】

（1）患者腹泻次数有所减少或者因腹泻所致不适感降低。

（2）腹痛发生频率减少或者腹痛发生后得到及时控制。

（3）患者根据病情得到合理、有效的营养支持，体重、血清白蛋白等指标维持平衡。

（4）患者能够缓解焦虑情绪，配合治疗。

（5）掌握溃疡性结肠炎的相关知识和注意事项。

【护理措施】

（一）心理护理

目前对 Crohn 病仍无根治方法，其处理主要以非手术治疗为主，发生并发症时需采用外科治疗。这种处理虽然可以使多数患者获得临床症状缓解，有较好地生活质量但是因其复发率高，甚或是终生的，即使是手术切除病变肠段者也难幸免，患者遭遇疾病缠绵，承受极大的压力和精神负担，心理护理非常重要。所以针对患者产生不良情绪，心理安慰的同时还可以适当的进行疏导，鼓励患者发泄焦虑、恐惧等情绪，指导其保持乐观积极心态、与疾病长期抗战的信心配合治疗。

（二）休息与活动

养成良好的生活习惯，早睡早起避免过度劳累，劳逸结合，配合治疗使得疾病保持在缓解期，急性发作期时尽量卧床休息。

（三）饮食护理

指导患者食用易消化高营养低渣饮食，尽量减少对肠道的刺激加重腹泻，可以避免生、冷、硬、辛辣刺激、高纤维素食物；肠内要素饮食适用于无局部并发症的小肠 Crohn 病，可以控制疾病的活动性。

（四）疼痛护理

观察患者疼痛出现时间、持续强度以及发作频率变化，注意观察是否因梗阻、穿孔等并发症所致疼痛；明确原因后可适当给予镇痛药。

（五）用药护理

（1）向患者及家属讲解药物作用、用法、不良反应等相关知识。

（2）指导患者严格遵医嘱服用糖皮质激素、氨基水杨酸制剂、免疫抑制剂，不要擅自停药、减药，以防出现停药反跳现象加重病情。

（3）密切观察患者用药期间有无不良反应，如恶心、呕吐、食欲减退、皮疹、粒细胞减少等，出现症状应通知医生、及时处理。

（4）使用免疫抑制剂的患者需定期监测白细胞等血象指标。

（六）外科围手术期护理

1. 术前准备 患者多因并发症拟行急诊手术，明确手术指针应尽快进行手术准备，如抗生素皮试、术中用药、协助完善相关术前检查、更换清洁病员服。

2. 术后病情观察及护理 严密监测生命体征；观察伤口有无渗血渗液；观察腹部体征；观察并发症。

3. 疼痛护理 评估患者疼痛情况，遵医嘱给予镇痛药物，提供安静舒适的环境，采取适宜的体位；指导患者平稳呼吸，咳嗽时用手保护切口，以减轻疼痛。

4. 体位与活动 术后取平卧位，生命体征平稳后取半卧位以减轻腹部切口张力和疼痛，利于术后引流；术后鼓励患者多活动，尽早下床，避免肠粘连等并发症。

5. 禁食和胃肠减压　胃管安置期间患者禁食禁饮，注意保持口腔清洁；每日记录胃肠减压引流液颜色、量、性状；定时更换胶布；监测患者酸碱、电解质平衡等具体见第二章第四节胃管的护理。

6. 引流管的护理　妥善固定腹腔引流管、尿管，观察引流液的颜色、性状，记录每日引流量；保持引流通畅，有出血情况时及时通知医生。

7. 饮食护理　拔除胃管后，指导患者进少量水；第 2 ～ 3 天后进全流质饮食，若进食后无腹痛、腹胀不适，可于第 4 天进半流质饮食逐步过渡到软食；少食多餐，可每日 5 ～ 6 餐，忌生冷、辛辣食物。

【并发症的处理及护理】

（一）完全性肠梗阻

1. 临床观察　患者可出现腹痛、腹胀进行性加重，肠梗阻的原因多见于纤维性狭窄的形成，也可由于急性炎症水肿所致。少数由于脓肿或粘连包块压迫引起。肠梗阻开始为不完全性梗阻，经保守治疗可迅速缓解。可反复出现，最终出现完全性肠梗阻。

2. 治疗及护理　治疗遵循禁食、补液、胃肠减压原则，经过保守治疗无效，或者患者梗阻症状继续加重则应尽快手术解除梗阻。

（二）瘘管形成

1. 临床观察　病变侵及肌层及浆膜层，如进一步发展，与另一小肠肠段、结肠或邻近的内脏粘连穿透则形成内瘘；如瘘管通向膀胱、阴道，则尿道及阴道中排出肠内容物；肠瘘管可无症状或大量的腹泻（这取决于消化道中的流通量）；瘘管可向外延伸至皮肤，称为外瘘；往往发生于术后吻合口，也可能发生于无手术患者，常在肛门周围，偶尔在鼠蹊部或腰部出现。外瘘说明有广泛的肠周围炎，常被认为是手术治疗指征。

2. 治疗及护理 根据患者瘘管位置、开口方向、渗液多少选择适合的敷料进行局部伤口换药并配合全身抗感染治疗，如糖皮质激素、氨基水杨酸制剂、免疫抑制剂，待炎症有所控制后择期进行手术清创、修补。

（三）肠穿孔

1. 临床观察 Crohn 病发生肠穿孔是较少见的，这是因为受累肠管的浆膜面往往与邻近的结构粘连。患者可出现腹痛、腹胀、甚至穿孔后肠液渗出腹腔引起腹肌紧张、压痛、反跳痛等腹膜刺激征。

2. 治疗及护理 原则上应尽快手术治疗，修补穿孔部位或者无法修补则切除病变肠段。详见术后护理常规。

【预防】

本病复发的预防至今仍然是困扰临床的难题，美沙拉嗪或甲硝唑可以减少复发，但是其效果仍待验证。

【特别关注】

（1）Crohn 病患者临床诊断及鉴别诊断。
（2）Crohn 病患者并发症的观察及处理。
（3）Crohn 病患者预后以及随访。
（4）Crohn 病患者心理疏导及干预。

【前沿进展】

Crohn 病（CD）近年来在结核病流行的发展中国家

不断增多。肠结核是可治愈的疾病，而CD至今仍无根治药物和方法，容易出现狭窄和穿孔等并发症。因此，对临床表现、内镜及病理学特点相似、均主要依靠临床诊断的CD和肠结核进行出院后随访追踪，有利于进一步明确临床诊断的正确性、了解疾病的疗效和预后，同时又可总结CD和肠结核在长期治疗过程中的演变及鉴别特点，这也是临床医学的需要。

手术虽然对CD患者来说是“双刃剑”，但只要严格掌握手术指征，同时结合患者的临床表型选择手术时机和方式，对患者病情的缓解稳定可能有帮助。总之，在CD的治疗过程中，应强调治疗的难度，重视病情观察和区分不同的疾病转归，更强调个体化的治疗原则。

【知识拓展】

Crohn病与肠结核（interstinal tuberculosis，ITB）的发病率近年来均有上升趋势，在临床表现方面，腹痛、腹泻、便秘、血便、发热、盗汗、消瘦是CD和ITB共有的表现。CD以腹痛、水样便为主；ITB以腹痛及大便性状改变多见，发热和盗汗也相对多见。当病变早期局限于回盲部时，影像学表现及内镜下所见相似，甚至活检亦难以鉴别。内镜检查在鉴别CD和ITB中具有重要价值。两者均表现为黏膜充血水肿、糜烂、溃疡、节段性改变、肠腔狭窄、假性息肉、黏膜桥、回盲瓣受累。但仍各有特点：CD组表现纵行溃疡、鹅卵石征、节段性改变、假性息肉、黏膜桥均高于ITB组，且差异有统计学意义；ITB主要特点是环形溃疡、回盲瓣受累高于CD组。研究显示，ITB的常见部位在回盲部，其次依次为空回肠、结肠及直肠。而CD可发生于整个肠道的任何部位，主要好发于回肠末端和右半结肠。ITB则以黏膜充血水肿、肠腔狭窄为主要表现。ITB 的内镜下铺路石样改变未出现，单个的环形溃疡融合后为不规则状的环形溃疡，溃疡一般较深，覆盖较厚且牢固的白苔。CD 的结肠镜检查可以见到裂隙状、纵形溃疡、鹅卵石样改变，病变呈节段性分布。

（刘春娟　卢春燕　李　卞）

第三节　肠结核的护理

【概述】

肠结核（intestinal tuberculosis）是由结核分枝杆菌侵犯肠道引起的慢性特异性感染，常继发于肺结核，一般多见于中青年，女性稍多于男性，临床表现为腹痛、腹部肿块、腹泻便秘交替及全身中毒症状。因结核杆菌细菌毒力、数量、人体对其免疫反应程度的不同在病理上表现为溃疡型和增生型，溃疡型好发于回肠末端、增生型好发于回肠内部。

【病因】

肠结核主要是由人型结核分枝杆菌引起，少数患者可因感染牛型结核分枝杆菌致病，常继发于肺结核。主要的感染传播途径有经口感染、血行播散、直接蔓延。

【发病机制及病理】

肠结核的发病是人体与结核分枝杆菌相互作用而致病，当结核分枝杆菌通过经口、血行播散、直接蔓延等途径入侵肠道，且入侵的细菌数量较多、毒力较大、机体自身免疫能力下降、肠道功能紊乱时即有可能发病。肠结核主要位于回盲部，紧接着为升结肠、空肠、横结肠、降结肠、阑尾、十二指肠和乙状结肠，少数见于直肠。

该病的病理性质随人体对结核分枝杆菌的免疫力与过敏反应程度而定，若人体过敏反应强，则病变以炎症渗出性为主；当感染菌数量多、毒力大则有可能发生干酪样坏死形成溃疡，成为溃疡型肠结核；如果患者免疫状况好、感染轻，则可表现为肉芽组织增生和纤维化，成为增生型肠结核；两种病症都有称为混合型或溃疡增生型肠结核。

【诊断要点】

（一）临床表现

肠结核患者大多起病缓慢、病程长、早期症状不明显，患者就诊时可呈慢性病容、消瘦、苍白，临床表现为腹痛、腹部肿块、腹泻便秘交替及全身中毒症状。腹痛以慢性右下腹及脐周隐痛或绞痛为主；常有腹泻、稀便，偶有便秘，全身常伴体弱、消瘦、午后低热、盗汗、食欲缺乏等症状。病变波及结肠时可有黏液和脓血便；病变导致肠管形成环形瘢痕时可有肠梗阻症状；发生穿孔时有发热、腹膜炎症状。

（二）辅助检查

1. 纤维肠镜、组织活检　内镜下病变肠段黏膜充血、水肿、溃疡，有大小及形态各异的炎性息肉、肠腔变窄，组织活检可见干酪样坏死性肉芽肿或结核分枝杆菌则可确诊。

2. X 线检查　胃肠钡餐造影对于肠结核的诊断具有一定帮助，但需注意并发肠梗阻时慎做。

3. 实验室检查　血常规、粪潜血试验、结核菌素试验；粪潜血在炎症活动期常为阳性，红细胞沉降率明显增快可作为结核病活动程度的指标之一，结核菌素试验阳性有辅助诊断的价值。

（三）诊断要点

有肠外结核病史，尤其是肺结核病史；临床表现为腹泻、腹痛、右下腹压痛伴有发热、盗汗等结核毒血症状；结核菌素试验强阳性的患者应考虑肠结核。注意与炎性肠疾病相鉴别。

【治疗】

肠结核主要治疗目的是消除症状、改善全身情况、促进病灶愈合及防止并发症。

（一）抗结核化学治疗

肠结核治疗原则是早期、联合、适量、规律和全程；目的是彻底杀灭结核病变中的静止或代谢缓慢的结核分枝杆菌，防止获得性耐药菌的产生，使患者达到临床治愈和生物学治愈。治疗药物主要有异烟肼、利福平、乙胺丁醇，治疗时间原则上不低于 6 个月。

（二）对症治疗

严重腹泻或入量不足患者注意纠正水、电解质紊乱与酸碱平衡失调以及营养监测指标；腹痛可根据患者需要给予止痛药物；梗阻患者则遵医嘱进行胃肠减压以缓解梗阻症状。

（三）手术治疗

患者并发急性肠穿孔、完全性梗阻、慢性穿孔致瘘管形成内科治疗无效、肠道大出血等符合外科手术指征，可行急诊手术切除病变肠段做端端吻合，或者病变固定切除有困难可在病变肠段的近侧切断回肠将远端缝合、近端与横结肠侧侧吻合解除梗阻，二期切除病变肠段。

【主要护理问题】

1. 营养失调——低于机体需要量　与慢性腹泻、疾病消耗增加有关。

2. 舒适的改变　与慢性疼痛、腹泻等有关。

3. 知识缺乏

4. 潜在并发症　肠梗阻、肠穿孔等。

【护理目标】

（1）患者营养状况得到改善或维持。

（2）患者主诉不适感减轻或消失。

（3）患者能了解肠结核相关知识，配合治疗。

（4）患者未出现并发症或出现并发症得到及时处理。

【护理措施】

（一）心理护理

患者病程长，可有不同程度的悲观、焦虑、抑郁情绪，给予恰当的心理疏导，鼓励其保持乐观积极的治疗信心，配合长期、规范抗结核治疗。

（二）用药护理

进行抗结核药物治疗的知识宣教，使得患者和家属了解合理、规范、连续用药才能保证治疗效果，达到康复目的，不能私自停药、间断服药、减少药量。对于抗结核药物如利福平、乙胺丁醇等药物副作用，应密切监测药物不良反应，及时复诊。

（三）饮食护理

因疾病消耗特点，给予患者高能量、高蛋白、高纤维素、易于消化饮食，对于慢性腹泻患者则应低纤维素饮食，保证患者每日足量能量和营养素摄入，满足机体代谢，增加自身免疫力，对抗疾病消耗。

（四）休息与活动

结核活动期间嘱患者注意休息，避免过劳加重病情。

（五）外科手术护理

肠结核主要还是采用内科抗结核治疗和支持疗法，特别是有活动性肺结核或者其他肠外结核的患者需待病情稳定后再行外科手术，对于并发穿孔、完全性梗阻的急症患者方行急诊手术，手术护理内容见本章第二节 Crohn 病患者外科手术护理内容。

【并发症的处理及护理】

（一）肠梗阻

1. 临床观察 本病最常见的并发症，主要发生在增生型肠结核。溃疡型肠结核由于邻近腹膜粘连使肠曲遭受牵拉、束缚和压迫，或因肠溃疡愈合而有瘢痕收缩，可使肠腔狭窄引起梗阻。梗阻多系慢性进行性，常为部分患者，程度轻重不等，迁延时间较长，可严重地影响患者营养状况。少数可发展到完全性肠梗阻。

2. 治疗及护理 早期梗阻患者需遵医嘱禁食、安置胃肠减压，给予患者肠外营养支持及护理，若发生完全性梗阻则应尽快完善手术准备，外科手术解除梗阻，避免梗阻时间过长导致肠管坏死。

（二）肠穿孔

1. 临床观察 发生率次于肠梗阻，居第二位，主要为亚急性或慢性穿孔，可在腹腔内形成脓肿，溃破后形成肠瘘。急性穿孔较少见，常发生在梗阻近端极度扩张的肠曲，或见于有多段肠狭窄造成的闭锁性肠梗阻。溃疡型肠结核虽有肠曲周围组织粘连，溃疡一般不穿破进入游离腹腔，但在病情发展快，机体反应差时，溃疡可向深部穿透，引起急性穿孔。

2. 治疗及护理 遵医嘱安置胃肠减压、吸氧、抗生素皮试等术前准备，尽快手术治疗，术后对患者进行体位、饮食、引流管道、生命体征观察、伤口等护理常规。

【预防】

（1）加强结核病的卫生知识宣教，肺结核患者不能吞咽痰液，就餐使用公筷及分餐制，牛奶应灭菌后方可饮用，肠结核患者粪便需要消毒处理，防止病原传播。

（2）患者及家属了解正规、全程治疗肠结核的重要性，能够按时、按剂量坚持抗结核化学药物治疗，不能自行间断用药或停药，定期复查。

（3）劳逸结合、生活规律，保持良好的心态和治疗疾病的信心。

【特别关注】

（1）肠结核与炎性肠病的鉴别诊断。

（2）肠结核患者早期、联合、适量、规律和全程化学治疗。

（3）肠结核患者定期复查、随访。

【前沿进展】

胸腺肽 α_1 是从人胸腺提取物中纯化出来的一种生物活性因子，由 28 个不同的氨基酸联合成一个多肽，能够显著提高免疫细胞活性，提高患者的免疫功能，适用于免疫缺陷类疾病或其他病源菌感染引发免疫系统疾病。胸

腺肽 α_1 能通过提高淋巴细胞亚型表面受体的表达水平，提高免疫细胞的有丝分裂能力及分化能力，提高成熟 T 淋巴细胞在外周血液循环的表达水平，最终提高 $CD3^+$、$CD4^+$、$CD4^+/CD8^+$ 细胞的表达水平，优化患者的免疫功能，提高免疫力；胸腺肽 α_1 也能影响 NK 前体细胞的集聚，促进前 NK 细胞的补充和成熟，增强 NK 细胞的杀伤作用，从而增强机体的免疫功能。在传统治疗的基础上，联合胸腺肽 α_1 治疗肠结核患者，提高患者的免疫力。

【知识拓展】

随着结核感染在全球范围内的死灰复燃，目前结核的发病率呈升高趋势。肠结核是结核分枝杆菌侵犯肠黏膜引起的肠道特异性感染，部分肠结核与克罗恩病、溃疡型结肠炎及其他非特异性肠道炎症有相似的临床特征，缺乏特异性表现，鉴别诊断非常困难。结核 T 细胞斑点试验（T-spot-TB）通过检测结核感染后 T 细胞分泌的特异性 γ- 干扰素来诊断是否存在结核感染，对结核诊断的特异性和敏感性较高，有助于肠结核的诊断和鉴别诊断。结核杆菌 DNA 检测提高了结核诊断的特异性，有助于肠结核与克罗恩病的鉴别。

（刘春娟　呙宇兰　印义琼）

第四节　短肠综合征的护理

【概述】

短肠综合征（short bowel syndrome，SBS）是一种由于小肠广泛切除，残存肠道不能维持患者的吸收营养需求引起营养吸收和代谢障碍综合征，主要临床表现为顽固性腹泻、反复电解质紊乱、脱水、进行性营养不良等。

【病因】

导致成人 SBS 的常见原因有小肠扭转、肠梗阻、腹内疝引起的肠绞窄，创伤累及肠系膜血管、肠系膜血管的血栓形成或栓塞引起的大面积肠管缺血，因恶性肿瘤或广泛肠管病变（如 Crohn 病）而切除大量的小肠，因肠外瘘或肠梗阻反复发作而行肠切除手术者，由手术中进行错误的吻合而造成大量肠管被旷置等。小儿 SBS 则常为坏死性小肠结肠炎，空肠、回肠闭锁和中肠扭转。

【发病机制及病理】

食物的消化、吸收需要在小肠内完成，尤其是某些营养成分如铁、钙、在空肠吸收，维生素 B_{12}、胆盐、胆固醇等在回肠重吸收，各种原因行广泛小肠切除或旷置后，肠道吸收面积显著减少，相应成分营养物质的吸收也将会受到一定影响，从而导致水、电解质代谢紊乱以及各种营养物质吸收障碍综合征。一般来说若小肠切除范围小于 50% 可不出现短肠综合征，但是当小肠残留不足 1 米，则会产生不同程度的消化、吸收代谢障碍，发生水、电解质紊乱。

【诊断要点】

（一）临床表现

患者早期可出现不同程度的水样腹泻，多数人并不十分严重，但是少数重症患者每日可以排出水样便 2.5 ～ 5L，肠道消化、吸收功能大大的减弱或者丧失，患者频繁的腹泻，有可能致其出现脱水、血容量下降、电解质紊乱、酸碱失衡；随着机体内环境逐渐稳定，肠道功能开始缓慢恢复、水分流失量逐渐减少，肠段代偿性增生，可达1～2年；直至小肠段功能逐渐趋于正常，仍需辅助营养。

（二）辅助检查

（1）CT。

（2）实验室检查：生化、电解质等。

（3）腹部X线钡餐检查。

（三）诊断要点

结合病史，患者经历手术广泛小肠切除或旷置。

【治疗】

目前短肠综合征的治疗需长期依赖肠外营养和肠内营养，被动等待患者适应短肠状态。其治疗措施包括早期维持内环境的稳定、减少消化液的分泌、纠正水电解质紊乱、营养支持；后期包括营养支持、肠康复治疗、手术治疗、小肠移植等。

【主要护理问题】

1. 营养失调——低于机体需要量　与小肠缩短导致食物严重消化、吸收不良有关。

2. 舒适的改变　与频繁腹泻等有关。

3. 潜在并发症　电解质紊乱、营养代谢障碍、静脉相关性并发症。

4. 有皮肤完整性受损的危险　与腹泻引起肛周皮肤浸渍有关。

【护理目标】

（1）患者营养状况得到改善或维持。

（2）患者主诉不适感减轻或消失。

（3）未发生相关并发症或并发症发生后能得到及时治疗与处理。

（4）腹泻患者保持肛周皮肤清洁干燥，不发生破溃。

【护理措施】

（一）心理护理

患者病程长、康复周期长、治疗期间病情有可能反复，应帮助其树立战胜疾病的信心，保持良好的心态和情绪，给予恰当的心理支持或疏导。术后根据病情给予相关的知识指导及宣教。静脉导管应定期维护，保持通畅，避免脱出，保证静脉营养支持。

（二）病情观察

（1）在疾病早期患者腹泻频繁，应动态监测生命体征以及水、电解质平衡，避免因腹泻丢失过多的体液造成脱水。

（2）小肠吸收面积受限，监测患者营养观察指标体重、血清白蛋白、血红素、胆固醇等。

（3）患者皮肤保持清洁干燥，是否受到粪水刺激、浸渍发生粪水性皮炎 / 禁性皮炎。

（三）营养支持的护理

1. 肠外营养的护理　消化道因小肠被切除后消化、吸收功能受到影响不能满足患者营养需要，故在其功能代偿恢复正常前需要给予肠外营养补充。遵医嘱计算患者每日所需能量及特殊营养物质需要给予肠外营养剂输注，配制肠外营养液需现配现用，根据肠外营养支持时间选择合适的静脉通道，一般来说超过 7 天的患者尽量使用中心静脉，避免静脉反复穿刺以及化学药物高浓度、高渗透压对外周静脉的损害。中心静脉护理见表 3-1。

表 3-1　中心静脉导管常规护理内容

导管类型	经外周静脉中心静脉导管置管（PICC）	锁骨下中心静脉置管（CVC）
穿刺	由静脉治疗专科护士进行穿刺（盲穿法、超声引导下穿刺）	锁骨下静脉穿刺由医生进行穿刺（盲穿法）
导管留置时间	有效期为 7 天至 1 年	不超过 2 周
导管固定	施乐扣固定导管 透明敷贴贴保护穿刺点	皮下缝线固定导管 敷贴再次固定
导管维护	严格无菌操作原则进行输液 每周至少 1 次更换肝素帽、敷贴 输液完毕脉冲式生理盐水冲管 肝素稀释液正压封管	严格无菌操作进行输液 每周至少 1 次更换肝素帽、敷贴 输液完毕脉冲式生理盐水冲管 肝素稀释液正压封管
拔管	治疗完成后由静脉治疗专科护士床旁拔管	治疗完成后由医生拆线后拔管

2. 肠内营养的护理

（1）患者病情稳定在后期治疗中可由肠外营养逐渐开始肠内营养。根据情况给予高蛋白、高热量、高维生素、低脂、易消化、少渣食物。

（2）先从单一的盐溶液或糖溶液循序渐进，逐步增加量，根据患者肠道功能逐步向高能量、高蛋白、低纤维素的饮食过渡。

（3）进食不能满足机体能量需要者，可以选择肠外营养作为补充。

（4）遵医嘱给予对小肠功能有促进作用的某些特殊物质，如谷氨酰胺、短链脂肪酸、纤维素、生长激素等可联合应用，共同促进小肠生长，缩短代偿过程。

（四）活动与休息

指导患者每日适量活动，劳逸结合。疾病早期活动无耐力则可半卧位为主，增加床上运动，可在搀扶下适当下床沿床边活动，随着肠功能逐步代偿，患者体力随之逐步恢复可在搀扶下适当屋内活动。

【并发症的处理及护理】

（一）营养不良

1. 临床观察 患者切除/旷置肠管长度及部位会导致营养物质消化吸收受到影响，如回肠是吸收结合型胆盐及内因子结合性维生素 B_{12} 的特定场合，切除后造成的维生素 B_{12} 缺乏会导致贫血；钙吸收不良所致低钙血症表现等。动态监测患者营养观察指标如生化、血常规，是否存在水、电解质紊乱。

2. 治疗及护理 动态观察营养不良并发症并结合肠外营养治疗，补充患者机体所需成分，根据患者身高、体重、体质指数、血清白蛋白水平补充营养，针对不同时期合理选择进行肠外营养、肠内营养、经口营养。

（二）静脉导管相关感染

1. 临床观察 依据患者肠外营养时间的长短合理选择静脉通道，动态观察有无静脉相关性感染，有无穿刺部位红、肿、热、痛表现；全身是否存在感染表现如发热、白细胞增高等。

2. 治疗及护理 在静脉输液治疗操作中严格无菌操作，妥善维护静脉导管；必要时全身使用抗生素治疗；穿刺点及周围皮肤使用水胶体敷料、喜辽妥外敷、局部封闭；必要时拔出导管。

【预防】

在实施小肠切除手术中，在保证患者生命基本安全的情况下尽可能的保留主要部位的、有足够长度的、具有活性的肠管是减少本病发生的重要措施。

【特别关注】

（1）短肠综合征的临床表现。
（2）中心静脉置管的护理。
（3）并发症的早期观察及处理。

【前沿进展】

小肠移植的概念不仅局限于传统意义上的单独小肠移植，还包括肝肠联合移植和腹腔多器官簇联合移植。肝肠联合移植适用于肠衰竭合并全肠外营养所致的肝功能衰竭，腹腔多器官联合移植包括胃、胰腺、十二指肠、小肠及肝脏。小肠移植的绝对适应证是肠功能衰竭，肠功能丧失营养自主性。小肠移植的相对适应证：

（1）各种原因所致小肠广泛切除术后的短肠综合征。包括先天性小肠闭锁、肠扭转所致小肠广泛坏死、坏死性小肠结肠炎、创伤、肠系膜血管或门静脉系统血栓形成或缺血、克罗恩病反复手术所致小肠广泛切除。

（2）消化道动力障碍。包括慢性假性肠梗阻、内脏神经病变、消化道神经节细胞缺如。

（3）先天性肠黏膜病变导致的严重吸收不良病，如微绒毛包涵体病、绒毛状肠病。

（4）放射性损伤。

（5）难以控制的分泌性腹泻。

（6）自身免疫性肠炎。

（7）先天性消化道畸形。如腹裂、先天性小肠闭锁。

（8）局限性硬纤维瘤。

（9）多发性息肉病，如 Gardner 综合征。

【知识拓展】

1959 年，美国 Minnesota 大学 Lilleher 施行首例犬自体小肠移植。1964 年，美国 Deterling 首先施行 2 例人小肠移植，均因排斥反应于术后 2 天内切除坏死小肠。1988 年，德国科隆成功完成首例单纯小肠移植。1988 年加拿大 Grant 等成功施行人肝肠联合移植。目前，小肠移植患者 1 年和 5 年存活率分别达 70% 和 45%，但国外一些先进的移植中心患者术后生存率远远高于这一水平，如美国 Pittsburgh 大学小肠移植患者的 1 年和 5 年生存率分别高达 91% 和 75%，有功能的移植物 1 年和 5 年存活率分别高达 86% 和 61%。ITR 资料同时显示，小肠移植完成例数也在逐步增加。在小肠移植经验基础上，借鉴国外先进经验和技术，如小肠移植的外科技术方法，部分免疫耐受诱导方案应用，围手术期感染预防方案及营养支持策略都需要改进，这些都是提高小肠移植存活率的关键。

（李　卡　刘春娟　印义琼）

第五节　小肠破裂的护理

【概述】

小肠盘曲于腹腔内位于腹中，在腹腔分布广，上端接幽门与胃相通，下端通过回盲部与大肠相连，是食物消化吸收的主要场所，全长 3 ～ 5 米，分为十二指肠、空肠和回肠三部分。小肠位于大部分腹前壁之下，相对表浅，损伤机会多，且常同时有多处破损。各种外力的作用所致的小肠穿孔称为小肠破裂。在闭合性损伤剖腹探查的患者中，小肠损伤占 5% ～ 20%。

【病因】

小肠破裂主要因外力作用引起，原因可分为开放性损伤如刀刺、枪弹、弹片等锐器或火器伤；闭合性损伤如高处坠落、碰撞、冲击、挤压、拳击等钝性暴力所致。

【发病机制及病理】

小肠受到锐器、火器或者暴力作用后，发生穿孔、破裂，消化液由裂口进入腹腔引起腹膜炎表现，因小肠破裂部位、受伤类型、裂口大小等其病情严重程度略有差异。

【诊断要点】

（一）临床表现

主要有腹痛、腹胀、腹膜炎，可伴有休克。由于小肠壁厚，血运丰富，故无论是穿孔修补或肠段切除吻合术，其成功率均较高，发生肠瘘的机会少；部分患者因小肠裂口较小或者裂口被纤维蛋白素、黏膜组织堵塞，消化液外漏少可无弥漫性腹膜炎表现。

（二）辅助检查

（1）诊断性腹腔穿刺和腹腔灌洗术。

（2）X 线检查：了解有无相邻骨组织和器官损伤，腹腔游离气体是胃肠道损伤的重要诊断依据。

（3）B 超：主要用于诊断小肠相邻肝、脾、胰、肾等实质器官有无损伤，有无腹腔积液，并可以在 B 超引导下进行腹腔穿刺。

（4）CT/MRI：对于腹腔损伤脏器情况全面了解，十二指肠肠壁间血肿和血管损伤时血管选择性造影有一定的诊断价值。

（三）鉴别诊断

对发生腹部闭合性损伤，腹部体征不重的患者应警惕是否有远段小肠破裂，以防延误诊治；上腹部暴力闭合性损伤患者剖腹探查时需仔细检查有无小肠破裂。

【治疗】

小肠破裂患者一旦确诊应尽快手术，并在术中进行全小肠及其系膜系统探查；明确破裂部位以防止肠内容物继续渗出污染腹腔；存在系膜血肿的患者也应细致检查以免遗漏小的穿孔；手术一般以修补为主，若损伤严重影响肠壁血液循环则可行部分小肠切除吻合术。

【主要护理问题】

1. 舒适的改变　与疼痛等有关。

2. 焦虑/恐惧　与患者对便血的恐惧、担心预后有关。

3. 体液不足　与损伤致出血、渗出液有关。

4. 潜在并发症　休克、腹膜炎及肠瘘、短肠综合征等。

【护理目标】

（1）患者主诉不适感减轻或消失。

（2）患者焦虑/恐惧程度减轻，配合治疗及护理。

（3）患者体液维持平衡，血压维持正常，尿量正常。

（4）术后未发生相关并发症或并发症发生后能得到及时治疗与处理。

【护理措施】

（一）术前护理

1. 心理护理　针对患者及家属急诊遭受暴力的心理

状况，进行针对性心理护理。

2. 病情观察

（1）监测生命体征。

（2）观察腹部症状和体征，注意有无其他腹腔脏器损伤、骨折等合并症；有无腹痛、腹胀、腹肌紧张、压痛、反跳痛等急性腹膜炎表现；有无出血、休克等并发症。

（3）积极抗休克治疗。

3. 术前常规准备

（1）禁食禁饮，静脉补液。

（2）忌灌肠：避免感染扩散。

（3）协助完善相关术前检查：心电图、B 超、凝血功能等。

（4）抗生素过敏试验，术前半小时应用足量抗生素以防感染。

（5）术前备皮：范围包括下腹部、会阴、腹股沟区、肛门及肛周。

（6）术晨与手术室人员进行患者、药物核对后，送入手术室。

（二）术后护理

1. 体位与活动

（1）全麻清醒后（生命体征平稳），采取半坐卧位。

（2）术后第 1 天可在搀扶下沿床边适当活动。

（3）术后第 2 天可在协助下在室内活动，循序渐进，逐步增加活动量。

2. 病情观察

（1）监测生命体征，观察皮肤、伤口情况。

（2）观察患者排便情况，预防便秘。

3. 饮食护理

（1）肛门排气前：禁食禁饮，持续胃肠减压，静脉补液以维持水、电解质平衡。

（2）待肠蠕动恢复，肛门排气后，拔除胃管，开始进食高蛋白、高热量、高维生素、低脂低渣流质饮食，逐渐过渡到普食。

4. 引流管护理

（1）妥善固定，并保持引流通畅。

（2）修补组织附近引流管需在证实已愈合时再拔出；即患者进食后无腹胀、腹痛、引流液无消化液漏出第 2 天开始考虑拔出。

5. 加强会阴及尿管护理　及时清洁尿道口、阴道和肛门，去除分泌物。

【并发症的处理及护理】

（一）腹腔感染

1. 临床观察　其主要临床表现为腹痛、腹肌紧张，以及恶心、呕吐、发热，严重时可致血压下降和全身中毒性反应，如未能及时治疗可死于中毒性休克。部分患者可并发盆腔脓肿、肠间脓肿和膈下脓肿、髂窝脓肿及粘连性肠梗阻等。

2. 治疗及护理　及时观察患者腹部体征，出现腹部压痛、反跳痛、腹肌紧张的腹膜炎典型表现时提示有腹腔内感染应尽快手术探查穿孔、破裂小肠部位进行修补或者肠切除、肠吻合，护理见术后护理常规措施及内容。

（二）休克

1. 临床观察　由于患者创伤后腹腔大出血、创伤、中毒各种严重致病因素引起的急性有效循环血量不足导致的以神经－体液因子失调与急性循环障碍为临床特征的临床综合征。患者根据不同休克期，有体循环血量不足的表现，休克早期血压可维持正常、心率加快；失代偿期则可出现血压下降。

2. 治疗及护理 密切观察患者生命体征，血压逐渐下降、心率不断增快者需注意有无休克，建立静脉通道，快速补充液体纠正水电解质紊乱；尽快手术探查解除病因。

【预防】

（1）加强宣传劳动保护、安全生产、安全行车，遵守交通规则的知识，避免发生意外损伤。

（2）普及各种急救知识，在发生意外事故时，能进行简单基本的急救与自救。

【特别关注】

（1）小肠破裂的临床表现。

（2）小肠破裂的诊断及鉴别诊断。

（3）小肠破裂术后的病情观察与护理。

【前沿进展】

临床上常有腹部闭合性小肠破裂伤延误诊断和处理不当而造成严重后果。腹腔镜诊疗腹部闭合性小肠破裂伤，是近年来迅速兴起的一种微创治疗新方法，能提供早期诊疗和避免不必要的剖腹探查，使患者受益，具有创伤小、探查确诊率高、恢复快、不易发生肠粘连，兼有诊断、治疗双重功能，特别是对临床诊断困难者，可避免不必要的误诊和漏诊。

急诊腹腔镜手术可以对腹部闭合性小肠破裂伤及时

快速做出诊断和处理，腹腔镜诊断闭合性腹外伤准确率可达 97%，高于任何无创检查及腹腔穿刺和灌洗。通过腹腔镜技术可以使 60% ～ 70% 不能明确诊断的闭合性腹部外伤患者免于剖腹探查。腹腔镜广角度和多角度的灵活性能直接窥视到腹腔内脏器受伤的确切部位及损伤程度，可及早做出诊断，避免了可能存在的盲目性、假阳性、假阴性。且腹腔镜对胃肠道功能的抑制处于最低限度，有利于患者术后胃肠功能的恢复。根据患者的具体情况，采取不同的手术方式。单处较小的腹部闭合性小肠破裂伤可采用腹腔镜下间断双层缝合修补，较大或多处破裂行腹腔镜辅助下小肠部分切除吻合术。复杂病例可选择中转进腹，是临床治疗腹部闭合性小肠破裂伤安全、可靠、疗效确切的方法和手段。

【知识拓展】

腹部闭合性小肠破裂伤是因暴力使小肠受挤压于腰椎，造成被挤压肠管内容物急骤向上、向下移动，形成高压闭袢性肠段，故受伤部位中，小肠相对固定部位少于中间部位。大多数青壮年男性受损伤，多发生于交通事故和劳动损伤，是其主要致伤原因。应详细询问病史和受伤经过，外伤的性质和受力的方向和大小。伤后即出现持续性腹痛，查体有明显腹膜炎体征者，B 超及 X 线检查提示腹腔积液及气腹征，可明确诊断。部分患者因破裂的肠管裂口较小，特别是直径不到 1cm 的小肠破裂，肠壁收缩，炎性纤维膜被覆，大网膜覆盖等因素使破裂口迅速封闭，导致症状隐匿，容易误诊。小儿、老人及合并其他脏器损伤误诊率较高，特别是昏迷及休克患者，更容易漏诊。国内对腹部闭合伤致肠破裂的漏、误诊率的报道多在 10% 以上，病死率可高达 15%。迟发性肠破裂伤由于肠管全层或分层裂伤，或形成肠壁间血肿引起，影响早期诊断。

（李　卡　刘春娟　陈　玲）

第六节　小肠肿瘤的护理

【概述】

小肠是人体重要的消化器官，是消化吸收的主要场所，由于其特定的解剖结构，如蠕动多、管腔较长并盘旋于腹腔内位置不固定，并且大多数小肠病变往往临床症状不典型等，使得小肠疾病一直是消化系统疾病诊治中难点，小肠肿瘤发病率较胃肠道其他部位低，约占胃肠道肿瘤的 1% ～ 3%，但临床症状不典型且以恶性肿瘤为主，其中 75% 为恶性肿瘤；良性肿瘤以腺瘤、平滑肌瘤常见。

【病因】

小肠肿瘤的病因目前尚不明确，可能与以下因素有关：

（1）小肠腺瘤样息肉、腺癌和某些遗传性家族性息肉病关系密切。

（2）厌氧菌可能在一部分小肠肿瘤中起一定作用。

（3）免疫增生性小肠疾病(immuno proliferative small intestinal disease，IPSID）被认为是淋巴瘤的癌前病变，各方面的证据均提示感染可能在 IPSID 淋巴瘤的发生发展中起着重要作用。

（4）炎症性肠病具有发展为小肠恶性肿瘤的倾向性。

（5）一些疾病如口炎性腹泻、Crohn 病、神经纤维瘤病、某些回肠手术后与腺癌的发生有关；另一些疾病如结节性淋巴样增生、AIDS 则与非霍奇金淋巴瘤有关。

（6）化学性致癌剂如二甲基肼、氧化偶氮甲烷在小肠肿瘤的发生中可能起一定的作用。

【发病机制及病理】

小肠肿瘤有良性及恶性两类。良性肿瘤较常见的有腺瘤、平滑肌瘤，其他如脂肪瘤、纤维瘤、血管瘤等。恶性肿瘤以恶性淋巴瘤、腺癌、平滑肌肉瘤、类癌、间质瘤等比较多见。腺癌可突向肠腔内生长，呈息肉样，也可沿肠壁浸润生长，引起肠腔狭窄，一般腺瘤和癌常见于十二指肠。其他则多见于回肠和空肠。此外，小肠还有转移性肿瘤，可由胰腺、结肠和胃癌直接蔓延，也可从远处经淋巴管或血行播散而来，如卵巢癌、黑色素瘤等。

【诊断要点】

（一）临床表现

小肠肿瘤因病程不同，症状也不尽相同，无特有的临床症状，早期确诊较难，约有 20% 患者可没有任何症状，大部分患者可有通常因肿瘤牵伸所致的腹部疼痛、腹部可触及包块、在出现并发症时以肠梗阻、消化道出血等相关症状首发。肿瘤所在位置及出血量有不同，患者大便可呈咖啡色、棕红色、酱红色至鲜红色，如在回肠末端肿瘤大量出血，则血色鲜红，近端空肠可出现呕血及柏油样便。平滑肌肿瘤、血管瘤和恶性淋巴瘤的出血率高。腔外型平滑肌肿瘤偶可破溃造成腹腔内出血；肿瘤生长也可以导致肠腔狭窄、堵塞，还可引起肠套叠、肠腔受压或肠管扭转。

（二）辅助检查

1. 肠镜 应用内镜检查小肠病变，由于操作困难，成功率较低；同时因受内镜视野所限，诊断率亦不高。十二指肠镜或儿童结肠镜能较清楚观察十二指肠悬韧带以下60cm以内的空肠；探头型小肠镜虽然约50%病例内镜能到达回肠远端，但是由于视域限制仅能窥视50%～70%的小肠黏膜。

2. 腹部X线检查 小肠肿瘤X线可见充盈缺损，肠袢推移，龛影，软组织阴影、黏膜形态改变、肠壁僵硬和蠕动迟缓；肠管狭窄、套叠或梗阻等图像。而X线钡剂检查则由于钡剂在小肠充盈不连续，影像迂回重叠和小肠蠕动快等原因，正确诊断率仅50%。常用检查有小肠低张气钡双重造影、钡剂甘露醇造影、小肠分段造影。

3. CT 某些小肠肿瘤如脂肪瘤、平滑肌肿瘤、恶性淋巴瘤有特定的CT和MRI影像学所见，是有价值的诊断方法。了解肿瘤大小、位置及肿瘤和周围组织的关系，根据肿瘤组织密度推断其性质，同时尚能判定有无腹腔内淋巴结、肝、脾等器官转移。

4. 实验室检查 血常规、粪便常规、生化等，在肿瘤出血的情况下患者可出现贫血表现，如红细胞和血红蛋白的降低；并发腹腔感染时，白细胞计数升高，中性粒细胞比例增加；粪潜血试验可为持续阳性；如果临床表现为类癌综合征，定量测定尿液5-羟胺吲哚乙酸和血液的5-羟色胺水平可确定诊断。

【治疗】

诊断一旦确立，应早期手术切除。较小或带蒂的小肠良性肿瘤可行局限性切除，较大的或者局部多发的患者可做部分肠切除、肠吻合术；明确病变部位的小肠恶性肿瘤，主张积极外科手术根治，需连同肠系膜及区域淋巴结做根治性切除，主要手术方式有左半结肠根治术、右半结肠根治术、全结肠切除术；如有梗阻、转移无法切除则可行短肠姑息性手术；类癌综合征的患者可使用抗组胺药物、氢化可的松治疗。

【主要护理问题】

1. 焦虑 / 恐惧　与患者对癌症的恐惧、担心预后有关。

2. 营养失调——低于机体需要量　与食欲减退、消化吸收不良、恶性肿瘤所致的消耗增加有关。

3. 舒适的改变　与疼痛等有关。

4. 潜在并发症　出血、感染、肠瘘、短肠综合征等。

【护理目标】

（1）患者焦虑 / 恐惧程度减轻，配合治疗及护理。

（2）患者营养状况得到改善或维持。

（3）患者主诉不适感减轻或消失。

（4）未发生相关并发症或并发症发生后能得到及时治疗与处理。

【护理措施】

（一）术前护理

1. 心理护理

（1）解释小肠肿瘤外科治疗的必要性、需要手术方式、注意事项。

（2）鼓励患者表达自身感受、克服对肿瘤的恐惧心理。

（3）教会患者自我放松的方法。

（4）针对个体情况进行心理护理。

（5）鼓励患者家属和朋友给予患者关心和支持。

2. 营养支持

（1）根据情况给予高蛋白、高热量、高维生素、低脂、易消化、少渣食物。

（2）不能进食者遵医嘱静脉补充热量及其他营养物质。

3. 病情观察及护理

（1）观察并记录患者腹部体征及粪便情况。

（2）消瘦患者注意观察皮肤状况并加强护理。

（3）腹泻患者注意对出入量和电解质的观察。

（4）血便患者注意观察生命体征、出血量、尿量和使用止血药物的效果。

（5）穿孔患者按急性腹膜炎进行护理。

4. 术前常规准备

（1）术前行抗生素皮试，术晨遵医嘱带入术中用药。

（2）协助完善相关术前检查：心电图、B 超、出凝血试验等。

（3）术前一日肠道准备，小肠肿瘤大小不影响肠道通过性，无梗阻征象的患者可遵医嘱指导其口服洗肠液如 PS 液等；有梗阻患者可依梗阻部位采用低压灌肠术前排空大便。

（4）术晨更换清洁病员服。

（5）术晨备皮：范围为上至双乳连线平面，下至耻骨联合，两侧至腋中线。

（6）术晨建立静脉通道。

（7）术晨与手术室人员进行患者、药物核对后，送入手术室。

（8）麻醉后置尿管。

（二）术后护理

1. 术后护理常规

（1）了解麻醉和手术方式、术中情况、切口和引流情况。

（2）持续低流量吸氧、持续心电监护。

（3）床档保护防坠床。

（4）严密监测生命体征伤口观察及护理观察伤口有无渗血渗液，若有，应及时通知医生并更换敷料。

（5）观察腹部体征，有无腹痛腹胀等。

（6）各管道观察及护理输液管保持通畅，留置针妥善固定，注意观察穿刺部位皮肤有无红、肿、热、痛等静脉炎表现；尿管按照尿管护理常规进行，一般术后第 1 天可拔除尿管，拔管后注意患者自行排尿情况；腹腔引流管参照腹腔引流管护理相关要求；胃管护理详见胃管护理内容。

（7）评估患者疼痛情况，对有镇痛泵（PCA）患者，注意检查管道是否通畅，评价镇痛效果；没有 PCA 的患者遵医嘱给予镇痛药物。

（8）提供安静舒适的环境基础护理做好口腔护理、尿管护理、定时翻身、雾化、患者清洁等工作。

2. 体位与活动

（1）患者全麻清醒前去枕平卧位，头偏向一侧。

（2）全麻清醒后手术当日低半卧位。

（3）术后第 1 天半卧位为主，增加床上运动，可在搀扶下适当下床沿床边活动。

（4）术后第 2 天半卧位为主，可在搀扶下适当屋内活动；术后第 3 日起适当增加活动度。

（5）活动能力应当根据患者个体情况，循序渐进，对于年老或体弱的患者，应当相应推后活动进度。

3. 饮食护理 患者术后鼓励活动，拔除胃管后可指导患者适量饮水，无不良反应后进流质饮食，之后逐步过渡至正常饮食。若手术切除肠段较长者应该在后期饮食中加入肠内营养经口进食要素饮食。同时注意随时监测营养评分。

4. 健康宣教 患者多为恶性肿瘤，术后放化疗期间应定期门诊随访，检查肝功能、血常规等；术后每 3 个月复查一次，半年后每半年复查一次，至少复查 5 年。根据体力适当活动。忌刺激性食物、坚硬食物、易胀气食物，忌烟酒。

【并发症的处理及护理】

（一）肠梗阻

1. 临床观察 1/3 的患者可发生肠梗阻。一般为慢性不完全性肠梗阻，呕吐及腹胀不十分显著。其特点是肠梗阻可反复发作及自行缓解。

2. 治疗及护理

不完全性肠梗阻患者应暂禁食、禁饮，根据梗阻严重程度给予胃肠减压；并合理进行肠外营养支持；完全性肠梗阻患者则需积极完善术前准备，手术切除肿瘤或进行肠造瘘解除梗阻。

（二）肠穿孔与腹膜炎

1. 临床观察 发生率为 8.4% ～ 18.3%。部分是在肠梗阻的基础上发生的，其他病例则因肿瘤侵犯肠壁发生溃疡、坏死、感染而致肠穿孔，急性穿孔引起弥漫性腹膜炎，死亡率极高。慢性穿孔可发生肠袢间粘连、炎性包块、脓肿及肠瘘。

2. 治疗及护理 患者出现腹腔感染有发热、腹膜炎症状，短程联合使用抗生素，采取保护性隔离措施。发生肠瘘患者在开始进食后，出现腹痛、急性腹膜炎的症状、血象增高，口服亚甲蓝后，伤口敷料、引流液出现蓝染、腹腔引流管引流量增加。应积极禁食，进行胃肠减压营养支持，充分引流、抗感染，保护瘘口周围皮肤。

（三）消化道出血与贫血

1. 临床观察 发生率为 18.1% ～ 27.9%，常见于黏膜下肿瘤。出血原因主要是由于肿瘤表面糜烂、溃疡、坏死所致。如长期的隐性出血，患者发生贫血。

2. 治疗及护理 出血胃管或者粪便持续有新鲜血液，2 小时内鲜红色血液＞ 100ml 或 24 小时＞ 500ml，伤口敷料持续有新鲜血液渗出。可采取保守治疗用止血、制酸药局部用收缩血管药物；保守治疗无效者应及时行再次手术。

【预防】

（1）养成良好的生活、饮食习惯，禁烟忌酒，适量活动、锻炼身体，提高机体免疫抵抗力。

（2）避免与致癌物质接触，如进食含有亚硝酸盐的食物（烟熏食品、泡菜等）。

（3）定期体检，有腹痛等腹部不适应及时就医。

【特别关注】

（1）小肠肿瘤患者的诊断要点。

（2）小肠恶性肿瘤患者的心理护理。

（3）小肠恶性肿瘤患者术后护理及随访。

【前沿进展】

65% 的十二指肠癌发生在十二指肠乳头周围，20% 发生在乳头上部。因此，一般情况下均需行胰十二指肠切除术。扩大的腹膜后淋巴结清扫术并未增加存活率。病灶小且靠近幽门的病变可行胃大部切除术，但切缘必须距肿瘤 2cm 以上。近年来，保留幽门的胰十二指肠切除术对维持患者胃肠道生理功能有帮助，是否引起术后胃排空迟缓仍有争论。在此基础上，国外近年采用保留胰腺的十二指肠切除术已引起重视，但是否适合恶性肿瘤的治疗仍有争议，对于有梗阻难以切除的癌肿，或并有腹膜后淋巴转移时，行短路手术也可以起到姑息作用。根据生存统计分析，是否完整切除肿瘤与预后紧密相关。如果切缘阴性（RO）切除，则视为疗效较好，十二指肠的减瘤手术及非治愈性手术获益不明显。有学者报道淋巴结转移可影响预后，淋巴结转移术后 5 年存活率为 17% ～ 44%，而无淋巴结转移者为 35% ～ 70%。

【知识拓展】

小肠类癌在小肠肿瘤中并不少见，约占所有小肠恶性肿瘤的 20%，小肠类癌多发生于回肠，并可有类癌综合征表现；另外类癌也可多发，并常发现远处转移，肝转移多见；小肠类癌也可出现肠梗阻，影像学诊断提示有部分梗阻现象，也有患者以阑尾炎收入院手术。手术过程中应仔细探查肝及盆腔、肠系膜有无转移病灶，是否为多发。肿块常呈质硬，棕褐色黏膜下肿块，多位于末端回肠，肿块有时界线不甚清晰，局限性增厚，有时与炎症病变较难区别，但类癌更加质硬些，肿块大小不等，直径＜ 1cm 少见，但如肿块直径＞ 3cm 时转移发生率可达 75% ～ 90%，许多病例在手术时即存在转移灶，需考虑原发灶与转移灶的处理问题。手术切除包括所有肠管病灶及相应系膜，手术相对不复杂，按小肠癌切除范围即可，有报道直径＜ 1cm 的类癌也可发生远处转移。

近阑尾炎的类癌往往将阑尾肿块切除，但要明确位于阑尾的根部、中部及尖端，类癌大小，侵犯组织深度等，有时末端回肠及阑尾类型往往需行右半结肠切除术。

（李　卡　刘春娟　陈　玲）

第七节　黑斑息肉综合征的护理

【概述】

黑斑息肉综合征（Peutz-Jeghers 综合征 Peutz-Jeghers Syndrome，PJS），又称皮肤黏膜黑色素斑 - 胃肠道多发性息肉综合征，为一罕见先天性常染色体显性连锁遗传性疾病，表现为罕见特殊类型胃肠道息肉病，伴黏膜、皮肤色素沉着，一般呈墨绿色，表现在下唇及指、趾端，息肉主要分布在小肠、胃，结肠次之。该病于 1921 年由 Peutz 首先描述，1949 年 Jeghers 进行详细、系统的介绍，迄今已有近百年的历史，因无特殊的治疗方法，采用基因治疗，如纳米技术和核转录调解因子等方法可能显效，目前主要是对胃肠道息肉及其并发症的治疗。可发生在任何年龄，以青少年好发，发病年龄在 20 ～ 25 岁。

【病因】

PJS 是一种少见的常染色体显性遗传病，位于染色体 19p13.3 区域的 *STK*11（*Serine/threonine kinase* 11）为 PJS 的致病基因。基因连锁分析显示 STK11 基因突变是 PJS 的主要致病因素，*STK*11 编码一种高度保守的几乎在所有组织中都表达的丝氨酸 / 苏氨酸激酶，其编码的蛋白参与细胞增殖及凋亡等过程，具有抑制肿瘤生长的特性。

【发病机制及病理】

与 PJS 致病有关的 *STK*11 基因定位于 19p13.3 区域，长度为 23kb，含有 9 个外显子，编码一种含 433 个氨基酸的丝氨酸 / 苏氨酸激酶。STK11 蛋白包括一个 N 端非催化域、一个类似 SNF2/AMP 激活蛋白激酶家族的激酶域及一个 C 端调节域，该蛋白在细胞极性、能量代谢、细胞增殖及凋亡过程中有重要作用。目前国内外已经报道了 280 多种突变，主要的突变类型为点突变和小片段缺失（HGMD Database）。体外研究表明，肿瘤细胞株中 STK11 过量表达可使肿瘤细胞阻滞于 G1 期，从而抑制肿瘤细胞增长，因此 PJS 患者由于 *STK*11 基因变异其患癌的风险明显增高，可引起胃肠道内和外如胆囊、胰腺、乳腺、宫颈等部位的癌变。对于 PSJ 息肉恶变的机制，有学者提出错构瘤 - 腺瘤 - 腺癌途径假说，这种途径可以解释 PJS 患者胃肠道内出现恶性肿瘤的机制。

【诊断要点】

（一）临床表现

PJS 患者其表现形式多种多样，皮肤表现先于胃肠道息肉出现，95% 患者可出现皮肤黏膜黑斑，有些患者可同时出现肠内多发息肉，而息肉多分布于结肠、胃、空肠，直肠等部位。一般具有以下三个临床特征。

（1）具有家族遗传性。

（2）特定部位的皮肤、黏膜黑色素斑；主要位于口唇、口周、鼻翼、颊黏膜、指（趾）末端掌侧，甚至有位于眼睑、舌体、会阴、肠黏膜者。黑斑最早出现于齿龈，口唇及面颊黏膜，呈紫黑色，手足发病相对较晚，而且常呈对称性。黑斑大小极不一致，小如芝麻或粟米大小，重度者可呈色泽深浅不一的斑片样，无论黑斑大小，均不高出黏膜和皮肤表面，亦无毛发及血管生长，常于幼儿时出现，随年龄增长色素渐加深，中年以后又渐趋减淡或消退，但口唇部位的色素沉着不会完全消退（图 3-2-A）。

（3）胃肠道多发性息肉，息肉组织学表现为良性的腺样错构瘤为主，也有增生性息肉，有些息肉显示为恶性病变。胃肠道息肉比皮肤黏膜色素斑出现时间稍晚，有间歇性和成批性出现的特点。临床就诊的患者多为年长儿或成年人。息肉可聚集于胃肠道某一部位，或散在分布于胃肠道，但小肠为息肉最好发部位。息肉还可发生于阑尾、食管、泌尿生殖道、呼吸道、胆囊。息肉可以产生溃疡出血、肠套叠、机械性肠梗阻等并发症。

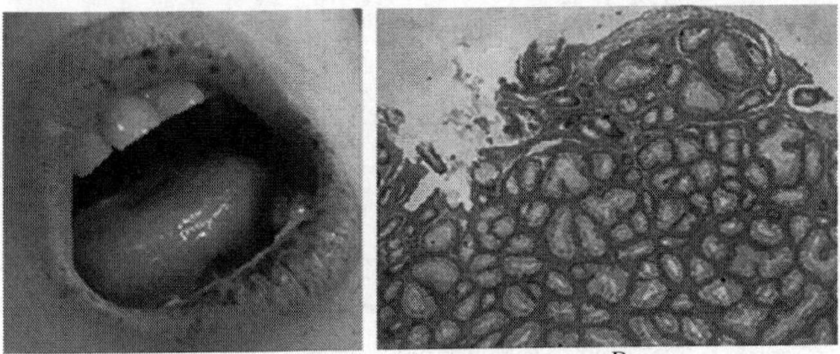

A B

图 3-2 黑斑息肉综合征患者的典型表现

A. 口唇黑色斑块；B. 手术摘除的息肉病理切片（HE 染色，×100 倍）

（二）辅助检查

1. 纤维内镜检查 患者在胃镜、肠镜下可以见到消化道黑色素斑，以及多发性的胃肠道息肉，结合家族病史基本可以诊断。

2. 基因分析 染色体 19p13.3 区域的 *STK*11（*Serine/threonine kinase* 11）检测可发现基因突变。

3. CT 是诊断 PJS 的较好影像学检查方法，根据肠管内肿块的多发、密度不均及其强化特点，肠套叠表现可以帮助与其他息肉病变及孤立性肠管病变相鉴别，还可以发现内镜及超声难以检出的小肠息肉及套叠等。

4. X 线胃肠气钡双重造影 可辅助诊断并发肠梗阻、肠套叠、穿孔的 PJS。

【治疗】

PJS 无有效治疗药物，缓解期可不做特殊治疗，出现溃疡症状的患者依照溃疡抑酸、保胃治疗给药；有胃息肉及大肠息肉的患者根据息肉情况，数量选择内镜或者手术治疗，一般来说，息肉少者以内镜下治疗为主，息肉多者需配合手术治疗；胃息肉以内镜下治疗为主，小肠息肉以手术治疗为主，随着双囊电子小肠镜技术的进步，小肠息肉也有希望以内镜下治疗为主；小息肉以内镜下治疗为主，难于镜下治疗的大息肉，有恶变倾向的息肉，应以外科手术治疗为主；对不能切除的息肉，行胃肠切开息肉摘除术，对息肉密集丛生的肠段，行部分肠管切除术；出现肠梗阻、肠套叠等并发症则对症给予胃肠减压、空气灌肠等常规治疗，并积极进行手术准备。

【主要护理问题】

1. 焦虑 / 恐惧 与患者对疾病的恐惧、担心预后有关。

2. 舒适的改变 与疾病有关。

3. 知识缺乏 缺乏与疾病有关的知识。

4. 潜在并发症 胃肠道息肉、溃疡、穿孔、肠梗阻、肠套叠、营养不良等。

【护理目标】

（1）患者焦虑、恐惧有所降低，心理状态良好，能够配合治疗。

（2）患者主诉不适感减轻或消失。

（3）了解黑斑息肉综合征的相关知识。

（4）未发生相关并发症或并发症发生后能得到及时治疗与处理。

【护理措施】

（一）常规护理

1. 心理护理　热情接待患者，主动向患者介绍病区的环境、医护人员，以减轻患者紧张与恐惧心理，鼓励其以良好的心态接受治疗和随访，并结合患者疾病年轻化特点发挥家属给予患者关心和呵护的重要作用，树立战胜疾病的信心。

2. 健康教育　介绍本病的相关知识及手术治疗的必要性，内镜治疗的患者耐心的讲解纤维内镜切除息肉的目的、方法和术后注意事项，开腹外科手术的患者则讲解开腹手术相关知识。

3. 手术前准备　术前完善常规检查如血常规血型、凝血时间等，了解患者有无心肺疾病，排除手术禁忌证，防止术中出现并发症；肠道准备观察患者的大便情况，直到排出大便为清水样；术晨协助患者更换清洁病员服，遵医嘱安置胃管、尿管、准备抗生素等。

（二）术后护理

1. 术后常规护理

（1）内镜治疗术后卧床休息 3 天，2 周内避免剧烈运动；

（2）外科手术后护理常规详见小肠肿瘤术后护理常规。

2. 病情观察

（1）术后24小时严密观察病情，监测生命体征。

（2）观察患者的大便色、质、量，如有异常则应进行粪潜血试验，如发现患者面色苍白，脉搏增快，血压下降，大便次数增多呈黑色同时患者主诉剧烈的腹痛和压痛，提示有出血、穿孔的可能，应立即汇报医生，给予积极处理。

（3）观察患者有无腹肌紧张、压痛和反跳痛等症状和体征；患者主诉腹痛、腹胀，密切观察腹痛部位、性质、程度和持续时间，并做好记录。

3. 饮食护理　行内镜下息肉切除的患者术后需禁食24小时，未发现异常则开始进流质饮食3天，无不适则于第5天进半流质饮食，逐步过渡少渣饮食14天，在这期间保持大便通畅，防止大便干结；开腹手术的患者需待胃肠道功能恢复拔除胃管后再从流质饮食向半流质饮食、软食、普食过渡。

【并发症的处理及护理】

（一）溃疡、出血、穿孔

1. 临床观察　密切观察患者生命体征和腹部体征，如发现患者黑便、腹痛、腹胀、面色苍白、脉搏增快、血压下降，主诉剧烈的腹痛和压痛，提示有消化道出血、肠穿孔的可能。

2. 治疗及护理　动态观察患者病情变化，及时向医生汇报，建立静脉通道快速补液、遵医嘱给予止血药物、积极完善手术前准备，穿孔患者应及时手术治疗，术后护理见小肠破裂患者术后护理。

（二）肠梗阻

1. 临床观察　肠梗阻患者可出现腹痛、腹胀、肛门停止排气、排便，但根据其梗阻严重程度以及梗阻发生部位，其临床症状略有差异。

2. 治疗及护理　在 PJS 护理过程中应仔细观察患者腹部体征、进食、排便情况，发生梗阻后及早通知医生，采取胃肠减压、禁食、补液等治疗措施，并配合护理，达到治疗目的同时增加患者舒适感。

（三）肠套叠

1. 临床观察　患者可有腹痛、血便、腹部肿块的肠套叠三大典型表现，空气或钡剂灌肠 X 线检查可见钡剂呈“杯口”状，甚至“弹簧”状阴影。

2. 治疗及护理　早期可行空气灌肠复位，若套叠不能复位，病期超过 48 小时或怀疑有肠坏死，或空气灌肠复位后出现腹膜刺激征及全身情况恶化应及早行手术治疗，采用手术复位、坏死小肠切除吻合术。

（四）营养不良

1. 临床观察　患者疾病具有胃肠道多发息肉的临床表现，随着病程增加、病情加重有可能出现肠道吸收不良、营养不良等并发症。动态监测患者营养观察指标如生化、血常规，是否存在水、电解质紊乱。

2. 治疗及护理　动态观察营养不良并发症并结合肠外营养治疗，补充患者机体所需成分，根据患者身高、体重、体质指数、血清白蛋白水平补充营养，针对不同时期合理选择进行肠外营养、肠内营养、经口营养。

【预防】

（1）本病为常染色体上基因突变所致，具有家族病史，优生优育。

（2）保持良好心态和生活习惯，避免长时间接触致病环境、饮食因素等。

（3）观察患者有无并发症，有不适尽早就医。

【特别关注】

（1）黑斑息肉综合征患者病情观察及随访。

（2）黑斑息肉综合征患者并发症的预防与观察。

（3）黑斑息肉综合征患者心理护理。

【前沿进展】

新生儿 PJS 发病率为 1/20 万～ 1/5 万，约 1/3 的患者 10 岁以内出现症状，常并发肠梗阻、胃肠道出血、反复肠套叠。患儿常于儿童期开始为此反复手术。现认为该疾病一旦确诊应早期干预。随着内镜设备器械的不断改进，消化内镜金属夹应用范围日益广泛，应用其治疗结肠息肉是在内镜下应用特制的有一定软硬度的特殊金属夹钳夹息肉基底达到结扎息肉、阻断供血的目的。术前根据息肉蒂直径大小选择夹子，调整可旋式夹闭器，拉起透明塑料外套管，推出鞘内钩钉；持夹子连接与钩钉相接，缩回钩钉，夹子管与旋管鞘对齐，推出外套管，夹子留置于外套管内，随着夹子阻断局部血供，达到去除息肉的目的。具有创伤小、穿孔等并发症少的优点。

【知识拓展】

PJS 患者息肉常会引起近侧肠管的肠套叠。肠套叠由外层肠管（外鞘）、中间层（套叠肠段的折入部—中筒）、内层肠管（套叠肠段的折返部—内筒）及中筒与内筒间的系膜组织（脂肪及部分血管）组成。内层肠管管腔内一般含气较少，类软组织块影。息肉引起的肠套叠的CT特征性改变是肠管内软组织肿块，肿块近侧肠管可见“靶”征或“腊肠”样改变。当肠管套叠的长轴与射线垂直时，CT上表现为“靶”征；当肠管套叠的长轴与射线平行时，CT上表现为“腊肠”状改变。

（刘春娟　呙宇兰　刘建辉）

第八节　肠系膜血管缺血性疾病的护理

【概述】

肠系膜血管缺血性疾病(diseases of mesentericischemia)是一类疾病的总称，是由各种原因引起肠道急性或慢性血流灌注不足、回流受阻所致的肠壁缺血坏死和肠管运动功能障碍的一种综合征。通常由肠系膜血管急性循环障碍引起肠管缺血坏死，临床上又称为血运性肠梗阻。患者常伴发严重器质性疾病，容易误诊，若发生广泛肠坏死往往预后不良。肠系膜血管缺血性疾病凡全身血液循环动力异常、肠系膜血管病变，以及其他全身或局部疾病引起的肠壁缺血，均可引发本病。此病可累及全消化道。但以左半结肠较为常见。尤以结肠脾曲多见。这是由于每次结肠脾曲是由肠系膜上、下动脉末梢吻合部供血，对抗缺血的能力最弱，易于发生供血不足。

【病因】

肠系膜血管缺血性疾病发生于肠系膜动脉，肠系膜上动脉多于肠系膜静脉，血管阻塞主要原因有：

（1）肠系膜上动脉栓塞。

（2）肠系膜上动脉血栓形成。

（3）肠系膜上静脉血栓形成。

【发病机制及病理】

因肠系膜血管阻塞部位不同、血管梗阻时间长短有别，造成肠管局部血运障碍损害程度也有差异。一般来说，肠系膜上动脉栓塞来自于心脏的栓子脱落阻塞肠系膜上动脉可引起血管缺血，常发生于心瓣膜病、心房颤动、心内膜炎、心肌梗死患者附壁血栓脱落等疾病患者；肠系膜上动脉血栓形成则大多在动脉硬化性阻塞或狭窄的基础上发生；肠系膜上静脉血栓形成可继发于腹腔感染、肝硬化门静脉高压致血流淤滞、真性红细胞增多症、高凝状态及外伤或手术造成血管损伤等。

【诊断要点】

（一）临床表现

因血管阻塞部位、性质、起病急缓而各有不同，患者往往有心脏病史，以冠心病史和心房颤动史，多数有动脉硬化表现。一般阻塞病程越急、范围越广，其表现越严重，尤其动脉阻塞较静脉阻塞病状严重。早期即有突发剧烈的腹部绞痛，伴消化道症状：呕吐血性液体、腹泻暗红色血便；压痛、腹肌紧张等症状随着病情加重渐趋明显，肠坏死后患者可很快出现休克。

（二）辅助检查

1. 腹部选择性肠系膜上动脉造影　最具有诊断价值，能够帮助鉴别栓塞类型：动脉栓塞、血栓形成、血管痉挛；还能明确肠系膜血管缺血发生部位；同时检查中还可以给予血管扩张剂达到治疗目的。

2. 腹部X线检查　在病程早期仅可见肠腔中等或轻度胀气；发生肠坏死时腹腔内有大量积液可显示密度增高。

3. 腹腔穿刺　患者肠系膜上血管阻塞缺血若发生肠坏死则在腹腔穿刺时可抽出血性液体。

【治疗】

（1）支持疗法血管扩张剂、溶栓治疗，纠正诱因。

（2）手术治疗明确病变的性质及部位后，可行肠系膜上动脉栓塞栓子取出术；血栓内膜切除或肠系膜上动脉－腹主动脉“架桥”手术；肠切除术。

【主要护理问题】

1. 焦虑/恐惧　与患者疼痛、大量呕吐、便血有关。

2. 舒适的改变　与剧烈腹痛等有关。

3. 营养失调——低于机体需要量　与禁食有关。

4. 潜在并发症　短肠综合征、再栓塞、肠外瘘、胃肠道出血、局限性肠纤维化狭窄。

【护理目标】

（1）患者焦虑/恐惧程度减轻，配合治疗及护理。

（2）患者主诉不适感减轻或消失。

（3）患者营养状况得到改善或维持。

（4）未发生相关并发症或并发症发生后能得到及时治疗与处理。

【护理措施】

（一）术前护理

1. 心理护理

（1）解释疾病机关知识，讲解手术方式、注意事项。

（2）鼓励患者表达自身感受。

（3）教会患者自我放松的方法。

（4）针对个体情况进行针对性心理护理。

（5）鼓励患者家属和朋友给予患者关心和支持。

2. 营养支持

（1）若患者肠管血供受阻较轻根据具体情况遵医嘱给予高蛋白、高热量、高维生素、低脂、易消化、少渣食物。

（2）若患者病变肠管血运障碍发生绞窄性坏死，应禁食，遵医嘱安置胃肠减压并经静脉补充热量及其他营养。

（3）肠外营养支持注意静脉通路的维护及穿刺点周围皮肤的观察及护理，避免发生静脉炎、药物外渗性周围组织坏死。

3. 病情观察及护理

（1）观察并记录患者腹部体征及粪便情况。

（2）消瘦患者注意观察皮肤状况、定时翻身并加强护理预防压疮的发生。

（3）大量呕吐患者注意对出入量和电解质的观察。

（4）出血患者注意观察生命体征、出血量、尿量和使用止血药物的效果。

（5）肠管坏死穿孔患者按急性腹膜炎进行护理，积极完善术前准备，尽早手术。

4. 抗凝治疗的护理

（1）遵医嘱给予患者抗凝治疗，规范化定时、定量应用抗凝药物。

（2）密切观察患者皮肤、黏膜情况，有无出血等，及时处理过度抗凝后的出血。

（3）动态监测患者出凝血时间、血小板等凝血观察指标，预防并发症。

（4）观察患者腹部体征及协助其完成辅助检查，了解抗凝治疗效果，若治疗效果欠佳应及时准备手术。

5. 术前常规准备

（1）术前行抗生素皮试，遵医嘱带入术中用药。

（2）协助完善相关术前检查：心电图、B超、出凝血试验等。

（3）术前更换清洁病员服。

（4）建立静脉通道。

（二）术后护理

1. 术后护理常规

（1）了解麻醉和手术方式、术中情况、切口和引流情况。

（2）持续低流量吸氧。

（3）持续心电监护，严密监测生命体征、伤口观察及护理观察伤口有无渗血渗液；观察腹部体征，有无腹痛腹胀等，保持胃管、尿管、腹腔引流管等各管道引流通畅并观察及常规护理；输液管保持通畅，留置针妥善固定，注意观察穿刺部位皮肤。

（4）安全护理，予以床档保护防坠床。

（5）疼痛的护理，对有镇痛泵（PCA）患者，注意检查管道是否通畅，评价镇痛效果是否满意；没有使用镇痛泵则根据患者需求遵医嘱给予镇痛药物。

（6）舒适的护理则为患者提供安静舒适的环境，做好口腔护理、尿管护理、定时翻身、雾化、患者清洁等工作，促进患者的舒适。

2. 体位与活动

（1）患者全麻清醒前去枕平卧位，头偏向一侧。

（2）全麻清醒后手术当日低半卧位，术后第 1 天半卧位为主，增加床上运动，可在搀扶下适当下床沿床边活动。

（3）术后第 2 天半卧位为主，可在搀扶下适当屋内活动。

（4）术后第 3 天起适当增加活动度，活动能力应当根据患者个体化情况，循序渐进，对于年老或体弱的患者，应当相应推后活动进度。

（5）若患者术后继续抗凝治疗，尽量卧床休息，协助其床上活动为主，避免因活动量过大增加出血风险。

3. 饮食护理 患者病情稳定，在后期治疗中可由肠外营养逐渐开始肠内营养。患者耐受时还可以在肠内营养的基础上逐步增加经口营养。尤其在肠康复治疗方面，遵循流质饮食膳食逐步过渡，少食多餐原则；若出现腹胀呕吐应停止进食，通知医生。

4. 健康宣教 患者起病急、病情重，应帮助其树立战胜疾病的信心，保持良好的心态和情绪。术后根据病情有多种形式的营养方式，给予相关的知识指导及宣教。静脉导管应定期维护，保持通畅，避免脱出，保证静脉营养支持。

【并发症的处理及护理】

（一）短肠综合征

1. 临床观察 患者因肠系膜上动脉栓塞时间过长导致肠管广泛坏死，手术切除肠段大于 50% 者有短肠综合征的风险，尤其当小肠残留不足 1 米，则会产生不同程度的消化、吸收代谢障碍，发生水、电解质紊乱等短肠综合征的表现。

2. 治疗及护理 对于肠管尚未坏死，动脉造影证实肠系膜上动脉分支栓塞，远端血流仍能充盈的患者可肌内注射罂粟碱扩张肠系膜血管及解除肠管痉挛，肝素全身抗凝、祛聚保守治疗；同时去除诱发疾病，如治疗心律失常，防止其他部位的栓子脱落，相对缺血的肠管会随着侧支循环的建立而恢复血供。治疗过程中密切观察病情变化，必要时重复血管造影。急性肠系膜上动脉栓塞早期，可单纯行栓子摘除术，如能恢复肠系膜上动脉血流，重新评估受累的肠段生机，切除无生机的肠段并决定是吻合还是外置。即使患者已发生肠梗死也应先行取栓术，改善缺血肠管血液供应，肠切除范围缩小，避免短肠综合征。若患者已经发生短肠综合征则护理详见本章第四节。

（二）再栓塞

1. 临床观察 患者行溶栓、扩血管治疗后有可能再次发生栓子脱落阻塞肠系膜血管出现肠系膜血管再栓塞，临床可观察到患者症状缓解后再出现或加重。

2. 治疗及护理 治疗及护理同本章节肠系膜血管缺血性疾病的治疗及护理。

（三）胃肠道出血

1. 临床观察 患者呕暗红色血性液体或者出现血便，表明栓塞肠管已发生坏死，患者很快会出现休克症状。

2. 治疗及护理 积极建立静脉双通道补液、中凹卧位、吸氧等抗休克治疗的同时，完善术前准备，尽快手术切除坏死肠段，术后护理见术后护理常规。

【预防】

（1）有心血管疾病病史的患者应遵医嘱规范化抗凝治疗，避免血栓的发生。

（2）若患者发生栓子脱落应及时观察病情变化，尽早溶栓、抗凝治疗，保护肠管功能，避免血管阻塞时间过长导致肠管缺血坏死出现短肠综合征。

【特别关注】

（1）肠系膜血管缺血性疾病的诊断要点。

（2）术后并发症的早期观察及处理。

（3）溶栓抗凝治疗及其护理。

【前沿进展】

所有肠系膜上动脉栓塞患者的最初治疗原则是循环的复苏及稳定，怀疑有进一步缺血表现的应给予广谱抗生素。对于肠管尚未坏死，动脉造影证实肠系膜上动脉分支栓塞，远端血流仍能充盈的患者可肌内注射罂粟碱扩张肠系膜血管及解除肠管痉挛，肝素全身抗凝、祛聚保守治疗；同时去除诱发疾病，如治疗心律失常，防止其他部位的栓子脱落，相对缺血的肠管会随着侧支循环的建立而恢复血供。治疗过程中密切观察病情变化，必要时重复血管造影。近年来介入治疗以其创伤小的优势在临床应用，主要有以下治疗方式：

1. 经肠系膜上动脉灌注罂粟碱 造影确诊为急性肠系膜上动脉栓塞者，肠系膜上动脉留置导管，以30～60mg/h的速度输入罂粟碱，持续灌注24～48小时后，再行造影，证实肠系膜血管扩张充盈、血栓解除后，才可拔管。经插管灌注罂粟碱无效或已有腹膜炎者，应即行手术治疗。

2. 经肠系膜上动脉尿激酶溶栓 经肠系膜血管造影证实有肠系肠动脉栓塞而无肠坏死的患者，可行尿激酶溶栓治疗，但必须控制在腹痛8小时以内无腹膜刺激征者。如此可避免肠管的切除或缩小坏死的范围，一定程度上降低病死率。

3. 经股动脉穿刺肠系膜上动脉吸栓治疗　近年来有学者用口径大、带有扩张管的动脉长鞘作为取栓工具，负压抽吸取栓，取栓同时可给予罂粟碱解痉和尿激酶溶栓，效果满意。

【知识拓展】

选择性肠系膜上动脉造影被认为是诊断急性肠系膜上动脉栓塞的金标准，可以在肠梗死及剖腹探查术前明确诊断。有学者指出，所有合并有危险因素及不明腹痛的患者均应行肠系膜血管造影。通过了解腹腔干、肠系膜动脉及其分支情况，根据造影剂突然中断，可确定栓塞部位。肠系膜上动脉的栓子阻塞一般位于距肠系膜上动脉起点 3 ～ 10cm 内及大的分支起点处。选择性肠系膜上动脉造影可清晰地显示栓子位置，有无侧支循环存在。结束血管造影后，留置造影管于肠系膜上动脉处，以便应用药物如解痉药或溶栓药治疗，而且在手术后仍可通过该插管灌注药物行辅助治疗，并且可再次造影观察治疗效果。主要影像学表现为肠系膜上动脉或分支突然中断、半月征、充盈缺损、肠壁强化减弱，诊断敏感性为 96%。彩色超声、CT 检查对急性肠系膜上动脉栓塞早期诊断虽有一定帮助，但都不如动脉造影直观、准确。因此，当疑有肠系膜动脉闭塞时，有条件的医院应毫不犹豫地行肠系膜上动脉造影。因血管栓塞的具体部位、范围和发生的缓急及发病时间不同，急性肠系膜上动脉栓塞临床表现各异，诊断非常困难，误诊率高达 90% ～ 95%。

（印义琼　刘春娟　刘建辉）

第四章　结直肠及肛管疾病的护理

第一节　肛管直肠周围脓肿的护理

【概述】

直肠位于盆腔的后位上接乙状结肠，长 12 ～ 15cm。直肠上端的大小似结肠，直肠下部扩大成直肠壶腹，是粪便暂存的部位。

肛管（图 4-1）上接直肠，下至肛门边缘，长 3 ～ 4cm。肛管内括约肌、直肠纵肌的下部、肛管外括约肌的深部和耻骨直肠肌共同组成肛管直肠环，主要功能是收缩肛门。

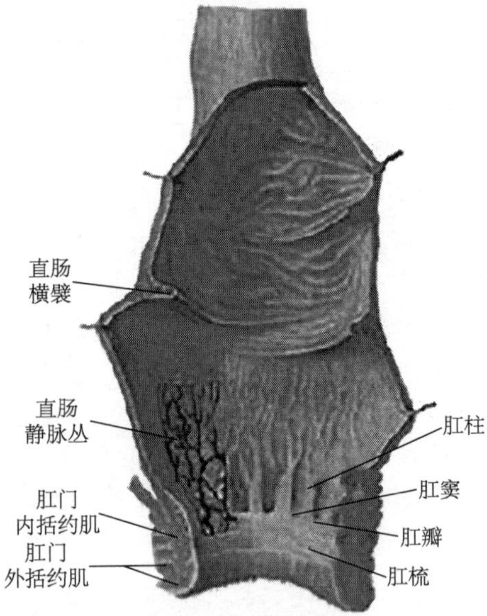

图 4-1　肛管解剖图

直肠肛管周围脓肿（anorectal abscesses）是直肠肛管周围软组织内或其周围间隙内发生急性化脓性感染，并形成脓肿。脓肿常常破溃或切开后常形成肛瘘。脓肿是直肠肛管周围炎症的急性期表现，多见于青壮年。肛管直肠周围软组织被肛提肌和盆底筋膜分为若干间隙，脓肿也常位于这些间隙内，如皮下脓肿（即肛门周围脓肿）、高位肌间脓肿、骨盆直肠间隙脓肿、坐骨肛管间隙脓肿、肛管后间隙脓肿、直肠后间隙脓肿。

【病因】

直肠肛管周围脓肿多数由肛腺感染引起，也可继发于肛周皮肤感染、损伤、肛裂、内痔、骶尾骨骨髓炎、肛管直肠癌破溃或波及深部的感染等。

【发病机制及病理】

直肠肛管周围间隙为疏松的脂肪结缔组织，感染极易蔓延、扩散，向上可达直肠周围形成高位肌间脓肿或骨盆直肠间隙脓肿；向下达肛周皮下，形成肛周脓肿；向外穿过外括约肌，形成坐骨肛管间隙脓肿；向后形成肛管后间隙脓肿或直肠后间隙脓肿。

【诊断要点】

（一）临床表现

根据脓肿的病变部位（图 4-2）不同，其临床表现也不同。

1. 肛门周围脓肿（图 4-3）　最常见，位于肛门周围皮下。主要症状是肛周持续性、跳动性疼痛，肿胀和局部压痛为主要表现。排便、受压或咳嗽时加重，行动不便，坐卧不安，全身感染性症状不明显。局部可见肛周皮肤红、肿、硬、压痛，可有波动感，穿刺时抽出脓液。常自行破溃，形成低位肛瘘。

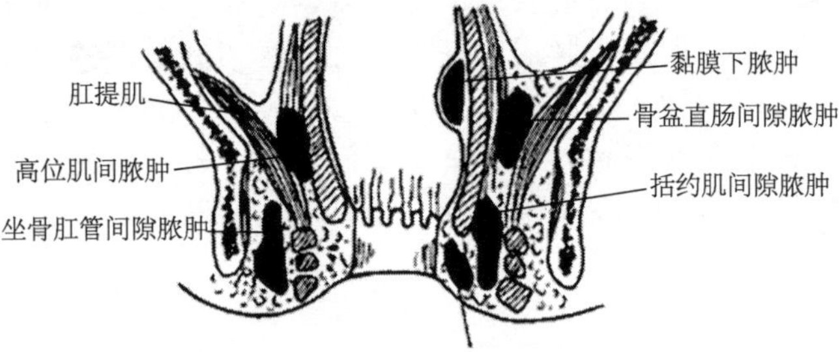

图 4-2　直肠肛管周围脓肿位置

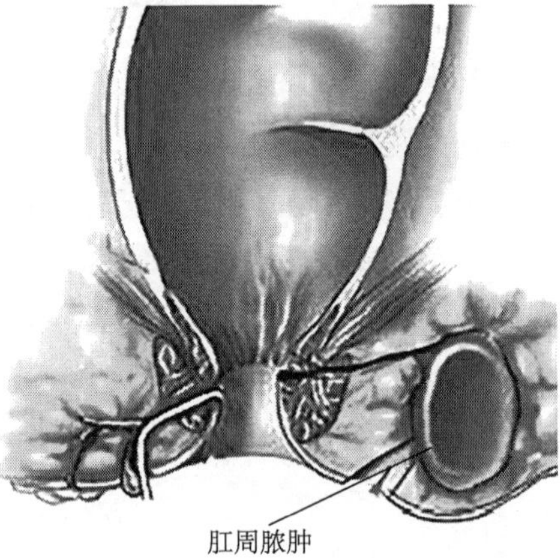

图 4-3　肛周脓肿

2. 坐骨肛管间隙脓肿　较常见，脓肿较大且位置较深。初期局部体征不明显，而全身感染中毒症状明显。初期表现为患侧持续性胀痛，逐渐加重，继而为持续性跳痛，排便或行走时加剧。发热为最常见的临床症状。

以后出现肛门患侧红肿，局部触诊或肛门指检时患侧有深压痛，甚至波动感。

3. 骨盆直肠间隙脓肿　较为少见。该处脓肿位置深、空间大，因此全身感染症状较局部症状出现早且明显。早期就有全身中毒症状，如发热、寒战、全身疲倦不适。局部表现为直肠坠胀感，便意不尽。直肠指检在患侧直肠深处可触及有压痛的隆起，有时有波动感。诊断主要靠穿刺抽脓，必要时做直肠超声或CT检查可发现脓腔，即可明确诊断。

4. 其他　如肛门括约肌间隙脓肿、直肠后间隙脓肿、高位肌间脓肿、低位肌间脓肿、黏膜下脓肿。由于位置较深，局部症状大多不明显，主要表现为会阴、直肠部坠胀感，排便时疼痛加重；患者同时有不同程度的全身感染症状。直肠指检可触及痛性包块。

（二）实验室及其他检查

辅助检查包括直肠指检、穿刺抽脓、亚甲蓝染色法、瘘管造影、肛管超声、CT或MRI。

【治疗】

（一）非手术治疗

应用抗生素、温水或中药坐浴、局部理疗、口服缓泻剂或液体石蜡等以减轻患者排便时的痛苦。

（二）手术治疗

脓肿切开引流是治疗直肠肛管周围脓肿的主要方法。

（1）脓肿切开引流：为治疗直肠肛周脓肿的主要方法，一旦诊断明确，即应早期切开引流，而不应拘于有无波动感。

（2）脓肿切开并挂线手术。

【主要护理问题】

1. 疼痛 急性化脓性感染及手术有关。

2. 体温升高 与全身感染有关。

3. 便秘 与疼痛惧怕排便有关。

4. 皮肤完整性受损 与脓肿破溃及手术切开引流有关。

【护理目标】

（1）患者主诉疼痛感减轻或消失。

（2）体温逐渐恢复正常，无严重并发症发生。

（3）保持排便通畅。

（4）患者感染逐渐得到控制，皮肤完整性得以恢复。

【护理措施】

（一）非手术护理措施

1. 有效缓解疼痛 指导患者采取舒适体位，避免局部受压；指导患者热水坐浴。

2. 保持大便通畅 嘱患者多饮水，摄入有助促进排便的食物，鼓励患者排便，对于惧怕疼痛者，应提供相关知识。根据医嘱予以缓泻剂。

3. 控制感染 合理有效应用抗菌药，条件成熟时应穿刺抽取脓液，并根据药敏试验结果选择和调整敏感抗菌药。

4. 对症处理 高热患者给予物理降温。

（二）术后护理措施

（1）肛周脓肿术后换药也是个关键，要注意避免桥形愈合，务必使伤口内肉芽从底部向外逐渐填满，以免形成瘘管。

（2）卧床休息，并用抗生素，至全身症状消退后为止。

（3）宜进低渣饮食，并服用液体石蜡或其他缓泻药，保持大便通畅。

（4）脓肿切开引流护理：对脓肿切开引流者，应密切观察引流液的颜色，量、性状并记录。定时冲洗脓腔，保护引流通畅。当脓液变稀，引流量小于 50ml/d 时，可考虑拔管。

（5）拔除引流管后，用 1 ∶ 5000 高锰酸钾温水、中药洗剂或盐水坐浴，每日 1 ～ 3 次（包括大便后的 1 次）。

【并发症的处理及护理】

由大肠埃希菌或厌氧菌等引起的肛管直肠周围脓肿易并发肛瘘。并发症的处理及护理见第二节肛瘘的护理。

【预防】

（1）防治便秘与腹泻：便秘时积存在直肠内的粪块易堵塞肛隐窝致急性肛隐窝炎，最终将形成肛周脓肿。此外，大便干燥硬结，在排便时易擦伤肛隐窝引起肛周感染。腹泻日久，也可刺激肛隐窝发炎，稀便也易进入肛隐窝，诱发肛周感染。因此防治便秘和腹泻对预防肛周脓肿和肛瘘形成有重要意义。

（2）及时治疗肛隐窝炎和肛乳头炎，以防止肛周脓肿及肛瘘的形成。

（3）及时治疗可引起肛周脓肿的全身性疾病，如克罗恩病、溃疡性结肠炎及肠结核等。

（4）坚持每次排便后坐浴，洗净肛门，保持肛门部清洁，对预防肛周感染有重要意义。

（5）如感肛门不适或灼热感，应立即行肛门坐浴并及时就医诊治。

【特别关注】

肛周脓肿扩张到坐骨肛门窝时，易与血栓性外痔相混淆，应注意鉴别。

（李克书）

第二节　肛瘘的护理

【概述】

肛瘘（anal fistula）直肠下段、肛管与肛门周围皮肤形成的感染性通道。由内口、瘘管和外口三部分组成，是常见的直肠肛管疾病，多见于青壮年。

【病因】

肛瘘（图 4-4）多为化脓性感染，少数为特异性感染，如结核、克罗恩病、溃疡性结肠炎等。

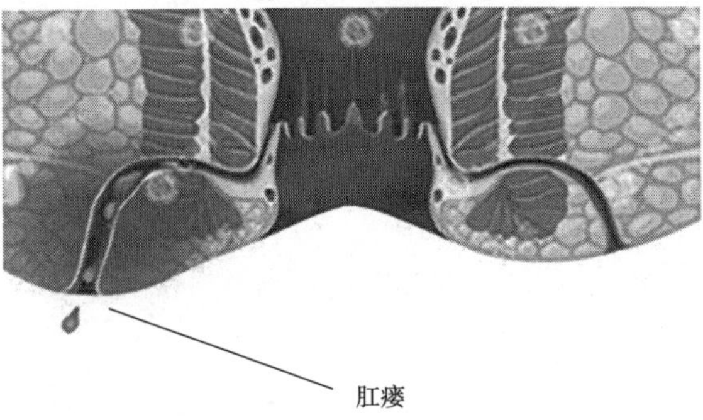

图 4-4　肛瘘

【发病机制及病理】

肛瘘主要有以下几种分类。

（1）按病原分为化脓性肛瘘和结核性肛瘘。

（2）按病变程度分为单纯性肛瘘（只存在单一瘘管）和复杂性肛瘘（存在多个瘘口和瘘管，甚至分支）。

（3）根据瘘管与肛管括约肌的关系分为肛管括约肌间型、经肛管括约肌型、肛管括约肌上型和肛管括约肌外型。

【诊断要点】

（一）临床表现

1. 流脓　是肛瘘的主要症状，脓肿反复形成是肛瘘的特点。

2. 疼痛　瘘管存积脓液、粪便进入瘘管及排便时，疼痛加重。内盲瘘时常感到直肠下部和肛门部灼热不适，排便时感到疼痛。

3. 瘙痒　肛门部皮肤由于脓液及其他排出物刺激，常感觉皮肤瘙痒，有时形成湿疹。

4. 硬结或瘢痕　瘘管壁及瘘口的反复刺激，使纤维组织增生，常表现为瘘管周围皮肤变色，触及条索状硬结通向肛门内。

5. 全身症状　多数患者无全身症状。当肛瘘侵犯范围较大、较深或支管较多或反复炎症感染时，出现消瘦、贫血、便秘、排便困难等全身症状。结核性肛瘘可伴低热、消瘦、食欲缺乏和盗汗等症状。

（二）辅助检查

辅助检查包括直肠指检、内镜检查、亚甲蓝染色法、瘘管造影、肛门超声、MRI、CT 三维重建。

【治疗】

肛瘘一旦形成，手术治疗便是唯一的治疗手段。手术原则是切开瘘管，敞开创面，促进愈合。手术治疗主要有以下 3 种方法：

1. 瘘管切开术　适用于低位单纯性肛瘘。瘘管全部切开，切除瘘管内肉芽组织，促进伤口愈合。

2. 挂线疗法（图 4-5）　适用于高位单纯性肛瘘。是利用橡皮筋或有腐蚀作用的药线的机械性压迫作用，使结扎处组织发生血运障碍而坏死，以缓慢切开肛瘘。

3. 肛瘘切除术　适用于低位单纯性肛瘘。将肛瘘组织完全切除至健康组织，逐渐愈合。

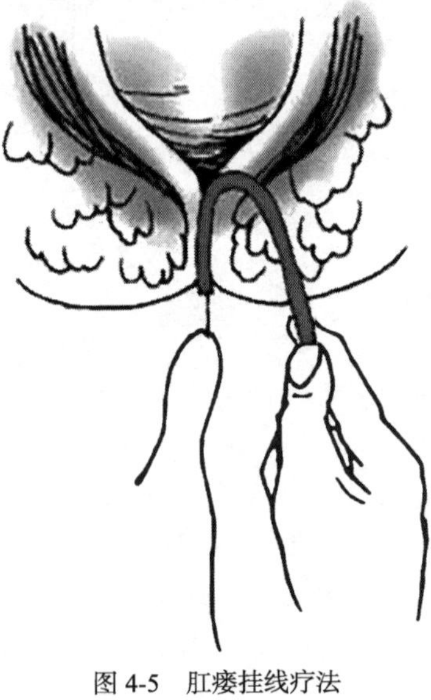

图 4-5　肛瘘挂线疗法

【主要护理问题】

1. 皮肤完整性受损　与瘘口长期排出脓性分泌物的

刺激有关。

2. 自我形象紊乱　与瘘口长期排出脓性分泌物及粪便污染衣物有关。

3. 潜在的并发症　伤口感染、肛门狭窄、肛门失禁等。

【护理目标】

（1）保持皮肤清洁干燥，皮肤完整性得以保护。

（2）能够主动保持会阴部及衣物的清洁，逐渐适应生活改变。

（3）并发症能够被预防和及时发现，并得到相应的处理。

【护理措施】

（一）术前护理措施

（1）观察患者有无肛门周围皮肤红、肿、疼痛，流脓或排便困难，症状明显时嘱其卧床休息，肛门局部给予热敷或热水坐浴，以减轻疼痛，利于大便的排出。

（2）鼓励患者进高蛋白、高热量、高维生素，易消化的少渣饮食，多食新鲜蔬菜、水果及脂肪类食物，保持大便通畅。

（3）养成定时排便的习惯，便秘者遵医嘱给予缓泻药物，改变排便行为。

（4）急性炎症期，遵医嘱给予抗生素，每次排便后用清水冲洗干净，再用 1 ∶ 5000 高锰酸钾溶液温水坐浴，每次 20 分钟，3 次 / 天。

（二）术后护理措施

（1）监测生命体征变化。

（2）术后排便困难者，经诱导无效，给予导尿，必要时留置尿管。

（3）术后 2 ～ 3 天内进半流质、少渣饮食。

（4）术后 3 天内服阿片酊控制排便，有利于切口愈合，嘱患者口服液体石蜡，软化粪便，禁忌灌肠。

（5）肛瘘脓肿切开引流及肛瘘切开术后的患者，术后第 2 天开始更换敷料，换药前，排便后均坐浴，坐浴后创面先用凡士林油纱覆盖，再用普通纱布盖好并固定，以防肛门狭窄。

（6）肛瘘手术如损伤外括约肌，可导致大便失禁，由于粪便的刺激可引起局部组织糜烂，指导患者定时坐浴，保持肛门周围皮肤清洁干燥，为减少对皮肤的刺激可涂氧化锌软膏。

（7）指导患者提肛，进行肛门括约肌功能的训练。

【并发症的处理及护理】

（一）瘘口、瘘管增加

肛瘘的多次反复发作，脓液可穿破管壁顺括约肌间隙蔓延而成多发性复杂性肛瘘，不但给治疗带来困难，而且也影响到肛门的生理功能。

（二）感染流脓

肛瘘一旦形成，自愈的机会极少，并带来一系列的危害。首先肛瘘感染发炎后，肛门疼痛剧烈，溃破后脓水污染内裤，脓汁刺激局部皮肤，肛门瘙痒剧烈，久而久之可使身体虚弱消瘦、精神不振、抗病能力下降，发作亦越频繁，形成互为因果。

（三）癌变危险

肛瘘的多发性，可形成直肠阴道瘘、直肠尿道瘘和直肠膀胱瘘，危及周围脏器，并且多年未治或误治的老肛瘘有癌变的可能。

（四）肛门失禁

任由肛瘘发展，可对括约肌造成严重损伤，甚至可能造成肛门失禁等并发症。因此，肛瘘一旦发病，应及时到专业肛肠医院进行规范诊治，以免造成严重后果。

【预防】

（1）多饮水，多吃蔬菜，水果以及富含纤维素的食物，禁止饮酒及食辛辣等刺激性食物。

（2）及时治疗肛窦炎、肛乳头炎，以免发生肛管直肠周围脓肿及肛瘘。

（3）肛门灼热不适，肛门下坠者要及时查清原因，及时治疗。

（4）防治便秘和腹泻：对预防肛管直肠周围脓肿有重要意义，因为大便干结容易擦伤肛窦，再加上细菌侵入而感染，腹泻者多半有直肠炎和肛窦炎的存在，可使炎症进一步发展。

（5）积极治疗：积极治疗可能会引起肛管直肠周围脓肿的全身性疾病，如溃疡性结肠炎、克罗恩病等。

（6）养成良好的排便习惯：每日排便后坐浴保持肛门清洁，对预防感染有积极作用。

（7）积极防治便秘与腹泻：便秘时积存在直肠内的粪块易堵塞肛隐窝致急性肛隐窝炎，最终将形成肛周脓肿，此外，大便干燥硬结，在排便时易擦伤肛隐窝引起肛周感染，腹泻日久，也可刺激肛隐窝发炎，稀便也易进入肛隐窝，诱发肛周感染，因此防治便秘和腹泻对预防肛周脓肿和肛瘘形成有重要意义。

（李克书）

第三节　肛裂的护理

【概述】

肛裂（anal fissure）（图 4-6）是指齿状线以下肛管皮肤层裂伤后形成的经久不愈的溃疡，好发部位在肛管后正中线。方向与肛管纵轴平行，长 0.5 ～ 1.0cm。是一种常见的肛管疾病，多见于青、中年人。

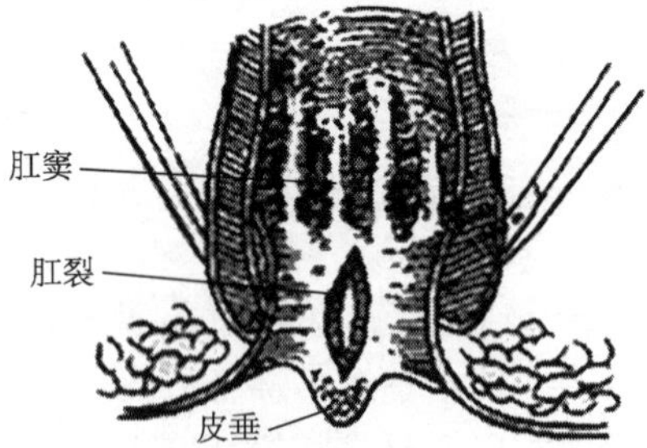

图 4-6　肛裂

【病因】

（一）解剖因素

肛管外括约肌浅部在肛管后方形成肛尾韧带较坚硬，伸缩性差，排便时肛门后方承受压力较大，故后正中处易受损伤。

（二）便秘因素

慢性便秘患者，由于大便干燥，排便时用力过猛，易损伤肛管皮肤，反复损伤使裂伤深及全程皮肤，形成慢性感染、溃疡。

（三）感染因素

齿状线附近的慢性炎症，如肛窦炎向下蔓延引起肛管皮下脓肿，脓肿破溃后形成肛裂。

（四）肛管狭窄

先天畸形、外伤或手术所致的肛管狭窄，在干结粪便通过时更易受损而发生肛裂。

【发病机制及病理】

1. 急性肛裂　发病时间短，裂口较浅，创面整齐、鲜红。

2. 慢性肛裂　病程长，反复发作，典型表现是由溃疡、肥大的肛乳头以及"前哨痔"组成的肛裂"三联征"。

【诊断要点】

（一）临床表现

临床多表现为典型的、反复发作的疼痛、便秘和便血。

1. 疼痛　肛裂可因排粪引起周期性疼痛，这是肛裂的主要症状。排便时，粪块刺激溃疡面的神经末梢，立刻感到肛门的灼痛，但便后数分钟疼痛缓解，此期称疼痛间歇期。以后因内括约肌痉挛，又产生剧痛，此期可持续半小时至数小时，使患者坐立不安，很难忍受，直至括约肌疲劳后，肌肉松弛，疼痛缓解。但再次排便，又发生疼痛。以上临床称为肛裂疼痛周期。疼痛还可放射到会阴部、臀部、大腿内侧或骶尾部。

2. 便秘　此为肛裂的病因，又是肛裂的后果。肛裂后患者因肛门疼痛不愿排便，久而久之引起便秘，粪便更为干硬，便秘又可使肛裂加重，形成恶性循环，使肛裂难以愈合。

3. 便血 排便时常在粪便表面或便纸上见有少量新鲜血迹，或滴鲜血。大出血少见。

4. 其他 如肛门瘙痒、分泌物、腹泻等。是由于肛裂溃疡的分泌物或并发的肛隐窝炎、肛乳头炎等所产生的分泌物的刺激，引起肛门瘙痒。

（二）辅助检查

1. 直肠指检及内镜检查 对难以确诊的肛裂可酌情进行直肠指检及肛门镜检查，操作时应动作轻柔，以免引起患者剧痛。

2. 组织病理学检查 对位于侧位的慢性溃疡，要想到有无结核、癌、克罗恩病及溃疡性结肠炎等罕见病变，行活组织病理检查可鉴别诊断。

（三）诊断要点

1. 肛门皮肤擦伤 肛裂早期需与肛门皮肤擦伤相鉴别。

2. 肠道炎性疾病 某些肠道炎性疾病可伴有肛门周围的溃疡，诊断时应注意鉴别。

（1）肛管结核溃疡。

（2）克罗恩病肛管溃疡。

（3）梅毒溃疡。

（4）溃疡性结肠炎并发的肛裂。

【治疗】

（一）非手术治疗

非手术治疗原则是软化大便，保持大便通畅，制止疼痛，解除括约肌痉挛，中断恶性循环，促使创面愈合。具体措施如下。

1. 保持大便通畅 口服缓泻剂，使大便松软、润滑，多吃蔬菜水果和改变大便习惯，纠正便秘的发生。

2. 局部坐浴　排便前后用1 ∶ 5000高锰酸钾溶液温水坐浴，温度为40～50℃，每天2～3次，每次20～30分钟。保持局部清洁。

3. 肛管扩张　适用于急性或慢性肛裂不并发乳头肥大及前哨痔者。优点是操作简便，不需要特殊器械，疗效迅速，术后只需每天坐浴即可。

4. 封闭疗法　疼痛严重者，可用1%～2%普鲁卡因注射于肛裂基底部及两侧肛门括约肌内，有缓解括约肌痉挛及止痛作用。

（二）手术治疗

对经久不愈，非手术治疗无效的慢性肛裂可采用下列手术治疗。

1. 肛裂切除术　即切除肛裂及其周围的三角状皮肤，在局麻或腰麻下取梭形或扇形切口，全部切除前哨痔、肥大肛乳头、肛裂，必要时垂直切断部分内括约肌。该法优点是病变全部切除，创面宽大，引流通畅，便于肉芽组织从基底生长，但其缺点是留下创面较大，伤口愈合缓慢。

2. 内括约肌切断术　内括约肌具有消化道不随意环形肌的特性，易发生痉挛及收缩，这是造成肛裂疼痛的主要原因，故可用内括约肌切断术治疗肛裂。一般部分内括约肌切断术很少引起便失禁。

3. 皮瓣移植术　适用于肛管皮肤缺损和明显狭窄的肛裂。即在行肛裂切除术后并行皮瓣移植术。

【主要护理问题】

1. 疼痛　与排便时肛管扩张和刺激肛管括约肌痉挛有关。

2. 便秘 与患者惧怕排便疼痛有关。

3. 知识缺乏 缺乏如何保持排便通畅的有关保健知识。

4. 潜在的并发症 切口出血、尿潴留、大便失禁等。

【护理目标】

（1）疼痛减轻，舒适感增强。

（2）保持排便通畅。

（3）患者能够叙述保持排便通畅的有关保健知识，并能按医护指导采取正确的生活方式。

（4）并发症能够被预防和及时发现，并得到相应的处理。

【护理措施】

（一）非手术治疗护理

1. 有效缓解疼痛

（1）保持肛门卫生：便后用 1 ∶ 5000 高锰酸钾温水坐浴，松弛肛门括约肌，改善局部血液循环，缓解疼痛，促进愈合。

（2）镇痛：疼痛明显者，可服用镇痛药物。

2. 保持大便通畅

（1）调理饮食：多饮水，增加膳食中新鲜蔬菜、水果及粗纤维食物的摄入，少食或忌食辛辣和刺激饮食，以促进胃肠蠕动，防止便秘。

（2）养成良好的排便习惯，长期便秘，是引起肛裂的最主要原因。指导患者养成每天定时排便的习惯，进行适当的户外锻炼。

（3）服用缓泻剂：如液体石蜡、酚酞片（果导片）等。也可选用中药大黄、番泻叶等泡茶饮用以润滑、松软大便并促使排便。

3. 心理护理　加强肛裂卫生知识的宣教，向患者详细讲解该病的发病机制、转归及预后，以缓解患者的紧张心情，增强与疾病作斗争的信心，从而保持心情舒畅、平和。

（二）术后护理

（1）术后患者疼痛较甚，排便、换药时疼痛更加剧烈，一般可给予去痛片口服，疼痛较甚时针刺承山、合谷、二白等穴位，必要时肌内注射哌替啶缓解疼痛，减轻腹压。小便不利时，口服利尿剂，必要时导尿。

（2）术后嘱患者卧床休息，定时排大便，术后第2天大便，避免用力，防止伤口出血，产生新的外痔，每日大便成形，起到自然扩肛作用。大便秘结时，可用开塞露注入肛内，以利排便。

（3）术后1天进易消化饮食。以后逐渐恢复正常饮食，术后保持肛门部清洁，便后用祛毒洗剂先熏后洗，具有括血止痛的功效，可促进裂口愈合，提高组织的修复能力。

（4）按医嘱给予静脉滴注抗生素和口服甲硝唑、诺氟沙星（氟哌酸）等药物，防止炎症的发生。

（5）换药时，操作要仔细，避免生硬手，刺激伤口，产生剧烈疼痛，油纱条可粘敷氯霉素、生肌散等药物，增强抗感染和组织修复的能力。

【并发症的处理及护理】

（一）切口出血

切口出血多发于术后1～7天，常见原因多为术后便秘、猛烈咳嗽等导致创面裂开、出血。预防措施包括保持大便通畅，预防便秘，注意保暖，预防感冒，避免腹内压增高的因素如剧烈咳嗽、用力排便等。同时观察创面的变化，一旦出现切口大量渗血，应紧急行压迫止血，并报告医生。

（二）尿潴留

尿潴留多由术后早期神经反射引起。鼓励患者术后尽早自行排尿，若有困难，可采用温水冲洗会阴部，听流水声等诱导排尿的措施，必要时行导尿处理。

（三）排尿失禁

排尿失禁多由于术中不慎切断肛管直肠环所致，应观察患者每天的排便次数、量及性状。若损伤肛门括约肌松弛，可于术后 3 天开始指导患者进行提肛运动，如为完全便失禁，则应做好臀部皮肤的护理，保持局部清洁、干燥，及时更换床单，避免压疮的发生。

【预防】

（1）保持大便通畅，要养成每天定时排便的习惯，发现大便燥结时，切忌用力排便，而要用温盐水灌肠或开塞露注入肛内润肠通便。

（2）及时治疗肛隐窝炎症，以防止感染后形成溃疡和皮下瘘。

（3）及时治疗引起肛裂的各种疾病，如溃疡性结肠炎等病症，防止肛裂发生。

（4）要少喝酒，不吃辛辣刺激食物。食不可过精，要粗细粮搭配，蔬菜等富含纤维的食物尽量多摄入，可使大便保持正常。

（5）凡有肛周湿疹、皮炎、瘙痒等病要积极治疗，防止肛周皮肤硬化，弹性减弱而撕裂肛管皮肤。

（6）对有肛管皮肤损伤者，应积极治疗，防止因感染而形成溃疡。

（7）对患有肛隐窝炎和肛乳头炎者，要尽早治愈，防止诱发肛裂。

（8）肛门直肠指检时，忌粗暴用力，以免损伤肛管。

【前沿进展】

HCPT 微创技术（图 4-7）治疗痔疮、肛瘘、肛裂、肛周脓肿及息肉、纤维瘤等获突破性进展，HCPT 微创疗法则有效规避了传统疗法的劣势，不仅如此，微创疗法以手术时间短、复发率极低赢得了患者和医学人士的普遍认可。HCPT 微创术适用于肛肠疾病的检查治疗，是利用高频电容场产热原理，通过直肠纤维镜进入到肛门里面，直接对肛管裂口进行微创电凝，使肛管裂口干结闭合。检查系统由计算机控制，图像清晰诊断准确，图像可冻结、储存、回放、放大分析、测量计算等。经临床验证该技术对治疗肛裂有较好疗效，是至今比较好的治疗肛裂的方法。

HCPT 微创技术的禁忌证：HCPT 是治疗痔疮、肛裂、肛瘘等肛肠疾病的新技术，但是并不是所有的肛肠疾病都可以做 HCPT 微创手术，以下是几种禁忌 HCPT 的疾病：

（1）周围有急性脓肿或湿疹。

（2）内痔伴有痢疾或腹泻。

（3）因腹腔肿瘤引起的内痔。

（4）内痔伴有严重肺结核、高血压、肝脏、肾脏疾患或血液病。

（5）临产期孕妇。

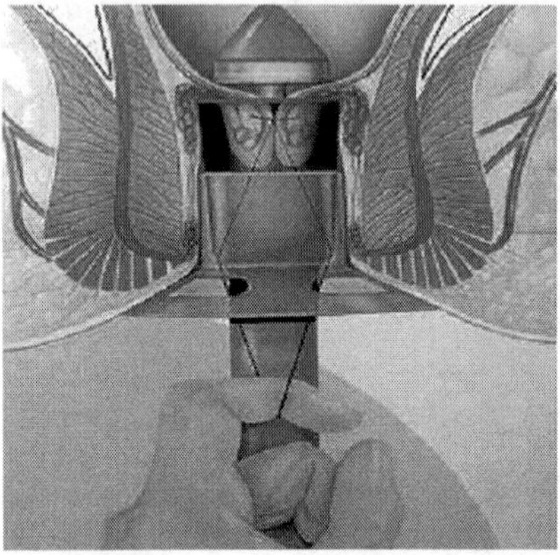

图 4-7 HCPT 微创术

（李克书 李 卡）

第四节 痔的护理

【概述】

痔（hemorrhoid）是直肠末端黏膜下和肛管皮肤下静脉丛淤血、扩张和屈曲所形成的柔软静脉团，是成人常见病。

【病因】

痔（图 4-8）的病因尚未完全明确，目前认为主要与以下因素有关：

（1）肛垫下移学说。

（2）静脉曲张学说。

（3）遗传、地理及饮食因素。

（4）其他：肛周感染。

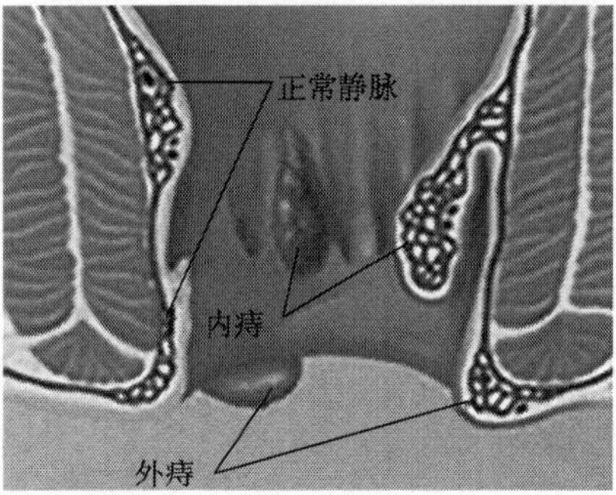

图 4-8　痔

【病理】

根据痔所在的不同部位分为 3 类。

（一）内痔

内痔位于齿状线上方，是直肠上静脉丛扩大曲张所致，表面由黏膜覆盖，好发于直肠下端的左侧正中、右前及右后 3 处（截石位 3、7、11 点），常有便血及脱垂史。

分度：

Ⅰ度：排便时出血，无脱出，无疼痛。

Ⅱ度：排便时出血，内痔脱出。可以自行还纳。

Ⅲ度：腹内压增加时，内痔易脱出肛门外，需用手还纳。

Ⅳ度：内痔脱出，不能完全还纳或还纳后又脱出。

（二）外痔

外痔位于齿状线以下，是直肠下静脉丛扩大曲张所致，表面覆盖肛管皮肤。分为结缔组织性外痔、静脉曲张性外痔、血栓性外痔（最常见）。

（三）混合痔

混合痔位于齿状线附近，因直肠上、下静脉丛互相交通，可同时扩张屈曲形成，表面覆盖皮肤黏膜交界组织，兼有内痔和外痔的两种特性。

【诊断要点】

（一）临床表现

（1）无痛性间断性便后出鲜血是其特点，它是内痔或混合痔最常见的症状。轻者多为便上带血或排便后滴血。重者为喷射状出血，便血可自行停止。便秘、粪便干硬、饮酒及食刺激性食物是出血的诱因，如长期出血可导致贫血。

（2）脱出：常见于第二期以上内痔或混合痔。多先有便血而后脱出，排便时被推出肛门外。轻者在大便时脱出，便后可自行回纳；重者需用手方能回纳，否则脱出的痔块可被嵌顿。由于脱出的痔块不断地变大和脱出，肛管括约肌收缩力逐渐减退，以致患者行走、咳嗽等增加腹压时就能脱出。

（3）单纯性内痔无疼痛，少数有坠胀感。当内痔和混合痔黏膜受损感染时或血栓形成时即感疼痛，疼痛常与大便不尽感同时存在。内痔和混合痔脱出嵌顿，出现水肿、感染、坏死时，局部疼痛剧烈。排便、走、坐、咳嗽时均能引起疼痛。

（4）由于痔块脱出及肛门括约肌松弛，黏液流出肛门外而刺激周围皮肤，引起瘙痒甚至皮肤湿疹。患者极为难受。

（二）鉴别诊断

根据上述的临床特征与辅助检查，痔的诊断一般较易。但需与以下疾病相鉴别。

1. 直肠癌　临床上常将直肠癌误诊为痔而延误治疗，主要原因是仅凭症状及大便化验而诊断。未进行直肠指检和直肠镜检查。直肠癌在直肠指检时可扪到高低不平的硬块，而痔为暗红色圆形柔软的血管团。

2. 直肠息肉　肛门直肠指检可触及球状肿物。较硬，有蒂；若无蒂息肉，在直肠内可触及丛生颗粒；低位有蒂息肉，触及活动度大，大便时易脱出肛门外，可伴有便血。

3. 直肠脱垂　肛门局部检查可见肛门口松弛，脱出物长圆而大，有环状沟纹，表面附有黏液。

4. 肛裂　肛裂虽是有便时出鲜血、外痔和肿痛，但出血量很少，突垂的外痔上方肛管有纵形裂口，便时有剧烈痛，便后疼痛稍有缓解复又剧烈疼痛，常持续数小时。

5. 直肠肛管癌　常易被误诊为痔疮而延误早期治疗。认真检查则不难鉴别，癌体质坚硬，形状不整齐，表面有溃疡，可见脓血及黏液，经病理组织学检查即可确诊。

【治疗】

治疗原则：以保守治疗为主，无症状的痔疮无需治疗，有症状的痔疮重在减轻和消除症状。

（一）非手术治疗

1. 一般治疗　适用于绝大部分的痔，痔初期和无症状静止期的痔。保持大便通畅，必要时服用缓泻剂；也可采用便后热水坐浴；肛门内注入栓剂或油剂。

2. 注射疗法　适用于Ⅰ、Ⅱ度出血性内痔。

3. 物理疗法　适用于Ⅰ、Ⅱ度内痔。如激光治疗、冷冻疗法、直流电疗法和铜离子电化学疗法、微波热凝疗法、红外线凝固治疗。

4. 胶圈套扎疗法 适用于Ⅱ、Ⅲ度内痔，对于巨大的内痔及纤维化内痔更适合。套扎痔根部，阻断其血供以使痔脱落坏死。

5. 多普勒超声引导下痔动脉结扎术 适用于Ⅱ～Ⅳ度的内痔。

（二）手术治疗

1. 痔单纯切除术 主要用于Ⅱ、Ⅲ度内痔和混合痔的治疗。

2. PPH 手术 吻合器痔上直肠黏膜环切钉合术。主要适用于Ⅲ～Ⅳ度的内痔，非手术治疗失败的度内痔和环状痔，直肠黏膜脱垂也可用。

3. 血栓性外痔剥离术 适用于血栓性外痔保守治疗后疼痛不缓解或肿块不缩小者。

4. HCPT 微创术 目前，用于痔疮、肛瘘的治疗的较好手段，除了备受推崇的 PPH 术之外，就是具有综合治疗作用的 HCPT。HCPT 肛肠综合治疗仪的治疗机制是利用电容场产热原理，组织内带电离子和偶极离子在两极间高速振荡产生内源性的热，使组织液干结、组织坏死、继而自然脱落。

HCPT 优点：以电子镜像代替肉眼直视，以细长器械代替手术刀，力求以最小的切口路径和最少的组织损伤。具有出血少、术后疼痛轻、恢复快、瘢痕细微或无瘢痕的特点。它强调将单单治疗疾病的模式向治人的模式转变，进而达到人性化的治疗目的。

【主要护理问题】

1. 疼痛 与血栓形成、痔块嵌顿等有关。

2. 便秘 与不良饮食、排便习惯等有关。

3. 知识缺乏 缺乏有关痔的病因、诊治及预防等方面的知识。

4. 潜在的并发症　贫血、术后尿潴留等。

【护理目标】

（1）患者疼痛缓解或消失。

（2）患者排便正常。

（3）患者掌握有关疾病的病因、治疗、康复和预防知识。

（4）相关并发症能得到及时治疗及处理。

【护理措施】

（一）术前护理措施

（1）贫血体弱者，协助完成术前检查，防止排便或坐浴时晕倒受伤。

（2）保持大便通畅，少吃辛辣，刺激性食物，多吃蔬菜、水果、脂类及粗纤维食物，避免饮酒。

（3）内痔脱垂，不能复位并有水肿及感染者：用 1 ∶ 5000 高锰酸钾温开水坐浴，局部涂痔疮膏，用手法将其还纳，嘱其卧床休息。

（4）术前每晚用 1 ∶ 5000 高锰酸钾液温开水（43 ～ 46℃，3000ml）坐浴，每次 20 分钟，2 ～ 3 次 / 天，并清洁肛门及会阴部。

（5）给予高蛋白饮食，术前 3 天给予流质饮食，并口服肠道杀菌剂，预防感染，术前 1 天口服缓泻药物。

（6）术前 1 天晚清洁灌肠，肛管应缓慢插入，以免引起痔出血。

（7）准备手术区域皮肤，保持肛门皮肤清洁。

（二）术后护理措施

（1）术后定时监测生命体征的变化，如发现患者面色苍白、出冷汗、脉细速等内出血的症状，立即通知医生，用消毒凡士林纱布堵塞肛门压迫出血，并做好输血的准备。病情平稳后给予半卧位。

（2）术后观察患者有无腹胀、尿潴留、排尿困难等表现，经诱导无效时给予导尿，必要时留置导尿。

（3）遵医嘱给予镇痛药物，并在术后首次排便之前再给一次。

（4）术后第 1 天进流质饮食，2 ～ 3 天改为无渣或少渣饮食。

（5）术后 48 小时口服阿片酊，减少肠蠕动，尽量不排便以保证手术切口的愈合。

（6）术后每次排便或换药前均用 1 ∶ 5000 高锰酸钾溶液坐浴，坐浴后用凡士林油纱覆盖及再用纱垫盖好并固定。

（7）观察患者有无排便困难、大便变细或大便失禁等肛门括约肌松弛现象。鼓励患者有便意时，尽快排便，括约肌松弛者，指导其 3 天后进行肛浴，保持创面清洁，促进早期愈合。

【预防】

（一）加强锻炼

经常参加多种体育活动有益于血液循环，改善盆腔充血，防止大便秘结，预防痔疮。有意识做肛门收缩运动（即提肛），早晚各 1 次，每次做 30 下，这是一种内按摩的方法，锻炼肛门括约肌，可以改善痔静脉回流，对于痔疮的预防和自我治疗均有一定的作用。

（二）生活习惯

（1）注意饮食调节：不喝酒，不吃辛辣刺激的食物，多吃些蔬菜、水果，一方面可保持排便通畅；另一方面又可减轻痔疮的淤血扩张。

（2）定时排便且保持大便通畅。

（3）便后要有坐浴的习惯：坐浴是清洁肛门，促进创面愈合和消炎的简便有效的方法。每次 20 分钟左右。

（4）穿比较宽松、舒适的内裤。

（三）注意孕期保健

妊娠后可致腹压增高，特别是妊娠后期，下腔静脉受日益膨大的子宫压迫，直接影响痔静脉的回流，容易诱发痔疮，另外孕妇活动量相对减少，引起胃肠功能减弱，粪便停留于肠腔，粪便中的水分被重吸收，引起大便干燥，诱发痔疮。因此，怀孕期间应适当增加活动，对于预防痔疮是十分有益的。

（四）保持肛门周围清洁

肛门周围很容易受到细菌的污染，诱发肛门周围汗腺、皮脂腺感染。女性阴道与肛门相邻，阴道分泌物较多，可刺激肛门皮肤，诱发痔疮。因此，应经常保持肛门周围的清洁，每日用温水熏洗，勤换内裤，可起到预防痔疮的作用。

（五）其他注意事项

腹内压增高，可以使痔静脉回流受阻，引起痔疮。

（李克书　李　卡）

第五节　便秘患者的护理

【概述】

便秘（constipation）是指排便困难费力、粪便干结、次数减少或排便不畅。便秘发病率为 3.6% ～ 12.9%，女性多于男性。且随年龄的增长，发病率明显增高。

【病因】

排便生理过程中任一环节的障碍均可引起便秘，主要病因包括肠道病变、全身疾病和神经系统病变。此外，有些患者便秘原因尚不清楚，成为慢性特发性便秘或难治性便秘。

（一）肠道病变

肠道病变包括结肠梗阻、结肠肌肉功能障碍、肛门狭窄或结肠冗长、溃疡病变等。

（二）全身性疾病

全身性疾病包括代谢性疾病，如糖尿病酮症、低钾血症、尿毒症等；内分泌疾病，如全垂体功能减退症、甲状腺功能减退症等；肌肉病变，如进行性系统性硬化病、皮肌炎等。

（三）神经系统病变

神经系统病变包括周围神经病变，如神经节瘤病、自主神经病；中枢神经病变，如肠易激综合征、脑血管意外、帕金森病等。

【诊断要点】

（一）临床表现

过去的 12 个月内至少累计 12 周存在以下 2 种或以上情况：排便费力（超过 1/4 时间）；粪便干结；粪便未排尽感觉；肛门直肠有梗阻感或堵塞感；需用人工手法帮助排便；每周排便少于 3 次。

（二）实验室及其他检查

1. 结直肠结构检查 可通过内镜直观检查直肠、结肠有无肿瘤、狭窄、憩室等；钡剂灌肠可了解有无巨结肠或巨直肠；腹部平片可显示肠腔扩张、粪便存留及气液平面。

2. 结直肠功能检查 包括胃肠通过时间（GITT）测定、肛门直肠测压检查、肛门括约肌感觉检查等。

【治疗】

采取综合措施的整体治疗，关注引起便秘的病理生理及其可能环节。

（一）一般治疗

积极治疗原发病和伴随疾病；同时教会患者改变生活方式，使其符合胃肠道通过和排便生理。鼓励患者增加膳食纤维的摄入，多饮水、养成定时排便习惯，建立正常排便反射。

（二）药物治疗

适当选用通便药物，避免滥用造成药物依赖甚至加重便秘。药物选择包括溶剂型泻剂、高渗性泻剂、刺激性泻剂及润滑性泻剂。需注意泻剂多在肝脏代谢，长期服用可引起结肠黑便病，加重便秘，使用时尽可能避免药物因素，减少药物引起的便秘。

（三）清洁灌肠

对粪便嵌塞者可采用甘油或开塞露进行清洁灌肠。

（四）生物反馈疗法

生物反馈（biofeedback）疗法对部分有直肠肛门、盆底肌功能紊乱的便秘者有效。

（五）手术治疗

对顽固性便秘上述治疗无效者或先天性巨结肠患者可采用手术治疗。

【主要护理问题】

1. 便秘 与饮食中纤维素不足、运动量较少、排便缓解改变有关。

2. 疼痛 与粪便过于干硬、排便困难有关。

3. 知识缺乏 缺乏有关排便机制及促进排便方面的知识。

4. 潜在并发症 组织完整性受损（肛周破损）。

【护理目标】

（1）患者便秘症状减轻或消失。

（2）患者疼痛感觉减轻或消失。

（3）患者获得有关促进排便方面的知识。

（4）患者未发生相关并发症，或并发症发生后能得到及时治疗与处理。

【护理措施】

（一）饮食指导

指导患者多进食含纤维素多的食物，刺激肠道蠕动；鼓励患者多饮水。

（二）定时排便

指导患者晨起后或早餐后如厕，不管有无便意或是否达到满意的排便效果，都应坚持定时排便。排便时应集中注意力，不要分散注意力导致排便反射抑制。

（三）保证良好的排便环境

为便秘患者提供隐私的排便环境。老年便秘患者可使用便器椅，提供排便坐姿的依托，减轻排便不适感，指导老人在排便时可将双脚置于小凳子上，身体前倾，心情放松，进行排便。

（四）运动疗法

指导患者每天坚持做适量的运动，如散步、慢跑等运动，促进肠蠕动，避免久坐。教会患者按摩腹部的方法：嘱患者平卧放松，从右下腹开始—向上—向左—再向下，按顺时针方向按摩腹部，每次 20 ～ 30 分钟；鼓励患者做提肛运动，即平卧或坐位时进行收缩肛门运动，以锻炼肛提肌的收缩力。

（五）心理护理

指导患者自我放松，保持乐观心态，积极配合治疗。

（六）药物治疗

饮食与运动调整无效的便秘患者，应用药物进行治疗。可采用开塞露、甘油栓等进行塞肛，嘱患者保留数分钟后排便。如药物使用后出现副反应，如腹胀等，请患者及时就医。

【特别关注】

（1）婴幼儿先天性巨结肠建议在新生儿期即开展巨结肠根治手术。

（2）新生儿期便秘首先进行肛门检查，在排除肛门狭窄等导致器质性便秘后，进行温盐水低压灌肠，严重时留置肛管持续排除结肠内的积气、积液，缓解便秘导致的腹胀。

【前沿进展】

传统便秘的手术方式多单纯针对结肠慢运输型或出口梗阻型便秘，行结肠全切除、次全切除或经肛门行局部手术，效果不尽人意，远期疗效差，复发率高。目前，临床针对混合型顽固性便秘的开始推行新术式—金陵术（结肠次全切除联合升结肠 - 直肠侧侧吻合），可同时纠正结肠慢运输型和出口梗阻两大类便秘的病理改变。具体方法为游离全结肠，下腹部小切口裁剪结肠系膜并横断，保留 10 ～ 12 cm 升结肠，沿骶前游离直肠，于腹膜反折上 5 cm 横断，行升结肠 - 直肠侧侧吻合，该术式具有良好的安全性及有效性，患者术后生活质量佳，满意度较高。

【知识拓展】

引起便秘的原因复杂，单纯通过手术纠正某一解剖学的异常难以缓解便秘症状，或仅在术后短时间内得到改善。近年来，对是否应当手术及采用何种手术方式的争议越来越引起临床医生的关注。同时，在手术评价方面，传统的发病率和病死率等指标不再适应疾病模式变化，需要通过综合评价标准来考察患者在手术后的心理、生理和社会适应能力等指标。中医认为便秘造成肠道的微生态改变，总的来说是益生菌的种类和数目减少，而有害菌或条件治病菌却显著增加。以活的益生菌作为微生态制剂，对缓解症状、治愈便秘和恢复肠道正常菌群有十分显著的作用，其应用前景也相当广阔。目前，多学科合作，综合的治疗方案成为便秘患者治疗的趋势。

（杨　婕　杨雯熹）

第六节　结直肠息肉的护理

【概述】

结直肠息肉（polyps）是指结直肠黏膜表面向肠腔内

突出的隆起状病变，可发生在肠道的任何部位。

【病因】

本病的确切病因尚不明确，目前认为主要与以下因素有关：

（1）遗传易感因素。

（2）免疫能力。

（3）饮食习惯。

（4）心理因素等。

【发病机制及病理】

病理学上将息肉分为新生物性和非新生物性病变。在未确定其病理性质前统称为息肉，明确病理性质后则按照部位直接冠以病理学名称，如结肠管状腺瘤、直肠原位癌、结肠炎性息肉等。

【诊断要点】

（一）临床表现

1. 直肠息肉主要症状　便血、脱垂、肠道刺激症状。

（1）便血：表现为排便带血，而不发生滴血。主要为无痛性便血，且一般出血量较少。如果由于排便时挤压而使息肉脱落及息肉体积大、位置低，可发生较多量的出血。

（2）脱垂：息肉较大或数量较多时，由于重力的关系牵拉肠黏膜，使其逐渐下垂。可并发直肠脱垂。

（3）肠道刺激症状：肠蠕动牵拉息肉引起肠道刺激症状，如腹部不适、腹痛、腹泻、脓血便、里急后重等。

2. 结肠息肉的主要症状　间断性便血、大便异常、腹痛、息肉脱垂。

（1）便血：间断性便血或粪便表面带血，多为鲜红色；继发炎症感染可伴黏液便或黏液血便，可有里急后重，便秘或便次增多等表现，位置近肛者可有息肉脱出肛门，亦有引致肠套叠者。

（2）排便习惯改变：包括排便时间、次数的改变，以及便秘或不明原因的腹泻。特别是便秘与腹泻反复交替出现，更要引起警惕。

（3）粪便形状异常：正常的粪便应该呈圆柱形，但如果息肉在结肠腔内，压迫粪便，则排出时往往会变细，或呈扁形，有时还附着有血痕。

（4）腹痛：比较少见，有时较大息肉可以引起肠套叠，以致造成肠梗阻而出现腹痛。

（二）实验室及其他检查

结肠镜检查、X 线钡剂检查、病理切片、直肠指检。

【治疗】

（一）手术治疗

（1）直径＜ 2cm 的息肉可在行结直肠镜检查时摘除。

（2）直径≥ 2cm 的非腺瘤样息肉可于结肠镜下分块切除。直径≥ 2cm 的腺瘤，尤其是绒毛状腺瘤应予以手术切除：腹膜反折以下的经肛局部切除；腹膜反折以上的应开腹切除，或在腹腔镜下手术切除。

（3）病理检查若腺瘤癌变穿透黏膜肌层或浸润黏膜下层则属浸润性癌，应该按照结直肠癌治疗原则处理。

（4）家族型腺瘤性息肉病应尽可能在青春期内确诊并接受根治性手术。

（5）炎性息肉以治疗原发肠道疾病为主，炎症刺激消退后，息肉可自行消失；增生性息肉症状不明显，无需特殊治疗。

（二）其他

治疗原发肠病等。

【主要护理问题】

1. 焦虑 / 恐惧　与对手术的恐惧有关。

2. 营养失调　与长期慢性失血有关。

3. 知识缺乏　缺乏有关息肉手术及术后的护理知识。

4. 潜在并发症　感染、出血等。

【护理目标】

（1）患者焦虑 / 恐惧程度减轻，配合治疗及护理。

（2）患者营养状况得到改善或维持。

（3）患者掌握息肉手术及术后护理相关知识。

（4）术后未发生相关并发症或并发症发生后能得到及时治疗与处理。

【护理措施】

（一）术前护理措施

1. 术前准备　术区皮肤准备及药物敏试。

2. 心理护理

（1）解释手术的必要性、手术方式及治疗过程。

（2）讲解内镜治疗的优点。

（3）针对个体情况进行针对性心理护理。

3. 肠道准备　术前行清洁灌肠或口服缓泻剂，观察患者的腹部体征，待患者排出清水后即可。

4. 饮食准备　术前 2 ～ 3 天进少渣饮食，术前 1 天进流质饮食，术前 12 小时禁食，4 小时禁饮。

（二）术后护理措施

1. 病情观察

（1）疼痛评估及护理：评估患者疼痛部位及程度；

遵医嘱使用镇痛药物或镇痛泵（PCA）；采用非药物方法止痛。

（2）伤口情况观察及护理：观察伤口有无渗血、渗液。

（3）观察腹部体征。

2. 心理护理 保持心情舒畅，烦躁忧郁会使肠黏膜收缩，血行不畅。

3. 饮食护理 循序渐进，观察大便性状及颜色，多食新鲜蔬菜、水果，忌食辛热、油腻、粗糙、多渣的食品，忌烟酒、咖啡。

4. 减少腹内压增高的因素 如下蹲、屏气。忌久坐、久立、久行和劳累过度。

5. 养成定时大便的习惯，保持大便通畅

【并发症的处理及护理】

（一）术后出血

观察患者有无便血；遵医嘱使用止血药物；大出血发生休克者应手术止血。

（二）穿孔

观察患者有无腹膜炎体征；小穿孔通过禁食、胃肠减压等措施保守治疗；较大穿孔需手术治疗。

（邓银萍 杨 婕 李 卡）

第七节 结肠癌的护理

【概述】

结肠癌（colon cancer，图 4-9）是消化道常见的恶性肿瘤之一，近 20 年来随着饮食结构、生活习惯等变化，我国结肠癌发病率明显上升，以 41 ～ 65 岁年龄组发病率最高，男女比例为 2 ∶ 1。

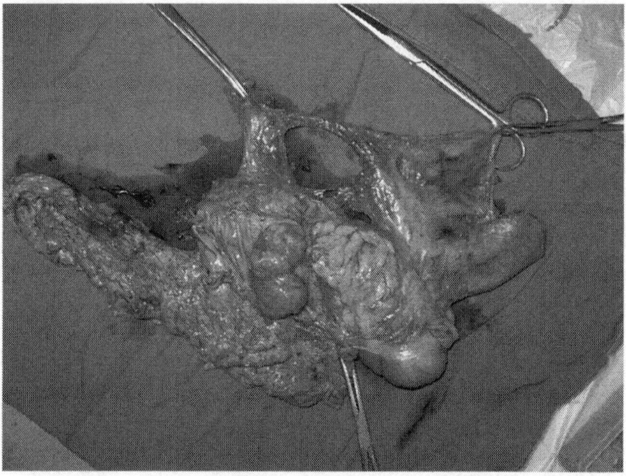

图 4-9 结肠癌

【病因】

本病的确切病因尚不明确，目前认为主要与以下因素有关：

（1）癌前疾病（家族性肠息肉病、结肠腺瘤）。

（2）遗传与基因。

（3）饮食与生活习惯。

（4）其他密切因素（结肠腺瘤、溃疡性结肠炎、结肠血吸虫病肉芽肿）。

【发病机制及病理】

在病理上，按形态学分型分为溃疡型癌（最常见）、肿块型癌、浸润型癌。按组织学分型分为腺癌、黏液癌、未分化癌。结肠癌的转移方式包括淋巴转移、血行转移、浸润与种植。

【诊断要点】

（一）临床表现

1. 早期 无明显症状，少数人有恶心、呕吐等类似溃疡病的症状。

2. 进展期 排便次数增加，腹泻，粪便中带血、脓液或黏液、腹痛。

3. 晚期 肠梗阻症状（腹胀、便秘、腹部胀痛或阵发性绞痛）及全身症状，如贫血、消瘦、乏力、低热、黄疸、水肿、腹水、恶病质（cachexia）。

（二）实验室及其他检查

（1）主要以肠镜及 CT 为主，另外可增加 MRI，乙状结肠镜或纤维结肠镜检查。

（2）实验室检查：粪潜血试验、X 线钡剂灌肠。

（3）B 超。

（4）癌胚抗原（CEA）、CA199 试验。

【治疗】

（一）手术治疗

1. 根治性手术 切除癌灶和可能浸润的肠壁，清扫淋巴结，重建消化道。

2. 姑息性手术 姑息性肠切除术、结肠回肠吻合、结肠造口术、回肠造口术。

（二）其他

其他治疗方法有结肠镜治疗、放化疗、热疗、免疫治疗、中医治疗等。

【护理】

结肠癌护理内容见直肠癌护理。

（叶丽娜　李　卡）

第八节　直肠癌的护理

【概述】

直肠癌（carcinoma of rectum）（图 4-10，图 4-11）是乙状结肠直肠交界处至齿状线之间的癌，是消化道最常见的恶性肿瘤之一，发病率仅次于胃癌。

我国直肠癌发病的三个流行病学特点：

（1）直肠癌比结肠癌发病率高，约 15 ∶ 1；最近的资料显示结直肠癌发生率逐渐靠近，有些地区已接近 1 ∶ 1，主要是结肠癌发病率增高所致。

（2）低位直肠癌所占的比例高，占直肠癌的 60% ～ 75%，绝大多数癌肿可在直肠指诊时触及。

（3）青年人（＜ 30 岁）直肠癌比例高，为 10% ～ 15%。

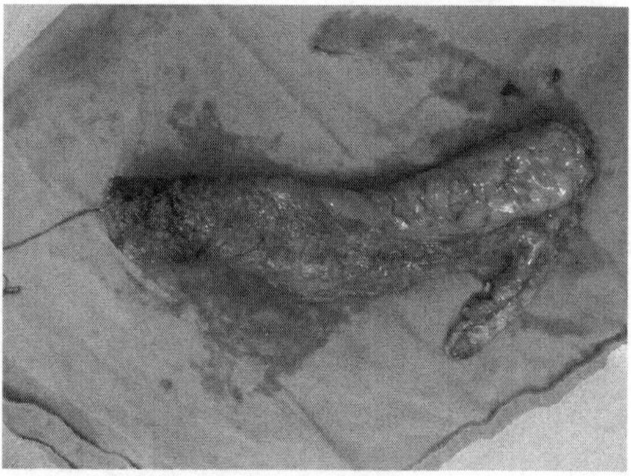

图 4-10　直肠癌

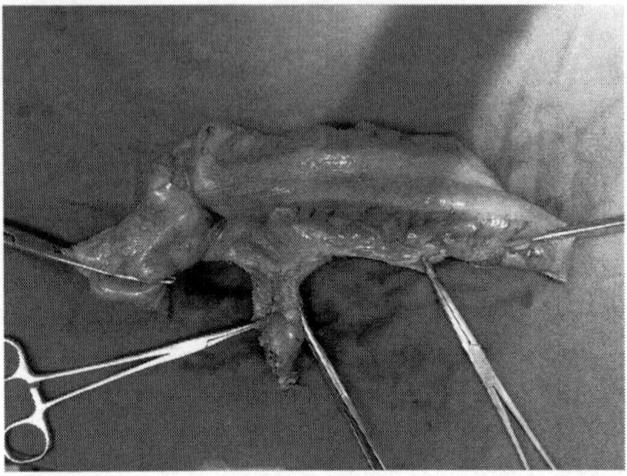

图 4-11　直肠癌

【病因】

本病的确切病因尚不明确，目前认为主要与以下因素有关：

（1）直肠腺瘤癌变（如家族性腺瘤、绒毛腺瘤）。

（2）遗传因素。

（3）直肠慢性炎症（如溃疡性结肠炎、血吸虫病等）。

（4）饮食习惯。

【发病机制及病理】

在病理上，按形态学分型分为溃疡型癌、肿块型癌、浸润型癌。按组织学分型分为管状腺癌、乳头状腺癌和黏液腺癌、腺鳞癌、未分化癌。直肠癌的转移方式包括淋巴转移（最主要）、直接浸润、血行转移、种植转移。

【诊断要点】

（一）临床表现

1. 早期　无明显症状。

2. 进展期　血便、排便习惯和粪便性状的改变。

3. 晚期　贫血、消瘦、营养不良、不全性肠梗阻、恶病质。

4. 直肠癌扩散的症状体征　尿频、尿痛、血尿、腹水、肝大、黄疸等。

（二）实验室及其他检查

辅助检查包括直肠指检、影像学检查（MRI、CT）、内镜检查、实验室检查、粪潜血试验、肿瘤标志物、淋巴结活检等。

【治疗】

（一）手术治疗

1. 局部切除术　包括经肛门局部切除术。

2. 经腹会阴联合直肠癌根治术　也称Miles手术，切除乙状结肠远端、全部直肠、肠系膜下动脉及其区域淋巴结、全直肠系膜、肛提肌、坐骨肛门窝内脂肪、肛管及肛门周围3～5cm的皮肤、皮下组织及全部肛门括约肌，于左下腹行永久性乙状结肠造口。

3. 经腹直肠癌前切除术（直肠前切术、Dixon手术）　适用于距齿状线5cm以上的直肠癌。

4. 经腹直肠癌切除、近端造口、远端封闭手术（Hartmann手术）　适用于因全身一般情况很差，不能耐受Miles手术或急性梗阻不宜行Dixon手术的直肠癌患者。

（二）化疗及新辅助放化疗

（三）其他

其他包括基因治疗、靶向治疗、免疫治疗、中医治疗等。

【主要护理问题】

1. 焦虑/恐惧 与对癌症、手术的恐惧及结肠造口影响生活、工作有关。

2. 营养失调——低于机体需要量 与食欲减退、消化吸收不良、恶性肿瘤所致的消耗增加有关。

3. 相关知识缺乏 有关肠道手术及结肠造口的护理知识。

4. 自我形象紊乱 与腹部结肠造口的建立、排便方式改变有关。

5. 自理能力缺陷综合征 与手术创伤、术后引流和结肠造口有关。

6. 潜在并发症 感染、吻合口瘘、出血等。

【护理目标】

（1）患者焦虑/恐惧程度减轻，配合治疗及护理。

（2）患者营养状况得到改善或维持。

（3）患者掌握肠道手术及造口相关知识。

（4）患者学会造口的自护，自尊得以维持。

（5）患者能够生活自理或者自理能力提高。

（6）术后未发生相关并发症或并发症发生后能得到及时治疗与处理。

【主要护理问题】

（一）术前护理措施

1. 心理护理

（1）解释手术的必要性、手术方式及治疗过程。

（2）讲解结肠造口的功能及护理知识。

（3）针对个体情况进行针对性心理护理。

（4）鼓励家属给予必要的社会支持。

2. 营养支持

（1）给予高蛋白、高热量、高维生素、低脂、易消化的少渣饮食。

（2）纠正贫血和低蛋白血症，维持水、电解质平衡。

3. 胃肠道准备

（1）饮食：术前3天少渣半流质饮食，术前12小时禁食，4小时禁饮；有肠梗阻症状的患者入院后即禁食。

（2）胃管：择期手术患者术晨安置胃管，有梗阻症状的患者尽早安置胃管。

（3）全肠道灌洗：术前1天给予磷酸钠液行全肠道灌洗。

（4）灌肠：直肠癌伴梗阻者，术前1天予以清洁灌肠。

（5）阴道冲洗：女性患者若癌肿侵犯阴道后壁，术前3日每晚需冲洗阴道。

4. 术前常规准备

（1）协助完善相关术前检查：心电图、肺功能、B超、出凝血实验等。

（2）术前行抗生素皮试，术晨遵医嘱带术中用药。

（3）术晨更换清洁病员服。

（4）术晨监测生命体征，建立静脉通道。

（二）术后护理措施

1. 术后常规护理内容

（1）全麻术后护理常规，了解麻醉和手术方式、术中情况、切口和引流情况。

（2）持续低流量吸氧。

（3）持续心电监护。

（4）床档保护防止坠床。

（5）严密监测生命体征伤口观察及护理观察伤口有

无渗血、渗液，若有，应及时通知医生并更换敷料。

（6）观察腹部体征，有无腹痛、腹胀等，各管道及护理输液通道保持通畅，留置针妥善固定，注意观察穿刺部位情况。

（7）尿管按照尿管护理常规进行，一般术后 5 ～ 7 天可拔除尿管，拔管后注意患者自排尿情况。

（8）腹腔引流管参照腹腔引流管护理相关要求。

（9）胃管护理详见胃管护理内容。

（10）评估患者疼痛情况，对有镇痛泵（PCA）患者，注意检查管道是否通畅，评价镇痛效果是否满意。

（11）遵医嘱给予镇痛药物。

（12）提供安静舒适的环境基础护理做好晨晚间护理、尿管护理、雾化吸入等工作。

2. 胃管护理

（1）勿折叠、扭曲、压迫管道。

（2）及时倾倒胃液，保持有效负压固定每班检查胃管安置的长度。

（3）每日更换固定胃管的胶布，胶布注意正确粘贴，确保牢固。

（4）告知患者胃管重要性，切勿自行拔出，若胃管不慎脱出，切勿自行安置胃管，应立即通知主管医生，由医生或在医生指导下重置胃管观察记录观察胃液性状、颜色和量：正常情况下手术当天引流液为无色清亮胃液。

（5）观察留置胃管处鼻黏膜情况，调整胃管角度，避免鼻黏膜受压。

（6）观察患者腹部体征，有无腹胀。

（7）观察患者酸碱、电解质，是否有低氯、代谢性碱中毒等拔管术后第 2 天即可拔管。

3. 饮食护理 术后 2 ～ 3 天，全流质饮食 100 ～ 150

ml/次，4～5次/天；术后1周少渣饮食，5～6次/天；术后2周给予高热量、高蛋白、维生素丰富的食物，逐步过渡至正常饮食。

4. 体位与活动 患者全麻清醒前去枕平卧位，头偏向一侧；全麻清醒后手术当日低半卧位。术后第1天半卧位为主，增加床上运动，可在搀扶下下床沿床边适当活动。术后第2天半卧位为主，可在搀扶下适当屋内活动。术后第3天起适当增加活动度，活动能力应当根据患者个体情况，循序渐进，对于年老或体弱患者应当相应推后活动进度。

5. 结肠造口的护理 参照结肠造口的护理。

6. 健康宣教 直肠癌术后患者的出院宣教饮食四要：要饮食规律、要少食多餐、要营养丰富、要容易消化。四忌：忌刺激性食物、忌坚硬食物、忌易胀气食物、忌烟。

7. 肛门的功能锻炼

（1）术后6～7天指导患者做缩肛运动，每日2次。

（2）每次排便后用40～50℃ 10%温盐水坐浴15～20分钟续表排便功能训练提肛运动，3次/天。

（3）养成定时排便的习惯。

（4）造口患者每周进行1～2次扩肛。

【并发症的处理及护理】

（一）出血

1. 临床观察 持续有新鲜血液流出＞100ml/h，持续4小时；伤口敷料持续有新鲜血液渗出，腹腔穿刺抽出不凝血。

2. 治疗及护理 保守治疗：止血、补液、输血、局部用收缩血管药物；保守治疗无效者应及时行再次手术。

（二）吻合口瘘

1. 临床观察 进食后出现腹痛；腹膜炎体征；血象增高；口服亚甲蓝后，腹腔引流管引流液呈蓝色，伤口敷料出现蓝染；腹腔引流管有粪便样引流液。

2. 治疗及护理 禁食，胃肠减压、营养支持、充分引流、抗感染；保护瘘口周围皮肤。

（三）切口感染

1. 临床观察 切口感染切口红肿、渗出，局部皮温高，切口周边触痛。

2. 治疗及护理 及时更换敷料，应用抗生素。

【预防】

复查术后放化疗期间定期门诊随访，检查肝功能、血常规等；术后每 3 个月复查一次，半年后每半年复查一次，至少复查 5 年。

【特别关注】

（1）术前留置胃管问题。

（2）术前肠道灌洗是否必要。

（3）术后尿管的拔除时间。

（4）术后并发症的早期观察及处理。

【前沿进展】

（一）结直肠外科快速流程

结直肠外科快速流程（fast track colorectal surgery）是指利用循证医学将结直肠围手术期各种常规治疗措施加以改良或优化，最大限度降低手术创伤引起的机体应激反应，目的是减少术后并发症，缩短住院时间，降低住院费用。大量最新的循证医学证据证实，优化结直肠围手术期处理措施，不仅可减少术后相关并发症的发生，还可带来更有益的加速术后康复的有利结果。结直肠外科快速流程在结直肠癌择期手术患者中应用是安全、经济、有效和可靠的围手术期处理方案。随着结直肠外科快速流程广泛开展，可为制订更适合我国手术患者的围手术期处理方案提供依据。

（二）经腹腔镜直肠手术进展

1. 腹腔镜 - 内镜联合结直肠肿瘤手术　利用腹腔镜与内镜联合技术，可进行腹腔镜辅助下内镜经肠腔肿瘤切除以及内镜定位下的腹腔镜结直肠癌根治手术或肿瘤局部切除术。“双镜联合”技术的运用，使内镜下较大息肉的摘除或经肠腔肿瘤切除在腹腔镜的监视和协助下得以更为安全地进行，避免不必要的大范围切除或根治手术；而在腹腔镜结直肠癌的根治手术中，肠镜的精确定位可使腹腔镜操作获得更为可靠的肿瘤根治性切缘。

2. 腹腔镜下直肠癌复发再手术　具备熟练腹腔镜技术和丰富结直肠手术经验的专业医师选择中央型复发病例进行腹腔镜再手术是可行和安全的。对于有骶前或盆壁浸润的，能否实施腹腔镜下联合切除并保证充分的周边切缘仍需进一步探索。

3. 极限保肛手术　内括约肌切除术或经内外括约肌切除术（inter spincteric resection，ISR）是针对距肛门 5cm 以下的超低位直肠癌，经腹游离后再经肛门途径在内外括约肌之间的间隙中分离并切除部分或全部内括约肌，以获得足够的 RO 远端切缘，并得以保留肠道连续性（结肛吻合）。ISR 不仅保住肛门括约肌，避免永久造瘘的困扰，还能获得足够的远端切缘，保证肠道的连续性。

（叶丽娜　李　卡）

第九节　结肠损伤的护理

【概述】

结肠（colon）在右髂窝内续于盲肠，在第 3 骶椎平面连接直肠。结肠分升结肠、横结肠、降结肠和乙状结肠 4 部分，大部分固定于腹后壁，全长约 130cm。结肠壁薄，血供较差，愈合不好；结肠内积存大量细菌和粪便，容易发生感染；结肠的蠕动、收缩力强，肠腔内压力大，肠内容物易通过损伤部位或吻合口漏入腹腔；升结肠和降结肠属腹膜间位器官，相对固定，后方无腹膜，当腹膜外部分结肠损伤可引起腹膜后的严重广泛感染，且不易早期诊断发现；结肠破裂后，肠内容物对腹膜的刺激性不及小肠内容物，早期症状可不明显，但感染、中毒严重。结肠损伤多发生在横结肠，其次是盲肠、升结肠和降结肠。结肠损伤的危险性在于伤后肠内容物流入腹腔引起严重的腹腔感染和全身中毒症状。

【病因】

腹部受到碾压或猛烈撞击，如车祸、坠落、拳击、斗殴等，腹部多无伤口。凶杀、抢劫等造成的刀刺伤。乙状结肠镜、纤维结肠镜检查致结肠穿孔，内镜下结肠电灼息肉摘除、活检等。也见于在原有病理基础上的结肠采取不适当的灌肠、肛管插入等所致的医源性损伤。

【发病机制及病理】

病理变化与损伤程度、部位及范围等密切相关。

1. 挫伤　肠壁挫伤无穿孔，无血流障碍，或结肠系膜挫伤出血形成血肿，但不影响血运。

2. 撕裂伤

（1）肠壁未穿孔，非全层撕裂或浆膜撕裂。

（2）肠壁已穿孔，全层撕裂，但损伤范围不大，未完全横断。

（3）肠壁大块撕裂、横断、缺损、腹腔完全污染，或系膜的主要血管受损，血运障碍而致肠壁坏死。

3. 按照损伤分级

第一级：局限于结肠损伤，腹腔无污染，全身无休克表现或诊治无延误。

第二级：肠壁全层穿孔。

第三级：严重的组织缺损，腹腔重度污染，有休克症状或诊治延误。

【诊断要点】

（一）临床表现

1. 腹痛、腹胀、恶心呕吐　结肠损伤穿孔后，肠腔内粪便等溢入腹腔即有腹痛，逐渐出现腹胀、恶心、呕吐或肠梗阻表现。

2. 腹膜刺激征　腹部压痛、腹肌紧张及反跳痛。

3. 肠鸣音　减弱或消失。

4. 全身症状　出现休克等全身症状。

（二）实验室及其他检查

（1）血常规检查可有血细胞比容降低，血红蛋白、红细胞数下降，白细胞及中性粒细胞分类升高。

（2）X线腹部平片可以发现膈下游离气体或肠梗阻表现。

（3）直肠指检：直肠有触痛，摸到血肿或指套上带血。

【治疗】

结肠损伤的治疗只有外科手术治疗，一旦确诊，应立即手术。手术方法有多种，依据创伤的程度、腹腔污染情况、有无合并损伤、治疗有无延误及全身情况等采取不同的手术。包括单纯修补或切除吻合术、结肠造口术、肠外置术，肠外置是将损伤肠段一期进行修补，修补后暂将其置于腹壁。

【主要护理问题】

1. 焦虑 / 恐惧 与患者对疾病的恐惧、担心预后有关。

2. 体液不足 与损伤致出血、渗出液有关。

3. 舒适的改变 与疼痛有关。

4. 潜在并发症 休克、出血、感染性腹膜炎、吻合口瘘。

【护理目标】

（1）患者焦虑 / 恐惧程度减轻，配合治疗及护理。

（2）患者血压维持正常，尿量正常。

（3）患者主诉不适感减轻或消失。

（4）术后未发生相关并发症或并发症发生后能及时得到治疗与处理。

【护理措施】

（一）术前护理措施

1. 心理护理 做好患者及家属的心理护理，消除对术前的紧张情绪及惧怕手术的心理顾虑。

2. 病情观察

（1）监测生命体征。

（2）观察腹部体征：注意有无合并症、急性腹膜炎、休克等并发症的发生。

（3）积极抗休克治疗。

3. 术前常规准备

（1）禁食禁饮，静脉补液治疗。

（2）协助完善术前相关检查：心电图、血常规、凝血功能等。

（3）抗生素药敏试验，应用足量抗生素以防治感染。

（4）术前常规备皮。

（5）禁忌灌肠：避免感染扩散。

（6）核对患者相关信息送入手术室。

（二）术后护理措施

1. 体位与活动

（1）全麻未清醒予以去枕平卧位。

（2）全麻清醒后予以平卧位或低斜坡位。

（3）术后第 1 天以半卧位为主，可在搀扶下沿床边适当活动。

（4）术后第 2 天可在协助下在室内活动，循序渐进，逐步增加活动量。

2. 病情观察

（1）监测生命体征，观察伤口及造口情况。

（2）观察患者排便情况，预防便秘的发生。

3. 饮食护理

（1）肛门排气前：禁食禁饮，持续胃肠减压，静脉补液以维持水、电解质平衡。

（2）待肠蠕动恢复，肛门排气后：拔除胃管，开始进高蛋白、高维生素、高热量、低脂低渣流质饮食，循序渐进，逐步过渡到普食。

4. 引流管护理　妥善固定，保持引流管的通畅。准确记录量、色及性状。

5. 加强会阴及肠造口护理 及时清洁尿道口，去除分泌物，定时更换造口袋。

【预防】

避免致伤因素的发生。

【特别关注】

（1）结肠损伤的临床表现及诊断。

（2）结肠损伤术后的病情观察与护理。

【前沿进展】

本病以青壮年多见，有明确的腹部外伤史。预后取决于结肠损伤的部位、受伤程度、范围及腹腔污染情况，与抢救及时、处理得当与否有很大的关系。其一期修补或吻合形成肠瘘及腹腔残余感染等并发症较多。应特别注意。

（雷 琛 李 卡）

第十节 直肠损伤的护理

【概述】

直肠（rectum）位于大肠末段，全长为 15 ～ 20cm。腹膜返折以上部分称为直肠盆部，腹膜反折以下部分称为直肠肛门部。因直接外伤或骨盆骨折所致的直肠穿孔称为直肠损伤（rectal injury），以腹部闭合性损伤多见。因直肠损伤后粪便不易自损伤处溢出，故症状隐匿，易被忽略。但损伤处的粪便细菌种类多，极易造成严重的腹腔内感染，且直肠周围间隙多，血运差，感染后易扩散，病死率高，并发症多，应高度重视直肠损伤的早期诊断和护理。

【病因】

直肠损伤多因外伤所致，如交通事故、高处坠落、碾轧等原因引起。也见于盆腔、会阴部及阴道内的手术操作不慎导致误伤。

【发病机制及病理】

病理变化与损伤程度、原因、部位、范围等密切相关。轻者仅有黏膜撕裂和肌层裂开，重者全层肠壁断裂、广泛括约肌损伤。按照损伤程度分为Ⅰ级：无血运障碍的挫伤或血肿，非全层的裂伤；Ⅱ级：全层裂伤＜1/2周径直肠；Ⅲ级：全层裂伤≥1/2周径直肠；Ⅳ级：全层裂伤合并会阴伤；Ⅴ级：血管损伤致节段性血运障碍。若伴大血管和骶前静脉丛损伤，可引起大出血造成休克。直肠盆部损伤常伴发化脓性腹膜炎，直肠肛管部损伤易引起直肠肛管周围间隙感染、毒血症、败血症，甚至死亡。

【诊断要点】

（一）临床表现

根据损伤部位、时间及粪便污染腹腔的严重程度的不同临床表现也略有不同，常见的有：

1. 直肠盆部损伤 下腹部压痛、反跳痛、肌紧张；全身高热、脉率快。

2. 直肠肛门部损伤 下腹部、会阴部疼痛，血液自肛门排出；会阴部、骶尾部、臀部、大腿部开放性伤口与直肠相通时，粪便自伤口溢出；直肠与膀胱或尿道相通时，尿液自肛门排出或尿液带有粪渣。

（二）实验室及其他检查

1. 直肠指检 指套染血或肠腔有血块有助于诊断，损伤低时可以摸到破裂口。

2. 腹腔穿刺 抽出不凝血或粪性液体有助于诊断。

3. 腹部X线检查 可观察腹腔游离气体、直肠有无异物及无合并骨盆骨折。

4. 直肠镜检 对疑有直肠损伤经上述等检查又不能确诊时可考虑用直肠镜检以明确损伤的部位及范围。

5. 血常规 白细胞计数增高。

【治疗】

1. 非手术治疗 防治休克、抗感染。

2. 局部治疗 损伤部位按照伤口治疗原则进行处理。

3. 手术治疗 手术的原则为止血、清创、修补及粪便转流。常见手术方式有经腹直肠损伤修补术、经腹直肠损伤修补乙状结肠造口术、Hartmann 手术。

【主要护理问题】

1. 焦虑/恐惧 与患者对便血的恐惧、担心预后有关。

2. 体液不足 与损伤致出血、渗出液有关。

3. 舒适的改变 与疼痛有关。

4. 潜在并发症 休克、感染性腹膜炎、直肠狭窄、直肠周围炎、直肠周围脓肿等。

【护理目标】

（1）患者焦虑/恐惧程度减轻，积极配合治疗及护理。

（2）患者血压维持正常，尿量正常。

（3）患者主诉不适感减轻或消失。

（4）术后未发生相关并发症或并发症发生后能及时

得到治疗与处理。

【护理措施】

（一）术前护理措施

1. 心理护理　针对患者及家属的心理状况进行具有针对性的心理护理。

2. 病情观察

（1）生命体征的监测。

（2）观察腹部及肛门症状和体征，注意有无合并症、急性腹膜炎、休克等并发症。

（3）观察女患者会阴部有无裂伤，阴道有无出血、漏尿的情况发生。

（4）积极抗休克治疗。

3. 术前常规准备

（1）禁食禁饮，静脉补液治疗。

（2）协助完善术前相关检查：心电图、B 超、血常规、凝血功能等。

（3）抗生素药敏试验，术前半小时应用足量抗生素以防感染。

（4）术前备皮：范围包括下腹部、会阴、腹股沟区、肛门及肛周。

（5）禁忌灌肠：避免感染扩散。

（6）术晨与手术室人员进行患者、药物核对后，送入手术室。

（二）术后护理措施

1. 体位与活动

（1）全麻未清醒予以去枕平卧位。

（2）全麻清醒后予以平卧位或低斜坡位。

（3）术后第1天以半卧位为主，可在搀扶下沿床边适当活动。

（4）术后第2天可在协助下在室内活动，循序渐进，逐步增加活动量。

2. 病情观察

（1）监测生命体征，观察伤口及造口情况。

（2）观察患者排便情况，预防便秘的发生。

3. 饮食护理

（1）肛门排气前：禁食禁饮，持续胃肠减压，静脉补液以维持水、电解质平衡。

（2）待肠蠕动恢复，肛门排气后：拔除胃管，开始进高蛋白、高热量、高维生素、低脂低渣流质饮食，循序渐进，逐步过渡到普食。

4. 引流管护理

（1）妥善固定，保持有效引流。

（2）直肠膀胱陷凹的引流管2～4天拔除，修补组织附近引流管需在证实已愈合时再拔除，骶前引流管在术后第3天开始，逐日向外拔出少许，7～10天后完全拔除。

5. 加强会阴及肠造口护理　及时清洁尿道口、阴道和肛门，去除分泌物，定时更换造口袋。

【预防】

（1）加强宣传劳动保护、安全生产、安全行车，遵守交通规则的知识，避免发生意外损伤。

（2）普及各种急救知识，在发生意外事故时，能进行简单基本的急救与自救。

【特别关注】

（1）直肠损伤的临床表现。

（2）直肠损伤的诊断。

（3）直肠损伤术后的病情观察与护理。

【前沿进展】

直肠损伤常合并有其他损伤，如合并骨盆骨折、尿道断裂等，出血较多，加上剧烈疼痛，常在早期即可出现休克症状，在手术前应进行积极的抗休克治疗。在外伤性直肠破裂的诊断中，还要想到可能会出现合并伤。不要满足于症状较明显的诊断，却忽略其他脏器的损伤。在处理时要分清轻重缓急，先处理可能危及生命的损伤，如实质性脏器破裂出血等。

【知识拓展】

有学者认为直肠损伤术前经远侧直肠灌洗可减少直肠内细菌的数量，但亦可能因灌洗液流入造成直肠周围感染，故是否应用远侧直肠灌洗争议较大。事实上多数直肠损伤患者直肠相对空虚，取截石位时大多数粪便可手法掏出，常不需直肠灌洗。如果发现直肠旁间隙有粪便，应设法清除，以降低术后感染，提高愈合率。

（雷　琛　李　卡）

第十一节　直肠异物患者的护理

【概述】

直肠异物指异物嵌入直肠壁或肛门括约肌等导致的一系列症状。腹膜返折以上的直肠异物损伤易继发弥漫性腹膜炎，损伤位于腹膜返折以下时易继发直肠、肛管周围感染及盆腔蜂窝织炎，甚至出现脓毒血症。

直肠肛管（图 4-12）有骨盆保护，由于肛管直肠和邻近器官在解剖上及生理上的特殊性，如不及时诊断，延误治疗或处理不当易导致严重并发症和后遗症，应高度重视直肠异物的早期诊断和治疗。

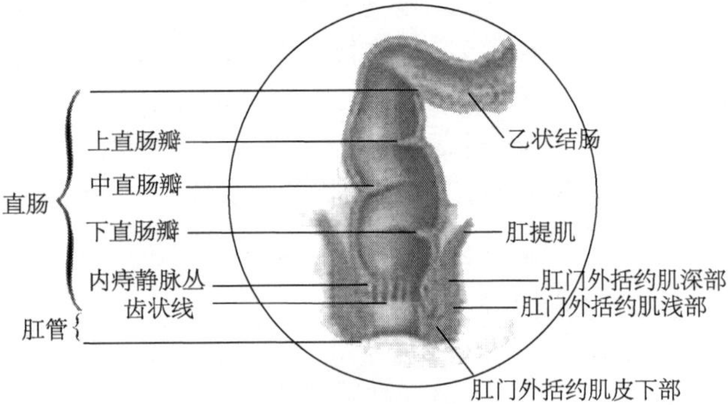

图 4-12　肛管直肠大体形态

【病因及发病机制】

根据直肠异物的来源及种类的不同，可分为口源性异物、肛源性异物、外伤性异物、内源性异物及迁移性异物五类，以口源性异物和肛源性异物多见。

口源性异物多是未消化的骨头、骨刺、果核在直肠壶腹堆积造成，或是由于异物刺入直肠壁后不能排出等引起。肛源性异物的种类较多，经肛门进入的原因分为：

（1）自体性娱者或畸形性行为过程中塞入。

（2）自行缓解肛门直肠疾病症状。

（3）医源性诊断和治疗器械（肛温计、灌肠管）。

（4）恶意攻击或损伤。

【诊断要点】

（一）临床表现

1. 口源性异物　发病前数日进食难以消化的食物，于排便时肛门内突发刺痛后呈持续性刺痛，活动或排便时疼痛加重，排便困难，部分患者伴腹胀或肠不全梗阻，病程 1 天以上。

2. 肛源性异物　异物误入肛门，伴直肠肛门坠痛，肛管、直肠黏膜损伤者伴有肛门持续性烧灼样疼痛，伴便鲜血，病程数小时。若损伤累及阴道、尿道和膀胱等盆脏器官，常伴有流尿、阴道溢便等症状。

（二）实验室及其他检查

1. 肛门直肠指检　常作为首选常规检查。可明确肛管、直肠黏膜是否完整；有无肛门括约肌损伤；有无肛管直肠下段肠壁破裂及异物质地，若损伤部位较低时可以摸到破裂口。

2. 腹部 X 线检查　可明确异物位置、大小，与直肠走向的关系。特别是直肠上段异物难以靠指诊和使用肛镜检查者。

3. 直肠、乙状结肠镜　检查应视为直肠异物手术前后的常规检查，对确定异物取出途径及手术后处理有重要意义。

（三）诊断要点

直肠异物诊断的关键在于准确判断有无肛管、直肠及邻近器官损伤等并发症。询问病史时要详细了解有关异物的物理性状（如大小、质地、表面是否光滑）和化学特性（是否含强酸、强碱、农药及其他有害物）；了解异物置入经过有助于判断有无肛门直肠损伤。若处理不及时将引起肛周脓肿、肠梗阻，甚至腹腔直肠内穿孔、腹膜炎、中毒性休克。精神失常者、心理障碍者不能提供正确病史，易误诊，需仔细查体，必要时经 X 线检查、直肠镜检查或行 CT 检查明确诊断。

【治疗】

（一）非手术治疗

1. 口服泻剂或逆行灌肠 将异物排出。

2. 一般治疗 注意休息，尽量减少不必要的活动，避免异物嵌顿导致穿孔等。

3. 内镜治疗 膀胱截石位采取局部浸润麻醉或骶管麻醉，松弛肛管，探查异物，了解异物位置、性质、存量、直肠内的走向，钳取异物。

（二）手术治疗

1. 手术指针

（1）肛管直肠异物不能经肛门取出者。

（2）已有腹膜刺激征者。

2. 手术方式

（1）剖腹探查、异物取出术：结肠肠道内大便污物少，肠壁未破裂的患者可以行开腹取出术。

（2）乙状结肠或横结肠造瘘：术前肠管已破裂，肠壁水肿，肠壁内损伤严重或腹腔污染者，可行穿孔处修补，近端结肠造瘘术。

【主要护理问题】

1. 焦虑 / 恐惧 与患者对便血的恐惧、担心预后及羞耻感等有关。

2. 有体液不足的危险 与损伤致出血、渗出有关。

3. 舒适度的改变　与疼痛等有关。

4. 潜在并发症　出血、直肠周围脓肿、感染性腹膜炎、直肠狭窄等。

【护理目标】

（1）患者焦虑/恐惧程度减轻，配合治疗及护理。

（2）患者生命体征维持在正常范围，尿量正常。

（3）患者主诉不适感减轻或消失。

（4）患者未发生相关并发症或并发症发生后能得到及时治疗与处理。

【护理措施】

（一）术前护理措施

1. 心理护理

（1）采集病史表情要自然，言语规范使用术语。

（2）鼓励患者，消除患者紧张、恐惧、焦虑、猜疑及抵触情绪。

（3）教会患者自我放松的方法，使患者以平和的心态接受治疗。

2. 病情保密

（1）注意替患者保密病情：调节好患者、医护人员及患者家属三方关系，针对个体情况进行针对性心理护理。

（2）鼓励患者家属给予患者谅解和支持。

3. 术前准备

（1）完善术前的常规检查：血常规、肝肾功能、凝血功能、输血前全套筛查、心电图等，必要时行腹部 CT 明确病情。

（2）密切观察患者腹部体征及肛周症状：观察患者肛周有无疼痛便血，观察有无腹膜炎的体征。

（3）减少活动：禁止灌肠及不必要的肛门直肠指检。

（4）一旦直肠异物不能手法取出立即行手术治疗。如有肠穿孔需急诊手术者做好术前备皮、备血、胃肠减压、禁饮食等工作。

（5）抗生素皮试：不论采取何种治疗方法，需根据异物损伤局部的程度及血液分析感染的轻重，给予适当的药物抗感染治疗及保护。

（二）术后护理措施

1. 病情观察

（1）观察腹部及肛门症状和体征。

（2）注意有无便血及合并症。

（3）女患者还应观察会阴部有无裂伤，阴道有无出血、漏尿情况。

2. 一般护理

（1）给予持续低流量吸氧、心电监护、持续导尿，密切监测患者生命体征并详细记录。

（2）术后鼓励患者早期适度活动，以减轻术后腹胀、减少术后肠粘连的发生。

（3）对于术前年龄较大和（或）有心理疾病的患者提供安静、隐秘的环境，及时处理异常情况。

3. 饮食护理

（1）术后禁食及胃肠减压，待肛门或造口排气后进流质饮食。

（2）若无梗阻症状，可逐渐过渡到正常饮食。

（3）禁忌辛辣食物，饮食中可增加含油脂的果品，如核桃仁、瓜子仁，保持大便通畅。

4. 疼痛护理

（1）患者因不愿提及病情往往强忍术后疼痛等不

适，护理人员需密切观察腹部体征。

（2）出现腹痛及腹膜炎体征应立即报告医生，紧急对症处理。

5. 伤口护理

（1）术后要加强对局部创伤的换药，保持引流的通畅。

（2）对于伤口愈合比较缓慢的患者，在引流不畅的情况下，要对引流进行改善，保持创伤局部的清洁度。

6. 排便护理

（1）术后在大便通畅的基础上，鼓励患者用43～45℃高锰酸钾稀释溶液或10%盐水进行肛门坐浴5～10分钟。

（2）肛门坐浴可起到杀菌作用，坐浴液的温热作用能缓解括约肌痉挛，减轻疼痛。

【并发症的处理及护理】

（一）肛门部水肿

（1）术前良好的肠道准备可以推迟患者的排便时间，从而可以避免术后早期排便引起或加重创面水肿、疼痛。

（2）嘱患者按时坐浴，多食水果、多饮水，以保持大便通畅，必要时可给予用TDP照射，每日2次，每次20分钟。

（3）出现轻微的疼痛和烧灼样感觉时，及时给予止痛药物或安置止痛泵。

（二）出血

（1）手术创面在齿状线以下，重点观察局部敷料的渗血情况。如发现渗血较多则要及时揭开敷料、检查创面，寻找出血点。

（2）手术创面在齿状线以上，术后要通过重点观察患者的面色、脉搏、血压以及是否出冷汗等情况观察有无出血，大量出血要及时报告医生进行处理。

（三）尿潴留

（1）手术刺激引起肛门括约肌痉挛而反射性引起尿道括约肌痉挛，致使尿潴留发生。

（2）发生尿潴留时应针对不同病因进行处理，进行热敷小腹、针刺、听流水声音等，以诱导患者自行排尿。

（3）必要时给予导尿或于手术结束时留置尿管，24小时后可拔除导尿管。

（四）术后便秘

（1）术后24～48小时未排大便的患者，可口服聚乙二醇等，以减轻便秘症状，避免因大便干燥导致创面出血、疼痛等的发生。

（2）如已经发生大便干结不易排出时，可以给予开塞露20～40ml塞肛等治疗。

（五）造口护理

（1）造口术后24～72小时内要注意观察造口处肠管的色泽，判断有无出血、缺血、水肿。

（2）肠蠕动功能逐渐恢复后，要注意观察有无造口回缩、造口脱出和造口旁疝等的发生。

（3）及时更换造口袋，尽量减少对伤口的污染。

（六）心理治疗

（1）对患者正确引导及适当的心理疏导，避免意外发生。

（2）术后及时安排心理咨询促使患者正确面对性自慰行为，避免直肠异物的再次发生。

（3）使患者明确直肠异物对人体健康的危害性，调整患者的心理状态，保持平衡健康的心理状态。

【预防】

（一）养成良好的生活习惯和行为

（1）指导患者劳逸结合，保证足够休息和睡眠。

（2）鼓励患者参加力所能及的工作和体力劳动，坚持体育锻炼，如散步、打太极拳、体操等活动。

（3）注意老年人的精神指导，教导自我调节情绪的方法。

（二）定期随访

指导患者正确遵医嘱肛门坐浴，定期随访，如有不适尽早就医。

（三）心理社会支持

（1）了解患者家属对其疾病的思想情况，争取患者家属的理解及支持。

（2）鼓励患者诉说其感受，减轻患者心理负担，避免意外再次发生。

【特别关注】

（1）肛源性直肠异物患者应定期进行心理疏导。

（2）人为直肠异物患者应指导其进行正确的生理疏通。

【前沿进展】

（1）肛门直肠指检要认真检查异物的形状、质地，判断易碎程度如何，并尽量触及异物上界，从而了解异物的大小、长度。用钳夹法取出时，血管钳两齿最好套上乳胶管。要有良好的麻醉，并充分扩肛至四指，使肛门充分松弛；尽量避免将玻璃类异物夹碎，以防损伤直肠壁。必要时可用吸引器或吸奶器将异物吸住，慢慢取出。

（2）应用骶管麻醉能充分的松弛肛门括约肌，手术效果良好。取异物的最佳体位是截石位。根据异物大小、形状可采取不同方法经肛门取出。手术注意以下几点：

1）一旦确诊直肠异物不能自行排出均应尽早手术治疗，如探查时预计可直接将异物手法取出，宜立即取出，不宜拘泥于常规诊疗流程，以免耽误取出的最佳时机。

2）术前尽可能明确异物种类、材质、形状，并初步拟定手术方案。保持良好视野，尽量看清异物全貌。

3）因异物刺激致肠道平滑肌痉挛时，可适当运用解痉药。

4）动作轻柔，切忌暴力，避免引起肠穿孔。总之，对于直肠异物，应灵活掌握其诊断及治疗方式，不能拘泥于常规诊疗手段，处理要及时、准确、细致，同时治疗应人性化，注意保护患者隐私，进行适当心理治疗，为患者谋取更大的福祉。

【知识拓展】

肛源性直肠异物临床表现上有以下几个特点：

（1）患者以男性居多。

（2）年龄多在中年以上。

（3）婚姻状况多为丧偶或离异。

（4）男性患者中往往有阳痿病史，无法通过正常行为产生性快感，从而采取摩擦肛门方式来取得满足。

（5）异物多为光滑的圆柱体物，如小药瓶、香水瓶、啤酒瓶颈部、小木棒或蜡制阴茎样物、电灯泡等。

（6）异物均为自己放入肛门而非恶意攻击所为。

（7）获取真实病史困难。患者在叙述病史时往往不能主动陈述，待经过短暂交流后，才能获得完整病史。

（雷　琛　李　卡）

第十二节　下消化道出血的护理

【概述】

十二指肠悬韧带以下的肠道出血统称为下消化道出血。下消化道出血是指距十二指肠悬韧带 50cm 以下的肠段，包括空肠、回肠、结肠及直肠病变引起的出血，习惯上不包括痔、肛裂引起的出血在内，其临床表现以便血为主，轻者仅呈粪便潜血或黑粪，出血量大则排出鲜血便，重者出现休克。

【病因与分类】

消化道出血可因消化道本身的炎症、机械性损伤、血管病变、肿瘤等因素引起，也可因邻近器官的病变和全身性疾病累及消化道所致。

1. 直肠疾病　溃疡性直肠炎、肿瘤（息肉）、类癌、邻近恶性肿瘤或脓肿侵入直肠、感染（细菌性、结核性、真菌性、病毒性、寄生虫）、缺血等。

2. 结肠疾病　感染（细菌性、结核性、真菌性、病毒性、寄生虫）、溃疡性结肠炎、憩室、肿瘤（息肉）、缺血和血管畸形、肠套叠等。

3. 小肠疾病　急性出血性坏死性肠炎、肠结核、克罗恩病、憩室炎或溃疡、肠套叠、肿瘤（息肉）、血管瘤、血管畸形、缺血等。

【发病机制及病理】

（一）根据大体形态分类

确切病因尚不明确，与多种因素有关。病理可根据肿瘤的大体形态分类：

1. 肿块型　呈菜花状，瘤体较大，肿瘤向肠腔内生长，转移较晚，预后最好。

2. 浸润型　肿瘤沿肠壁浸润，易引起肠腔梗阻和狭窄。发于左侧结肠，以乙状结肠或直肠交界处更为多见。向周围浸润少，恶性程度转移较早，预后最差。

3. 溃疡型　肿瘤向肠壁深层生长，并向周围浸润。早期可有溃疡，表面糜烂，易出血、感染和穿透肠壁，转移较早，恶性程度最高。

（二）根据显微镜下组织学分类

1. 腺癌　最为多见。

2. 黏液癌　预后较腺癌差。

3. 未分化癌　预后最差。

【诊断要点】

（一）临床表现

根据出血部位及出血量、出血速度不同，临床表现各异。

1. 一般状况　小量（400ml 以下）、慢性出血多无明显自觉症状。急性、大量出血时出现头晕、心慌、冷汗、乏力、口干等症状，甚或晕厥、四肢冰凉、尿少、烦躁不安、休克等症状。

2. 生命体征　脉搏和血压改变是失血程度的重要指

标。急性消化道出血时血容量锐减，最初的机体代偿功能是心率加快，如果不能及时止血或补充血容量，出现休克状态则脉搏微弱，甚至扪不清。休克早期血压可以代偿性升高，随着出血量增加，血压逐渐下降，进入失血性休克状态。

3. 其他伴随症状及体征　根据原发疾病的不同，可以伴有其他相应的临床表现，如腹痛、发热、肠梗阻、呕血、便血、柏油便、腹部包块、蜘蛛痣、腹壁静脉曲张、黄疸等。

（二）辅助检查

1. 常规实验室检查　包括血尿便常规、粪隐血（便潜血）、肝肾功能、凝血功能等。

2. 内镜检查　依据原发病及出血部位不同，选择胃镜（食管镜）、十二指肠镜、小肠镜、胶囊内镜、结肠镜以明确病因及出血部位。

3. X 线钡剂检查　仅适用于慢性出血且出血部位不明确；或急性大量出血已停止且病情稳定的患者的病因诊断。

4. 血管造影　通过数字剪影技术，血管内注入造影剂观察造影剂外溢的部位。

5. 放射性核素显像　近年应用放射性核素显像检查法来发现活动性出血的部位。其方法是静脉注射 ^{99m} 锝胶体后做腹部扫描以探测标志物，从血管外溢的证据，可初步判定出血部位。

6. 其他　根据原发疾病的需要，可以选择 CT、MRI、CT 仿真小肠、结肠造影等协助诊断。

【治疗】

根据原发疾病不同、出血量及速度不同，治疗原则各异。

（一）对症治疗

慢性、小量出血主要是针对原发疾病（病因）治疗。急性大量出血时应该卧床休息、禁食；密切观察病情变化，保持静脉通路并测定中心静脉压。保持患者呼吸道通畅，避免呕血时引起窒息。并针对原发疾病采取相应的治疗。

（二）补充血容量

急性大量出血时，应迅速静脉输液，维持血容量，防止血压下降；血红蛋白低于 60g/L，收缩血压低于 12kPa（90mmHg）时，应考虑输血。要避免输血、输液量过多而引起急性肺水肿或诱发再次出血。

（三）内镜治疗

结肠镜、小肠镜下止血作用有限，不适用急性大出血，尤其对弥漫性肠道病变作用不大。具体方法有：氩离子凝固止血（APC）、电凝止血（包括单极或多极电凝）、冷冻止血、热探头止血及对出血病灶喷洒肾上腺素、凝血酶、巴曲亭（立止血）等药物止血。对憩室所致的出血不宜采用 APC、电凝等止血方法，以免导致肠穿孔。

（四）微创介入治疗

在选择性血管造影显示出血部位后，可经导管进行止血治疗。大部分病例可达到止血目的，虽其中部分病例在住院期间会再次发生出血，但其间改善了患者的全身情况，为择期手术治疗创造了良好条件。值得指出的是，肠道缺血性疾病所致的消化道出血，当属禁忌。一般来说，下消化道出血的病例在动脉置管后不主张采用栓塞止血方法，原因是栓塞近端血管容易引起肠管的缺血坏死，尤其是结肠。

（五）手术治疗

在出血原因和出血部位不明确的情况下，不主张盲目行剖腹探查，若有下列情况时可考虑剖腹探查术：①活动性大出血并出现血流动力学不稳定，不允许做动脉造影或其他检查；②上述检查未发现出血部位，但出血仍在持续；③反复类似的严重出血。术中应全面仔细探查，必要时采用经肛门和（或）经肠造口导入术中内镜检查。由内镜专科医生进行，手术医生协助导引进镜、并可转动肠管，展平黏膜皱襞，使内镜医生获得清晰视野，有利于发现小而隐蔽的出血病灶。同时，手术医生通过内镜透照，有时亦可从浆膜面发现病灶。

【主要护理问题】

1. 体液不足　与失血引起体液丢失过多，液体摄入不足有关。

2. 活动无耐力　与血容量减少有关。

3. 排便异常　与下消化道出血有关。

4. 焦虑　与环境陌生，健康受到威胁，担心疾病后果有关。

5. 相关知识缺乏　与疾病的不了解有关。

6. 潜在并发症　休克、感染。

【护理目标】

（1）患者未发生体液不足。

（2）患者能逐步活动。

（3）患者无排便异常。

（4）患者焦虑缓解或减轻。

（5）患者了解疾病，树立信心。

（6）患者无休克及感染现象。

【护理措施】

（一）术前评估

1. 健康史 了解患者年龄、性别、饮食习惯，既往是否有结直肠慢性炎性疾病，结直肠腺瘤及是否有手术史；有无家族性疾病或者家族中有无患过大肠癌或其他恶性肿瘤。

2. 身体状况 了解疾病的性质、发展程度、重要器官及营养状况等，粪潜血试验、内镜检查、影像学检查及 CEA 测定等结果是否阳性。

3. 心理 - 社会状况 患者和家属是否了解疾病和手术治疗的相关知识，以及经济承受能力。

（二）术后评估

评估患者实施手术方式、麻醉方式、术中情况、术后恢复情况、并发症预防的情况。

（三）护理

1. 体液不足 迅速补充血容量，维持体液平衡，建立静脉通路，大量快速补液。严密观察患者病情变化，准确记录患者 24 小时出入量。

2. 活动无耐力 提供安静的环境，保证充足睡眠，协助患者日常生活，出血停止后可适量室内活动。与患者制订活动计划，逐步提高患者活动耐力，必要时协助活动。

3. 排便异常 指导家属和患者学会观察排泄物的性质和次数，做好肛门的护理，保持肛门清洁和干燥。密切观察患者继续出血和再次出血的情况。

4. 焦虑 做好健康宣教及心理护理，多与患者沟通，运用良好的护理交流技巧，注意倾听患者的主诉，允许患者有适量的情绪宣泄，要树立战胜疾病的信心，在可能的情况下争取家属、同事、组织上的关照、支持，解决好可引起焦虑的具体问题。

5. 相关知识缺乏　向患者讲解该疾病，多做健康宣教，让患者了解疾病，树立信心。

6. 潜在并发症

（1）休克：严密观察生命体征，24 小时出入量，必要时留置尿管，记录每小时尿量，随时观察面色、神志、皮肤色泽及温度等变化，做好保暖。

（2）感染：密切观察切口有无红、肿、痛，切口敷料有无渗血、渗液；敷料被污染，随时更换，保持床单清洁；密切观察体温变化，如持续高于 38.5℃，提示可能并发感染，应积极找出原因并处理。

【预防】

合理安排饮食、多吃水果、新鲜蔬菜等含有丰富糖类及粗纤维的食物，少食入高脂肪、高蛋白的食物。积极治疗已患的肠道疾病等。应定期去医院咨询或检查，以便掌握自己的身体状况。在日常生活中要控制体重，有规律地参与体力活动。戒烟限酒，防止烟草中的二甲基胫大量沉积诱发肿瘤。而乙醇则可能通过改变人们的饮食习惯，增加致癌风险。同时，还要提防便秘。若饮食及生活方式无大变化，排便习惯明显改变，如排便次数增多、大便带血、粪条变细或羊粪样便、排便不尽感等，应及时就诊。

（李静文　李　卡）

第五章 阑尾炎的护理

阑尾又称蚓突，近端开口在盲肠，在腹部的右下方，是一条细长的盲管，外形似蚯蚓。阑尾根部体表投影约在脐与右侧髂前上棘连线的中、外1/3交界处，称为麦氏点，是阑尾手术部位的标记点，急、慢性阑尾炎的重要体征为麦氏点的压痛与反跳痛。

阑尾炎是指阑尾因各种因素引起的炎性反应，多见于青壮年，男性发病率多于女性。临床上分急性阑尾炎和慢性阑尾炎，急性阑尾炎较常见，慢性阑尾炎较少见。

第一节 急性阑尾炎的护理

【概述】

急性阑尾炎是外科常见病，发病率居急腹症首位。根据病理生理及临床过程，分为四种类型：急性单纯性阑尾炎，急性蜂窝织炎性阑尾炎（又称急性化脓性阑尾炎）、坏疽性及穿孔性阑尾炎、阑尾周围脓肿。

【病因】

（一）阑尾管腔梗阻

阑尾管腔梗阻是急性阑尾炎发病的最常见的因素。引起阑尾管腔梗阻的原因主要为淋巴组织增生、异物和粪石。

（二）细菌感染

阑尾腔与盲肠腔相通，因此肠腔内具有与盲肠相同的菌种和数量，一旦阑尾黏膜损伤，细菌入侵管壁，就会引起感染。

（三）其他

胃肠炎、便秘、饮食习惯均与急性阑尾炎的发病有关。

【发病机制及病理】

急性阑尾炎一般分为以下几种类型。

1. 急性单纯性阑尾炎　是阑尾炎初期病变，炎症多局限于黏膜及黏膜下层，外观呈轻度充血、肿胀或无明显异常。

2. 急性蜂窝织炎性阑尾炎　又称急性化脓性阑尾炎。外观肿胀明显，浆膜充血，有脓性液从表面渗出，阑尾腔内积脓，周围腹腔内有脓液渗出。

3. 坏疽性及穿孔性阑尾炎　阑尾系膜肿胀，管腔内严重阻塞，管壁血运障碍，阑尾广泛性出血性梗死，外观呈暗紫色或黑色，常伴穿孔引起腹膜炎或阑尾周围脓肿。

4. 阑尾周围脓肿　部分急性阑尾炎化脓、坏疽、穿孔时，大网膜移至右下腹包裹阑尾，使炎症局限化，形成阑尾周围脓肿。

急性阑尾炎的转归：炎症消退、炎症局限、炎症扩散。

【诊断要点】

（一）临床表现

阑尾炎常见症状及体征如下。

1. 腹痛　急性阑尾炎的典型症状为转移性右下腹痛。大多数急性阑尾炎患者初期为中上腹或脐周痛，数小时后转移并固定于右下腹。单纯性阑尾炎常呈胀痛和隐痛，化脓性或坏疽性阑尾炎为持续性剧痛，当持续剧痛波及中下腹或两侧下腹，常提示阑尾坏疽穿孔。有时穿孔性阑尾炎因阑尾腔内压力骤减，腹痛反而有所缓解，但这种缓解的现象是暂时的，并发腹膜炎后，腹痛会又加剧。

2. 胃肠道症状 单纯性阑尾炎的胃肠道症状不明显，早期可有恶心、呕吐、厌食等症状。盆腔位阑尾炎可有排便次数增多和里急后重感。当阑尾炎引发弥漫性腹膜炎时能引起肠梗阻，临床症状表现主要为腹胀、腹痛、排便排气减少等。

3. 发热 多数患者只有低热，无寒战。阑尾坏疽、穿孔或并发腹膜炎时可有高热。并发化脓性门静脉炎时可伴有寒战和黄疸。

4. 压痛和反跳痛 腹部压痛点通常位于麦氏点，即右髂前上棘与脐连线的中、外1/3交界处。压痛点亦可随阑尾解剖位置的变异，发生相应改变，但始终表现为一个固定位置的压痛。在盲肠后位阑尾炎或肥胖的患者，压痛可能会较轻，但会有明显的反跳痛。

5. 腹肌紧张 阑尾化脓即有此体征，坏疽穿孔时腹肌紧张尤为显著。但老年、小儿、肥胖患者、体质虚弱、腹肌较弱者，此体征不明显，须同时检查对侧腹肌对比，才能判断有无腹肌紧张。

6. 皮肤感觉过敏 在阑尾炎发病早期可出现此现象，而且它不会因为阑尾位置不同而改变，若阑尾坏疽、穿孔，皮肤感觉过敏的现象即消失。

（二）特殊类型急性阑尾炎

1. 老年人急性阑尾炎 由于老年人防御功能减退，反应力低下，常合并其他脏器的病理改变或者有潜在疾病，阑尾炎发病症状与青壮年不同。

（1）病理改变重。阑尾发炎后容易发生坏死、穿孔。

（2）症状和体征轻。易延误诊治，就诊时多数已经坏疽穿孔或形成脓肿。

（3）常合并有其他脏器的病理改变或者有潜在疾病。如冠心病、高血压、脑血管病、糖尿病等，使病情更严重和复杂。

2. 妊娠合并急性阑尾炎　多发生于妊娠前 6 个月。妊娠阑尾炎表现与其他成人阑尾炎不同。

（1）阑尾压痛点上移。妊娠子宫的逐渐增大，压痛点会随着妊娠月份的增加而上升。

（2）腹肌紧张、压痛及反跳痛症状不明显。

（3）感染扩散迅速。妊娠期大网膜难以包裹阑尾，使阑尾炎引发腹膜炎时不易局限化，常引起弥散性腹膜炎和膈下脓肿。

（4）易延误诊治。妊娠中晚期合并急性阑尾炎时，临床症状和体征多不明显，常易延误诊治。

3. 小儿急性阑尾炎　腹痛仍然是主要症状，但小儿不会表达，常表现为哭闹不安，有时只有身体蜷缩和面色苍白。胃肠道症状为恶心、呕吐、腹泻，高热症状也可以较早出现，穿孔及其他并发症的发生率和死亡率较高。

（三）实验室及其他检查

1. 血常规检查　多数患者白细胞计数和中性粒细胞数增多，但是年老体弱、新生儿或 AIDS/HIV 感染者的白细胞不一定增多。

2. 尿常规检查　主要为了排除与阑尾炎症状相似的泌尿系统疾病。

3. B 超检查　显示阑尾肿大或者脓肿，同时也可以作为与其他易相混淆的疾病鉴别诊断用。

（四）诊断要点

急性阑尾炎可通过结肠充气试验、腰大肌试验及闭孔内肌试验进行诊断。其中最为重要的是结肠充气试验：患者仰卧位时，右手压迫左下腹，左手挤压近侧结肠，结肠内气体传至盲肠和阑尾，引起右下腹疼痛为阳性。

【治疗】

大多数急性阑尾炎应及时通过手术进行治疗，但是也有部分成年人急性单纯性阑尾炎可以经过非手术治疗痊愈。

（一）非手术治疗

非手术治疗适用于诊断不明确，症状较轻者。非手术治疗措施有：使用抗生素抗感染治疗，卧床休息、禁食，给予水、电解质和热量的补充。对症处理：镇静、止吐，必要时安置胃肠减压等。

（二）手术治疗

一旦确诊为急性阑尾炎，原则上都应及时行阑尾切除术。可通过开腹或者腹腔镜急性阑尾切除。

【主要护理问题】

1. 疼痛　与炎性刺激或手术创伤有关。

2. 有体液不足的危险　与呕吐、腹泻、术后禁食有关。

3. 体温过高　与吸收化脓性感染毒素有关。

4. 潜在并发症　出血、切口感染、腹腔脓肿、粘连性肠梗阻等。

5. 知识缺乏　与发病急，缺乏疾病相关知识有关。

【护理目标】

（1）患者主诉疼痛感减轻或缓解。

（2）患者未发生水、电解质和酸碱代谢紊乱。

（3）患者体温下降或者恢复正常。

（4）患者未发生相关并发症，或并发症发生后能得到及时治疗与处理。

（5）患者知晓疾病相关知识。

【护理措施】

（一）术前护理措施

1. 心理护理

（1）了解患者及其家属的心理活动，做好解释工作，教会患者自我放松的方法。

（2）做好入院宣教，主要包括环境介绍和科室人员介绍，以减轻患者的陌生感。

（3）介绍与急性阑尾炎相关知识和手术方式，手术需要配合注意事项等。

（4）介绍急性阑尾炎病愈的案例，增强患者信心。

（5）与患者沟通时语速适中，语言轻柔。

2. 协助做好术前相关检查

3. 术前常规准备

（1）饮食：术前禁饮禁食。

（2）胃管：根据患者情况遵医嘱安置胃肠减压。

（3）术前行药物过敏试验，并备好术中带药。

（4）协助完善术前相关检查：B 超、血常规、尿常规等。

（5）入手术室前排空尿液。

（6）术前更换清洁病员服。

4. 病情观察及护理

（1）观察患者腹部体征，并做好记录。

（2）观察并记录生命体征。

（3）观察并记录出入量。

（4）穿孔患者按急性腹膜炎急性护理。

（二）术后护理措施

1. 体位 按照麻醉方式安置体位，血压平稳后，采取半卧位或者斜坡卧位。

2. 饮食 病情轻者手术当天禁饮禁食，术后第1天进流质，第2天进软食，逐步过渡到普食；病情重者术后禁饮禁食，带胃肠功能恢复后开始进流质饮食，逐步过渡到普食。若在进食过程中发生呕吐、腹胀、腹痛等不适感，立即停止进食，通知医生，并配合医生进行相关检查及处理。

3. 病情观察

（1）定时测量并记录生命体征。

（2）观察患者腹部体征和伤口情况，并做好记录。

（3）观察并记录患者心理状态。

（4）观察各引流管道是否通畅，引流液颜色和性状。

（5）记录患者出入量。

（6）观察患者有无发生并发症，观察患者皮肤情况。

（7）观察患者胃肠功能恢复情况。

4. 疼痛的护理

（1）指导患者有节律的深呼吸，以放松患者情绪，减轻患者疼痛感。

（2）有效的控制感染。

（3）药物止痛。对诊断明确的剧烈疼痛的患者，遵医嘱给予止痛药和解痉药。

（4）使用腹带保护伤口，以减轻患者咳嗽或者活动时引发的伤口疼痛感。

（5）病情允许情况下，给予半卧位或者斜坡卧位，以减轻腹部张力，缓解疼痛。

5. 活动　若无禁忌证，手术当日可下床活动。

6. 各引流管道护理　妥善固定各管道，保持通畅，避免牵拉，防止脱出或移位，各管道不能放置于地上，及时倾倒引流液，以免影响引流效果。观察引流液的颜色、性状和量，记录 24 小时总量，并做好各管道的常规护理。

7. 营养支持　在禁食期间，经静脉补充水、电解质和营养。

【并发症的处理及护理】

（一）出血

（1）监测生命体征的变化并记录。

（2）保持各引流管道通畅，观察、记录引流液的颜色和量。

（3）观察腹部体征及病情变化，需要时通知医生处理。

（4）告知患者活动需循序渐进。

（5）处理：立即平卧位，遵医嘱对症治疗，必要时手术止血。

（二）切口感染

（1）观察切口情况，及时给予更换伤口敷料，保持切口的清洁和干燥。

（2）遵医嘱使用抗生素，对化脓、坏疽或穿孔的阑尾炎患者，根据细菌培养和药物敏感试验选用。

（3）处理，一旦出现切口感染，立即配合医生做穿刺抽出脓液，安置引流管，定时换药。

（三）腹腔脓肿

（1）病情允许情况下取半卧位。

（2）注意观察患者的体温、腹部体征。

（3）遵医嘱给予抗生素抗感染。

（4）处理：置管引流或者手术切开引流。

（四）粘连性肠梗阻

（1）尽早下床活动，预防肠粘连。

（2）观察患者是否有恶心、呕吐、腹胀、腹痛、肛门停止排气排便等肠梗阻症状。

（3）处理：严重的患者需要手术行肠粘连松解术。

【预防】

（1）指导手术后患者保持良好的饮食习惯，进食营养丰富且易消化的食物，注意饮食卫生，餐后不剧烈活动。

（2）告知患者早期活动的重要性，鼓励患者早期下床活动，促进胃肠功能恢复，防止发生粘连性肠梗阻。

（3）告知阑尾周围脓肿患者出院后 3 个月，再次住院行阑尾切除术。

（4）避免腹部受凉，防止发生胃肠功能紊乱。

（5）告知患者出院后若发生腹胀、腹痛等不适症状，立即到医院就诊。

【特别关注】

（1）阑尾炎的临床表现，特别是急性阑尾炎的典型症状为转移性右下腹痛。

（2）阑尾炎术后并发症的观察要点及处理。

【前沿进展】

急性阑尾炎是普外科最常见的急腹症，发病率约为 0.01%。传统的治疗方法是采用开腹阑尾切除术，术后切口感染很常见，尤其是肥胖患者，通常要将切口延长才能完成手术。随着生活水平的提高，肥胖患者越来越多，切口感染的机会也越来越大，导致术后瘢痕大，美容效果不理想。目前实施的微创手术能使阑尾切除术更加完美，已日渐成为一种成熟的手术方式。腹腔镜治疗急性阑尾炎有以下优点。

（1）急性阑尾炎起病较急，病情进展较快，在急诊情况下，术前检查常不充分，且缺乏特异性的辅助诊断方法，有一定的误诊率和漏诊率。腹腔镜在微创、直视下能探查整个腹腔，诊断率高，避免诊断的延误及不必要的剖腹探查，特别适用于术前诊断不甚明确患者。

（2）腹腔镜具有治疗功能，对合适病例直接腹腔镜手术。对于弥漫性腹膜炎及腹腔渗液多者，彻底清除腹腔脓液及冲洗腹腔是降低术后腹腔残余感染的重要措施。传统的麦氏切口彻底全腹腔冲洗较困难，腹腔镜可在直视下较方便地行腹腔各个部位的冲洗及吸净积液。

（3）对腹腔镜下难以完成的手术，镜下可指导选择一个最准确、合理的剖腹切口，避免了不必要的大切口或选择切口的错误。

（4）腹腔镜下阑尾切除操作精细，对肠管干扰少，因此手术创伤小，术后恢复快，伤口疼痛轻，美容效果好、住院时间短。

【知识拓展】

据研究表明，急性阑尾炎的发病与气候因素有关。夏季天气转暖，空气中相对湿度明显增加，细菌大量繁殖。从消化道和呼吸道进入人体的细菌量及种群也大大的增多，人体肠道中菌群失调，导致胃肠道功能障碍，引起内脏神经反射，导致阑尾肌肉和血管痉挛，一旦超过正常强度，可以产生阑尾管腔狭窄，血供障碍，黏膜受损，细菌因之入侵而致急性炎症；夏季的气候变化特别是温度变化最大，而人体对外界温度的改变最敏感。

当外界温度逐渐升高时，人体内产热与散热需要平衡在这动态平衡过程中，人体全身的血液重新的分布，使体表血液量增加，而内脏的血流量相对减少。这一变化过程，人体尚处于待适应的阶段，从而使各种消化液分泌不足，体液和细胞免疫同时下降，肠道黏膜的抵抗能力减弱，利于细菌的侵入和炎症的发生。

（李　卡　文　曰　印义琼）

第二节　慢性阑尾炎的护理

【概述】

慢性阑尾炎是发生在阑尾的慢性炎症变化。

【病因】

大部分慢性阑尾炎是由急性阑尾炎转变而来，也有少部分开始即呈慢性过程。

【发病机制及病理】

慢性阑尾炎主要病理改变为阑尾壁内淋巴细胞、浆细胞为主的炎细胞浸润伴阑尾各层不同程度纤维组织增生。

【诊断要点】

（一）临床表现

1. 症状　常有右下腹疼痛，有的患者只有隐痛、胀痛和不适，在剧烈运动、饱餐、劳累时可诱发阑尾炎急性发作。有的患者则反复急性发作；患者常伴有不同程度的胃肠道反应，如消化不良、食欲下降。

2. 体征　局限于阑尾部位的压痛，位置较固定。部分患者右下腹可触及条索状阑尾。

（二）实验室及其他检查

X 线钡剂灌肠透视检查：可见阑尾不充盈或充盈不全，72 小时后复查阑尾腔内仍有钡剂残留，即可诊断为慢性阑尾炎。X 线钡剂灌肠可明确压痛点，也可排除其他易混淆的疾病。

（三）诊断要点

慢性阑尾炎大多数有急性阑尾炎发病史，有下腹固定疼痛、压痛的症状（部分症状较轻的患者仅出现轻度的疼痛和不适感），在发生激烈运动和暴饮暴食后可使病情急性发作。结合 X 线、钡餐和 B 超检查可诊断。

【治疗】

慢性阑尾炎诊断明确后，原则上应切除阑尾，特别是有急性发作史的患者，更应及时手术。

【主要护理问题】

1. 舒适度改变　与切口疼痛有关。

2. 潜在并发症　出血、切口感染、腹腔脓肿、粘连性肠梗阻等。

【护理目标】

（1）患者主诉疼痛感减轻或缓解。

（2）患者未发生并发症或者并发症及时发现并处理。

【护理措施】

（一）术前护理措施

1. 心理护理

（1）热情接待患者，主动介绍主管医生及责任护士，做好入院宣教，减轻患者的陌生感。

（2）介绍慢性阑尾炎相关知识和手术方式，手术需要配合注意事项等。

（3）介绍同种疾病的康复情况，增强患者信心。

2. 协助做好术前相关检查

3. 术前常规准备

（1）术前禁饮禁食。

（2）根据患者情况遵医嘱安置胃肠减压。

（3）协助做好药物敏感试验。

（4）入手术室前排空尿液。

（5）术前更换清洁病员服。

（二）术后护理措施

1. 体位 根据全麻方式安置体位，血压平稳后，采取半卧位或者斜坡卧位。

2. 病情观察及记录 定时测量生命体征，巡视病房并观察患者伤口情况、腹部体征、各引流管道是否通畅、引流液的颜色、胃肠功能恢复情况，若发现异常，立即给予相应处理。若需手术，做好术前准备。

3. 饮食 手术当天禁饮禁食，术后第 1 天进流质饮食，第 2 天进软食，逐步过渡到普食，在进食过程中发生恶心、呕吐、腹胀痛等不适，停止进食，配合医生进行相关处理。

4. 活动 鼓励早期下床活动，预防肠粘连。

5. 疼痛的护理

（1）病情允许情况下半卧位休息，以减轻切口张力，缓解疼痛。

（2）可遵医嘱给止痛药。

（3）控制感染：遵医嘱应用足量抗生素，控制感染。

【并发症的处理及护理】

（一）出血

（1）监测患者生命体征的变化，保持引流管道的通畅，观察引流液的颜色和量，观察腹部体征的变化，若发现异常，立即通知医生处理。

（2）保持各引流管道通畅，观察、记录引流液的颜色和量。

（3）观察腹部体征及病情变化，需要时通知医生处理。

（4）告知患者活动需循序渐进。

（5）处理：立即平卧位，遵医嘱对症治疗，必要时手术止血。

（二）切口感染

（1）观察切口情况，及时给予更换伤口敷料，保持切口的清洁和干燥。

（2）遵医嘱使用抗生素，对化脓、坏疽或穿孔的阑尾炎患者，根据细菌培养和药物敏感试验选用。

（3）处理：一旦出现切口感染，立即配合医生做穿刺抽出脓液，安置引流管，定时换药。

（三）腹腔脓肿

（1）病情允许情况下取半卧位。

（2）注意观察患者的体温、腹部体征。

（3）遵医嘱给予抗生素抗感染。

（4）处理：置管引流或者手术切开引流。

（四）粘连性肠梗阻

（1）尽早下床活动，预防肠粘连。

（2）观察患者是否有恶心、呕吐、腹胀、腹痛、肛门停止排气排便等肠梗阻症状。

（3）处理：严重的患者需要手术行肠粘连松解术。

【预防】

（1）指导手术后患者保持良好的饮食习惯，进食营养丰富且易消化的食物，忌生冷、辛辣食品，少食油炸及不易消化食物。注意饮食卫生，餐后不剧烈活动。

（2）告知患者早期活动的重要性，鼓励患者早期下床活动，促进胃肠功能恢复，防止发生粘连性肠梗阻。

（3）告知阑尾周围脓肿患者出院后3个月，再次住院做阑尾切除术。

（4）避免腹部受凉，防止发生胃肠功能紊乱。

（5）告知患者出院后若发生腹胀、腹痛等不适症状，立即到医院就诊。

（6）防止过度疲劳，过度疲劳会使人体抵抗力下降导致病情加重。

【特别关注】

慢性阑尾炎的预防很重要，护理人员应做好相关健康宣教。

【前沿进展】

慢性阑尾炎是临床常见病、多发病，大多数患者依据病史、临床症状、体征和实验室检查能做出准确判断。但部分患者因临床症状不典型，诊断较为困难。随着超声检查法的广泛应用，特别是高频超声的问世，可直观显示阑尾病变。但常规超声检查因受肠道气体回声干扰，显示率不高，通过口服甘露醇及适量的水，能够使肠道快速充盈液体，排除肠腔气体的干扰，改变声阻抗，可提高慢性阑尾炎的显示率，而且该方法简便、易行，不会给患者带来额外的经济负担。对临床具有一定的实用价值。

【知识拓展】

慢性阑尾炎是外科常见的一种慢性炎症性疾病，反复发作，缠绵难愈，中医学对此病的认识由来已久，在治疗中发挥了重要作用，并在医学文献中记录和保存了诸多治法和有效方剂。总结中医治疗慢性阑尾炎的方法大体有：大黄牡丹汤、阑尾消痈汤、白花蛇舌草、针灸治疗、消肿生肌散药包外敷、综合疗法（中药内服为主，将外敷针灸及理疗仪与中药内服配合应用）。

（李　卡　文　曰　印义琼）

第六章　腹外疝的护理

第一节　腹股沟疝的护理

【概述】

腹股沟疝（inguinal hernia）是指腹腔内的器官、组织及腹膜壁层经腹股沟区薄弱点向体表突出形成的疝，是外科常见病之一。疝囊经腹壁下动脉外侧的内环突出者，称为腹股沟斜疝（indirect inguinal hernia），疝囊经腹壁下动脉内侧的直疝三角区突出者，称为腹股沟直疝（direct inguinal hernia）。斜疝多于直疝，右侧多于左侧，男性多于女性，男女发病率之比约为 15:1。

【病因】

腹外疝的发生主要有以下两大病因。

1. 腹壁强度降低　某些组织穿过腹壁形成先天性的薄弱，如精索或子宫圆韧带穿过腹股沟等；老年、久病、肥胖致肌肉萎缩等；手术切口愈合不良、外伤、感染等。

2. 腹内压力增高　便秘，排尿困难、慢性咳嗽、腹水、妊娠等。

【发病机制及病理】

典型的腹外疝由疝环、疝囊、疝内容物和疝外被盖组成。根据疝内容物能否回纳分为可复性疝和难复性疝；如疝内容物被卡住不能回纳，称为嵌顿性疝，此时可伴有静脉回流受阻但动脉供应尚可。嵌顿若没有及时解除，致内容物动脉血流减少，最后完全阻断，称为绞窄性疝。

【诊断要点】

（一）临床表现

典型表现是腹股沟有一突出的肿块，站立或咳嗽时肿块增大，平卧或用手按压肿块缩小或消失。如反复突出疝内容物与疝囊形成粘连则称为难复性疝，如肿块突然增大伴有疼痛且不能还纳则形成嵌顿疝，此时可伴有机械性肠梗阻的表现，如进一步发展则会导致绞窄，肠管坏死穿孔则有急性弥漫性腹膜炎的表现。临床上腹股沟斜疝分：易复性斜疝、难复性斜疝、嵌顿性斜疝、绞窄性斜疝；腹股沟直疝常见于老年体弱者，其临床特点有区别（表 6-1）。

表 6-1　斜疝和直疝的临床特点

项目	斜疝	直疝
发病年龄	见于儿童及成年人	仅见于老年人
突出途径	经腹股沟管突出，可进阴囊	由直疝三角突出，不进阴囊
疝块外形	椭圆形或梨形，上部呈蒂柄状	半球形，基底较宽疝块仍可突出
回纳疝块后压住深环	疝块不再突出	
精索与疝囊的关系	精索在疝囊后方	精索在疝囊前外方
疝囊颈与腹壁动脉	疝囊颈在腹壁下动脉外侧	疝囊颈在腹壁下动脉内侧
嵌顿机会	较多	极少

（二）实验室及其他检查

诊断困难时可行辅助检查：彩超、CT 扫描。

【治疗】

腹股沟疝早期手术效果好、复发率低；若立时过久，疝块逐渐增大后，加重腹壁的损坏而影响劳动力，也使术后复发率增高；斜疝又常可发生嵌顿或绞窄而威胁患者的生命。因此，除少数特殊情况外，腹股沟疝一般均应用早施行手术治疗，成人腹股沟疝无治愈可能，手术治疗是唯一有效的治疗方法。

（一）非手术治疗

1. 棉线束带法或绷带压深环法 适用于1岁以下婴幼儿。因为婴幼儿腹肌可随躯体生长逐渐强壮，疝有自行消失的可能。可采用棉线束带或绷带压住腹股沟管深环，防止疝块突出。

2. 医用疝带的使用 此方法适用于年老体弱或伴有其他严重疾病而禁忌手术者。但长期使用疝带可使疝囊颈经常受摩擦而增厚，增加疝嵌顿的发病率，并可促使疝囊与疝内容物粘连，增加难复性疝的发病率。

（二）手术治疗

1. 无张力疝修补术 采用人工修补材料进行疝修补。

2. 传统疝修补术 包括疝囊高位结扎术（小儿疝）、缝合修补术。

3. 腹腔镜疝修补术 其基本原理是从腹腔内部用网片加强腹壁缺损或用钉（缝线）使内环缩小，同时检查双侧腹股沟疝和股疝，但对技术设备要求高，需全身麻醉，手术费用高，目前临床应用少。

【主要护理问题】

1. 疼痛 通常与疝嵌顿或绞窄有关，患者术后也可能发生疼痛。

2. 体液不足　与嵌顿性疝或绞窄性疝引起的机械性肠梗阻有关。

3. 潜在并发症　肠绞窄、肠穿孔、肠坏死。

4. 知识缺乏　与相关知识认识不足有关。

【护理目标】

（1）去除腹内压增高的因素，解除患者疼痛或坠胀不适。

（2）发生嵌顿疝或绞窄疝的患者，保持水、电解质平衡。

（3）并发症发生后能得到及时治疗与处理。

（4）患者能知晓相关知识及注意事项，参与治疗护理工作。

【护理措施】

（一）术前护理措施

1. 心理护理　介绍腹股沟疝病因和诱发因素、手术治疗的必要性及无张力疝修补术的特点、麻醉注意事项，以减轻患者的焦虑。

2. 消除腹内压力增高的因素

（1）积极处理消除术前咳嗽、便秘、排尿困难等疾病引起腹内压增高的因素。

（2）戒烟，注意保暖，防止受凉，保持排便畅通。

3. 病情观察

（1）观察并记录生命体征的变化。

（2）观察腹股沟及腹部体征的变化。

（3）注意观察患者水、电解质的变化。

4. 术前常规准备

（1）协助完善相关术前检查：胸部 X 线、心电图、

B超、出凝血试验等。

（2）需预防性使用抗生素者，术前行抗生素皮试，术前30分钟遵医嘱输注抗生素。

（3）术晨禁食禁饮，并更换清洁病员服。

（4）术前半小时备皮。

（5）术晨建立静脉通道。

（6）术晨与手术室人员进行患者、药物核对后，送入手术室。

5. 用物准备

（1）500g沙袋1个。

（2）毛巾2条。

（二）术后护理措施

1. 术后护理常规（表6-2）

表6-2 常规护理内容

病情观察及护理	观察生命体征
	观察伤口有无渗血渗液，若有应及时通知医生并更换敷料
	用毛巾包裹沙袋置于切口上，帮助止血，6～8小时后去掉
	用毛巾托起阴囊
疼痛的护理	观察腹部情况
	评估患者疼痛情况
	采取舒适卧位
	遵医嘱给予镇痛药物
	指导患者平稳呼吸，咳嗽时用手保护切口
生活护理	局麻术后即可普食，硬膜外麻醉术后即可进半流质饮食，术后第1天恢复普食
	预防感冒，避免剧烈咳嗽
	鼓励患者多食富含纤维素的食物，多饮水，保持排便通畅，以免排便时用力牵拉伤口疼痛

2. 体位与活动（表 6-3）

表 6-3　患者体位与活动

时间	体位与活动
术后返回病房	抬高床头 30°
手术后（局麻术后即可）	协助下下床入厕
（硬膜外麻醉术后 4 ～ 6 小时）	协助下下床入厕
术后当天（局麻）	适当屋内活动
（硬膜外麻醉）	卧床休息
术后第 1 天	根据患者感受、决定活动量

3. 健康宣教（表 6-4）

表 6-4　腹股沟疝患者的出院宣教

避免增加腹内压	注意保暖，防止受凉引咳嗽；如有咳嗽，应用手按压切口；保持排便通畅，便秘时可适当用缓泻剂；3 个月内避免重体力劳动，如提重物、抬重物及持久站立等
伤口护理	出院后观察伤口有无渗血渗液如有不适或并发症发生，及时到医院就诊
饮食指导	调整饮食，保持大便通畅

【并发症的处理及护理】

并发症的处理及护理见表 6-5。

表 6-5　并发症的处理及护理

尿潴留	术后观察排尿情况，膀胱区是否充满 局麻术后即可下床排尿 硬膜外麻醉，床上排尿困难者可在协助下入厕站立位排尿 发生尿潴留的患者给予留置尿管，并进行常规护理
排便困难	多进粗纤维食物，必要时可用开塞露或缓泻剂

续表

下肢深静脉血栓	术后当天即可下床活动
阴囊水肿	用小毛巾抬高阴囊
切口感染	注意腹股沟区皮肤卫生 观察术后体温的波动 观察伤口有无发红、渗出等异常情况

【前沿进展】

腹股沟疝手术方式微创化趋势。传统的腹股沟疝修补术将已有缺陷的邻近组织强行拉拢、缝合，术后张力过大，影响组织愈合，术后疼痛加重，恢复慢，复发率较高。无张力疝修补术利用人工制作的补片进行修补，且操作简单、损伤小，恢复快，并发症少、复发率低。腹腔镜腹股沟疝修补术是在腹腔镜下利用补片进行修补，患者术后疼痛较开腹手术小，不适感轻，术后恢复快，复发率无差异。目前，腹股沟疝手术方式越来越趋于微创化。

【特别关注】

（1）腹股沟疝术后防止腹内压增高。

（2）术后并发症的观察及处理。

【知识拓展】

现代开放式腹股沟疝无张力修补术的原理：

1. 平片无张力修补术 该手术是将补片的尾端剪一缺口致内环对应处以容精索通过，再将补片缝合固定。补片植入后，纤维组织向网内生长，形成较为坚实的组织结构，达到有效加强腹股沟管后壁的作用。这种手术方法具有可不破坏正常的解剖结构，没有缝合张力，技术简单，疼痛轻，恢复快等特点。

2. 疝环充填式无张力修补术　该术以圆锥型（V型）充填物填塞疝环的形式修补缺损，其突向腹腔内的部分有分散腹内压的作用，降低腹压在内环口局部压力，防止疝复发有一定的作用，其上层平片同时起到了加强腹股沟管后壁的作用。这项技术操作简单，手术时间短，恢复快，效果好，但网塞内可能积血积液增加了术后疼痛及感染的风险。

3. 三位一体无张力疝修补术　该手术应用一个三位一体的人工补片。进行腹膜前修补，利用腹腔内的压力使网片紧贴于腹壁，从而阻止内脏的突出，再利用两层补片之间的结合体对疝的突出部位疝环进行修补，最后上层补片可加强腹股沟管后壁，形成三位一体的独特修补方式。但该手术的分离和操作较为复杂。

（陆安清　李　卡）

第二节　股疝的护理

【概述】

疝囊通过股环、经股管向卵圆窝突出形成的疝，称为股疝（femoral hernia）。发病率占腹外疝的3%～5%，40岁以上女性多见。

【病因】

腹壁强度降低及腹内压增加仍是股疝的两大发病因素。女性盆骨宽大，联合肌腱和腔隙韧带较薄弱，致股管上口宽大松弛而易发病。

【发病机制及病理】

在腹腔压力的作用下，腹腔内脏器经股管上口突入股管，继而向外突向皮下形成股疝，内容物多为大网膜或小肠。由于股管几乎是垂直的，疝块在卵圆窝处向前转折时形成一锐角，且股环本身较小，周围多为坚韧的韧带，因而股疝极易嵌顿，一旦嵌顿，可迅速发展为绞窄性疝。

【诊断要点】

根据腹股沟韧带下方卵圆窝处一半球形肿块常可诊断，股疝常不可回纳，发生嵌顿时可伴有机械性肠梗阻的表现。绞窄时可伴有弥漫性腹膜炎的表现，诊断困难时可辅以彩超或 CT 扫描等检查。

【治疗】

股疝容易嵌顿，一旦确诊，应尽早手术治疗。如发生嵌顿或绞窄，更应行紧急手术。手术方法可采用缝合修补或人工材料无张力修补，也可采用腹腔镜疝修补术。

【护理】

常见护理诊断/问题与护理措施参见本章腹股沟疝。

（陆安清　李　卡）

第三节　特殊腹外疝的护理

一、切口疝

【概述】

切口疝（incisional hernia）是发生于腹壁手术切口处

的疝，指腹腔内器官或组织自腹壁手术切口突出形成的疝。临床上比较常见，其发生率占腹外疝的第 3 位。腹部手术后切口一期愈合者，切口疝的发病率通常在 1% 以下；若切口发生感染，发病率可达 10%；若切口裂开再缝合者，发病率可高达 30%。

【病因】

（一）解剖因素

腹部切口多见于腹部纵向切口。除腹直肌外，腹壁各层肌及筋膜、鞘膜等组织的纤维大都是横向走行的，纵向切口必然切断上述纤维；缝合时，缝线容易在纤维间滑脱；而已缝合的组织又经常受到肌肉的横向牵引力而易发生切口裂开。此外，因肋间神经被切断，腹直肌强度降低。

（二）手术因素

手术操作不当是导致切口疝的重要原因。其中切口感染所致腹壁组织破坏，由此引起的腹部切口疝占 50% 左右。其他如留置引流物过久，切口过长以至切断肋间神经过多，腹壁切口缝合不严密，缝合时张力过大而致组织撕裂等情况均可导致切口疝的发生。

（三）切口愈合不良

切口愈合不良也是引起切口疝的一个重要因素。切口内血肿形成、肥胖、高龄，合并糖尿病、营养不良或使用糖皮质激素等，均可导致切口愈合不良。

（四）腹内压过高

手术后腹胀明显或肺部并发症导致剧烈咳嗽而致腹内压骤增，也可致切口内层破裂。

【诊断要点】

临床表现如下。

1. 症状 多数患者无特殊不适。较大的切口疝有腹部牵拉感，伴食欲减退、恶心、便秘、腹部隐痛等表现。多数切口疝无完整疝囊，疝内容物易与腹膜外腹壁组织粘连而成为难复性疝,有时还伴有不完全性肠梗阻的表现。

2. 体征 主要体征是腹壁切口瘢痕处逐渐膨隆，有肿块出现。肿块通常在站立或用力时更为明显，平卧休息则缩小或消失。肿块小者直径数厘米，大者可达10～20cm，甚至更大。疝内容物有时可达皮下，若为肠管可见到肠型和肠蠕动波。疝内容物回纳后，多数能扪及腹肌裂开所形成的疝环边缘。若是腹壁肋间神经损伤后腹肌薄弱所致切口疝，虽有局部膨隆，但无边缘清楚的肿块，也无明显疝环可扪及。切口疝疝环一般比较宽大，很少发生嵌顿。

【治疗】

治疗原则是手术修补。

1. 较小的切口疝 手术基本原则是切除疝表面的原手术切口瘢痕，显露疝环并沿其边缘解剖出腹壁各层组织，回纳疝内容物后，在无张力的条件下拉拢疝环边缘，逐层细致缝合健康的腹壁组织，必要时重叠缝合。

2. 较大的切口疝 因腹壁组织萎缩范围过大，在无张力前提下拉拢健康组织有一定困难，可用人工高分子修补材料或字体筋膜组织进行修补，以避免术后复发。

常见护理诊断/问题与护理措施参见本章腹股沟疝。

二、脐疝

腹腔内器官或组织通过脐环突出形成的疝称脐疝（umbilical hernia）。临床上脐疝有小儿脐疝和成人脐疝之分，以前者多见。

（一）小儿脐疝

小儿脐疝为先天性，因脐环闭锁不全或脐部组织不够坚固，经常啼哭和便秘等导致腹内压增高时发生。多属易复性。临床上表现为啼哭时出现脐部肿块，安静平卧时肿块消失。疝囊颈一般不大，但极少发生嵌顿和绞窄。临床上发现未闭锁的脐环迟至2岁多时多能自行闭锁，因此除了脐疝嵌顿或穿破等紧急情况外，小儿2岁之前可采取非手术治疗。可在回纳疝块过后，用一大于脐环、外包纱布的硬币或小木片抵住脐环，然后用胶布或绷带固定勿使之移动。6个月以内的婴儿采用此疗法治疗，疗效较好。小儿满2岁后，如脐环直径仍大于1.5cm，则可手术治疗。原则上，5岁以上儿童的脐疝均应采取手术治疗。

（二）成人脐疝

成人脐疝为后天性，多见于中年经产妇女，也见于肝硬化腹水、肥胖等患者。脐环处有脐血管穿过，是腹壁的薄弱点；此外，由于妊娠或腹水等原因腹内压长期增高，引起腹壁结构发生病理性结构变化，从而降低了腹壁强度，同时，腹内压也促使腹腔内器官或组织通过脐环形成疝。由于疝环狭小，成人脐疝发生嵌顿或绞窄者较多。孕妇或肝硬化腹水者，如伴发脐疝，有时会发生自发性或外伤性穿破。成人脐疝应采取手术治疗。脐疝手术修补的原则是切除疝囊，缝合疝环；必要时重叠缝合疝环两旁的组织。

（陆安清　李　卡）

第七章　外科急腹症的护理

第一节　肠梗阻的护理

【概述】

肠梗阻（intestinal obstruction ileus）指肠内容物在肠道中通过受阻。是外科常见急腹症之一，可因多种因素引起，肠梗阻不但可引起肠管本身形态和功能的改变，还可以导致全身性生理紊乱，临床表现复杂多变。起病初，梗阻肠段先有解剖和功能性改变，继则发生体液和电解质的丢失，肠壁循环障碍、坏死和继发感染，最后可致毒血症、休克、死亡。当然，如能及时诊断，积极治疗大多能逆转病情的发展，可治愈。

【病因与分类】

对肠梗阻的分类是为了便于对病情的认识、指导治疗和对预后的估计，通常有下列几种分类方法（图 7-1）。

（一）按病因分类

1. 机械性肠梗阻（mechanical intestinal obstruction）临床上最常见，是由于肠内、肠壁和肠外各种不同机械性因素引起的肠内容通过障碍。主要原因包括：①肠腔内堵塞：如结石、粪块、寄生虫、异物等；②肠管外受压：如肠扭转、腹腔内肿瘤压迫、粘连引起肠管扭曲、嵌顿疝等；③肠壁病变：如肿瘤、肠套叠、先天性肠道闭锁等。

2. 动力性肠梗阻（dynamic intestinal obstruction）本身无病变，是由于神经反射或毒素刺激引起的肠壁肌肉运动功能失调所致，使肠蠕动消失或肠管痉挛，以致肠内容物无法正常通行。又可分为麻痹性（paralytic ileus）和痉挛性（spastic ileus）两种。前者是因交感神经反射性兴奋或毒素刺激肠管而失去蠕动能力，以致肠内容物不能运行；常见于急性迷茫性腹膜炎、腹部手术后、腹膜出血或感染、低钾血症、细菌感染等；后者系肠管副交感神经过度兴奋，肠壁肌肉过度收缩所致。较为少见，可见于尿毒症、急性肠炎、慢性铅中毒等。有时麻痹性和痉挛性可在同一患者不同肠段中并存，称为混合型动力性肠梗阻。

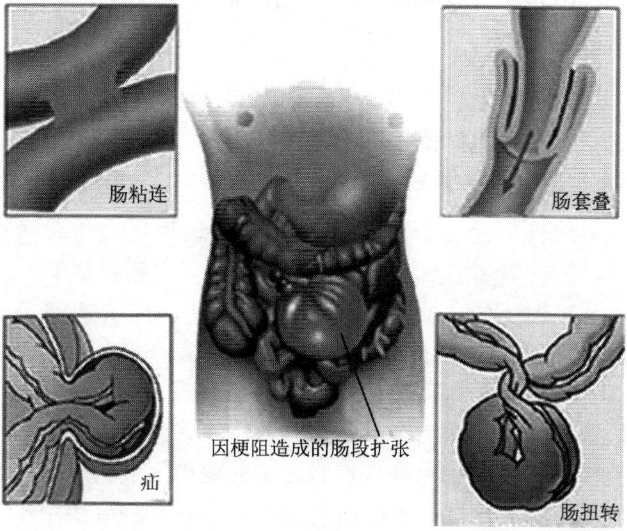

图 7-1　几种常见肠梗阻种类

3. 血运性肠梗阻（vascular intestinal obstruction）是由于肠系膜血管内血栓形成，血管栓塞，引起肠管血液循环障碍，导致肠蠕动功能丧失，使肠内容物停止运行。目前随着人口老龄化的加剧，此类肠梗阻越来越常见。

（二）按肠壁血循环分类

1. 单纯性肠梗阻 有肠梗阻存在而无肠管血循环障碍。

2. 绞窄性肠梗阻 有肠梗阻存在同时发生肠壁血循环障碍，甚至肠管缺血坏死。

（三）按肠梗阻程度分类

按肠梗阻程度可分为完全性和不完全性或部分性肠梗阻。

（四）按梗阻部位分类

按梗阻部位可分为高位小肠梗阻、低位小肠梗阻和结肠梗阻。

（五）按发病轻重缓急分类

按发病轻重缓急可分为急性肠梗阻和慢性肠梗阻。

（六）闭袢型肠梗阻

闭袢型肠梗阻是指一段肠袢两端均受压且不通畅者，此种类型的肠梗阻最容易发生肠壁坏死和穿孔。

肠梗阻的分类是从不同角度来考虑的，但并不是绝对孤立的。如肠扭转可既是机械性、完全性，也是绞窄性、闭袢性。不同类型的肠梗阻在一定条件下可以转化，如单纯性肠梗阻治疗不及时，可发展为绞窄性肠梗阻。机械性肠梗阻近端肠管扩张，最后也可发展为麻痹性肠梗阻。不完全性肠梗阻时，由于炎症、水肿或治疗不及时，也可发展成完全性肠梗阻。

【发病机制及病理】

肠梗阻的病理生理可分为局部及全身性变化。

（一）局部变化——肠管变化

单纯性的机械肠梗阻一旦发生，肠梗阻以上肠蠕动增加，肠腔积气、积液，梗阻部位越低时间越久，肠膨胀越明显；梗阻以下肠管则瘪陷、空虚或仅存少量粪便。

急性完全性梗阻时，肠腔内压力迅速增加，肠壁静脉回流受阻，毛细血管及淋巴管淤积，肠壁充血、水肿、增厚，呈暗红色。由于组织缺氧，毛细血管通透性增强，肠壁上有出血点。并有血性渗出液渗入肠腔和腹腔。随着血运障碍的发展，继而出现动脉血运受阻，血栓形成，肠壁失去活力，肠管变成紫黑色。由于肠壁变薄、缺血和通透性增加，腹腔内出现了带有粪臭的渗出液，可引起腹膜炎。最后，肠管可缺血坏死而溃破穿孔。

慢性不完全性肠梗阻局部改变主要是由长期蠕动增强，梗阻近端肠壁代偿性肥厚和肠腔膨胀，远端肠管则变细、肠壁变薄。痉挛性肠梗阻多为暂时性，肠管多无明显病理改变。

（二）全身性变化

1. 水、电解质紊乱及酸碱平衡失调　高位肠梗阻时由于长期频繁呕吐、不能进食，更易出现脱水；加之酸性胃液及大量氯离子丢失产生代谢性碱中毒。低位肠梗阻时患者呕吐发生迟，其体液的丢失主要是由于肠管活力丧失，无法正常吸收胃肠道分泌的大量液体，丢失的体液多为碱性或中性，丢失的钠、钾离子多于氯离子；加之毛细血管通透性增加，导致血浆渗出，积存在肠腔、腹腔内，即丢失于第三间隙；同时组织灌注不良导致酸性代谢产物增加，尿量减少等均易引起严重的代谢性中毒；大量的钾离子丢失还可以引起肠壁肌张力减退，加重肠腔膨胀，并可引起肌无力及心律失常。

2. 感染和中毒　以低位肠梗阻表现显著。由于梗阻以上的肠腔内细菌数量显著增加，细菌繁殖产生大量毒素。由于肠壁血运障碍，通透性增加，细菌和毒素可以通过肠壁引起腹腔内感染，并经腹膜吸收引起全身性感染。

3. 休克及多器官功能障碍 体液大量丧失、血液浓缩、电解质紊乱、酸碱平衡失调及细菌大量繁殖、毒素的释放等均可引起严重休克。当肠坏死、穿孔发生腹膜炎时，全身中毒尤为严重。最后可引起严重的低血容量性休克和中毒性休克。肠腔大量积气、积液引起腹内压升高，膈肌上抬，影响肺的通气及换气功能；同时腹内压增高阻碍了下腔静脉回流，从而导致呼吸、循环功能障碍。最后可因多器官功能性障碍乃至衰竭而死亡。

【诊断要点】

（一）临床表现

不同类型肠梗阻的临床表现有其自身的特点，但均存在腹痛、呕吐、腹胀及停止排便排气等共同表现。

1. 症状

（1）腹痛：机械性肠梗阻的特点是阵发性剧烈腹痛，疼痛发作时，患者自觉腹内有“气块”窜动，并受阻于某一部位。随着病情进一步的发展，可演变为绞窄性肠梗阻，表现为腹痛间歇期缩短，呈持续性剧烈腹痛。麻痹性肠梗阻患者的腹痛特点为全腹持续性胀痛或不适；肠扭转所致闭袢型肠梗阻多表现为突发腹部持续性绞痛并阵发性加剧；而肠蛔虫堵塞多为不完全性，以阵发性脐周腹痛为主。

（2）呕吐：与肠梗阻发生的部位、类型有关。在肠梗阻早期，呕吐多为反射性，呕吐物以胃液及食物为主。高位肠梗阻早期便发生呕吐且频繁，主要为胃及十二指肠内容物等；低位肠梗阻呕吐出现较迟而少，呕吐物可呈粪样，若吐出蛔虫，多为蛔虫团引起的肠梗阻；麻痹性肠梗阻时呕吐呈溢出性；绞窄性肠梗阻呕吐物为血性或褐色液体。

（3）腹胀：程度与梗阻部位有关，症状发生时间较腹痛、呕吐晚。高位肠梗阻由于呕吐频繁，腹胀较轻；低位肠梗阻腹胀明显。闭袢型肠梗阻患者腹胀多不对称；麻痹性肠梗阻则表现为均匀性全腹胀。肠扭转时腹胀多不对称。

（4）停止排便排气：完全性肠梗阻，多不再排便排气；但在高位肠梗阻早期，由于梗阻以下肠腔内仍残存粪便及气体，可在灌肠后或自行排出，故不应因此而排除肠梗阻。不完全性肠梗阻可有多次少量排便排气；绞窄性肠梗阻可排血性黏液样便。

2. 体征

（1）全身：单纯性肠梗阻早期，患者多无全身症状。梗阻晚期引起脱水和代谢性酸中毒症状，可表现为出现口干舌燥、眼窝凹陷、皮肤弹性消失、尿少或无尿等症状；严重脱水和感染中毒则可引起严重休克和多器官功能障碍综合征（MODS），表现为脉搏细速、血压下降、面色苍白、四肢发冷等症状。

（2）局部：腹部视诊，机械性肠梗阻可见肠型和蠕动波。触诊，单纯性肠梗阻因肠管膨胀，可有轻度压痛，但无腹膜刺激特征。绞窄性肠梗阻时，可有固定压痛和腹膜刺激征。蛔虫性肠梗阻，常在腹中部触及条索状团块。肠套叠时可扪及腊肠样肿块。叩诊，绞窄性肠梗阻时，腹腔有渗液，移动性浊音可呈阳性。听诊，机械性肠梗阻时有肠鸣音亢进，气过水音。麻痹性肠梗阻时，则肠鸣音减弱或消失。

（二）辅助检查

1. 实验室检查　梗阻早期一般无异常发现。应常规检查白细胞计数、血红蛋白、血细胞比容、二氧化碳结合力、血清钾、血清钠、血清氯及尿便常规。而绞窄性肠梗阻白细胞计数增多，中性粒细胞核左移，血液浓缩。代谢性酸中毒及水电解质平衡紊乱。血清肌酸激酶升高。呕吐物和粪便检查有大量红细胞或潜血试验阳性，提示肠管有血运障碍。

2. 直肠指检 若指套染血，提示有绞窄性肠梗阻发生。

3. X线检查 梗阻发生后的4～6小时，腹平片上即可见胀气的肠袢及多数气液平面。如立位腹平片表现为一位置固定的咖啡豆样积气影，应警惕有肠绞窄的存在。绞窄性肠梗阻X线立位腹平片表现为固定孤立的肠袢，呈咖啡豆状、假肿瘤状及花瓣状，且肠间隙增宽（图7-2）。

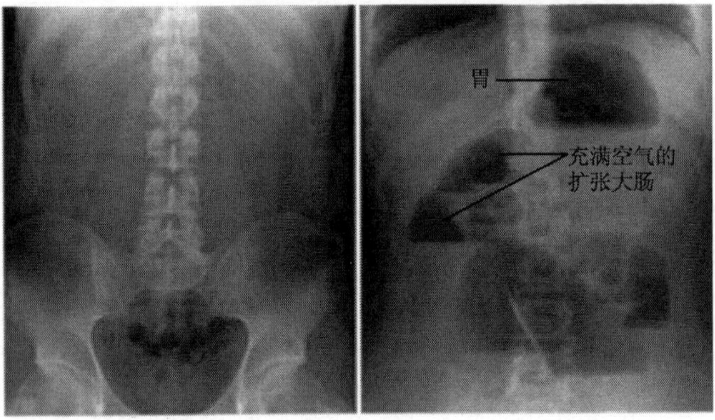

A　　B

图7-2　X射线检查对比图

A. 正常腹平片；B 肠梗阻

蛔虫堵塞者可见肠腔内成团的蛔虫成虫体阴影。肠扭转时可见孤立、突出的胀大肠样。麻痹性肠梗阻时，胃泡影增大，小肠、结肠全部胀气。当怀疑肠套叠、乙状结肠扭转或结肠肿瘤时，可行钡剂灌肠或CT检查，以明确肠梗阻的部位和性质。

【治疗】

治疗原则是纠正肠梗阻引起的全身性生理紊乱和解除梗阻。具体治疗方法应根据肠梗阻的病因、性质、部位、程度、有无并发症及患者的全身情况而决定。

（一）基础治疗

基础治疗既可作为非手术治疗的措施，又可为手术治疗的术前处理。主要措施包括禁食、胃肠减压、纠正水电解质紊乱及酸碱平衡失调、防止感染和中毒、酌情应用解痉剂等。

对于单纯性、不完全性肠梗阻，特别是广泛粘连者，一般选用非手术治疗；对于单纯性肠梗阻可观察 24 ～ 48 小时，对于绞窄性肠梗阻应尽早进行手术治疗，一般观察不宜超过 4 ～ 6 小时。

（二）解除梗阻

1. 非手术治疗　适用于单纯性粘连性肠梗阻、麻痹性或痉挛性肠梗阻、蛔虫或粪块堵塞引起的肠梗阻、肠结核等炎症引起的不完全性肠梗阻等。具体措施除上述基础治疗外还包括中医中药治疗、口服或胃肠道灌注植物油、针刺疗法、腹部按摩等。

2. 手术治疗　适用于各种类型的绞窄性肠梗阻及由肿瘤、先天性肠道畸形引起的肠梗阻，非手术治疗无效的患者。手术大体可归纳为以下 4 种：①解除病因，如粘连松解术、小肠折叠排列、肠切开取异物、肠套叠复位、肠扭转复位术等；②肠切除肠吻合术，如肠肿瘤、炎症性狭窄或局部肠袢已坏死，则应做肠袢切除吻合术；③短路手术，当肠梗阻原因既不能简单解除，又不能切除，如晚期肿瘤已浸润固定，或肠粘连成团于周围组织粘连广泛者，则可将梗阻近端与远端肠行短论吻合术；④肠造口或肠外置术，一般情况极差或局部病变不能切除的低位梗阻患者，可行肠造口术，暂时解除梗阻。对单纯性结肠梗阻，一般采用梗阻近侧（横结肠）造口，以解除梗阻。如已有肠坏死，则宜切除坏死肠段并将断端外置做造口术，以后行二期手术治疗结肠病变。

近年来，腹腔镜手术因为较普通手术具有创伤小、术后痛苦小，恢复快、术后不易肠粘连，越来越广泛的应用于肠梗阻手术中（图 7-3）。

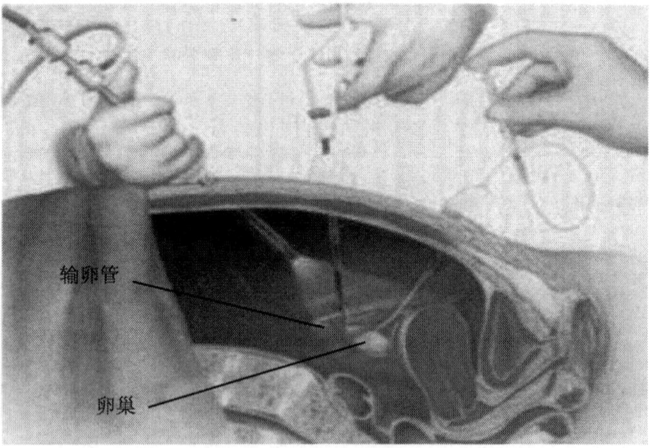

图 7-3　腹腔镜手术

【主要护理问题】

1. 疼痛　与梗阻的肠内容物不能运行或通过障碍，肠蠕动增强有关。

2. 体液不足　与禁食、呕吐、腹腔及肠腔积液、胃减压等造成血容量不足有关。

3. 潜在并发症　肠坏死、腹膜炎、术后肠粘连、腹腔感染、肠瘘。

【护理目标】

（1）患者自诉腹痛程度减轻。

（2）患者体液能够维持平衡，能维持重要器官、脏器的有效灌注量。

（3）患者未发生并发症，护理人员密切观察病情变化，能够早期发现异常并协助医师采取处理措施。

【护理措施】

（一）非手术疗法的护理

1. 饮食　肠梗阻者应禁食，待梗阻缓解后 12 小时方可进少量流质饮食，但忌甜食和牛奶，以免引起肠胀气，48 小时后可试进半流质饮食。

2. 胃肠减压　有效的胃肠减压对单纯性肠梗阻和麻痹性肠梗阻可达到解除梗阻的目的。现多采用鼻胃管减压（图 7-4）：目前较为先进的为日本 CREATE MEDIC 公司生产的经鼻型肠梗阻导管，效果优于普通鼻胃管，先将胃内容物抽空，再行持续低负压吸引。置胃肠减压期应保持减压管通畅和减压装置有效的负压，注意引流液的色、质、量，并正确记录。如发现血性液体，应考虑肠绞窄的可能。胃肠减压可减少胃肠道积存的气体、液体，减轻肠腔膨胀，有利于肠壁血液循环的恢复，减轻肠壁水肿；肠胃减压还可以降低腹内压，改善因膈肌抬高而导致的呼吸与循环障碍。向减压管内注入生物油或中药等，可以润滑肠管或是刺激肠蠕动恢复。注入药物后，须夹管 1 ～ 2 小时。中药应浓煎，每次 100ml 左右，防止过量引起患者呕吐、误吸。

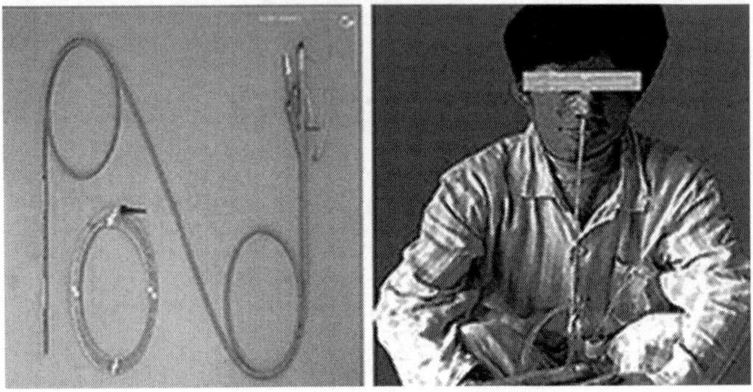

图 7-4　鼻胃管减压

3. 解痉、止痛　单纯性肠梗阻可应用阿托品、山莨菪碱等类解痉药缓解疼痛，禁用吗啡类止痛药，以免掩盖病情而延误诊断。

4. 液体疗法的护理　保证输液通畅，记录 24 小时出、入液体量，观察水、电解质紊乱纠正情况等。

5. 防止感染和中毒　遵医嘱应用抗生素，以减少毒素吸收，减轻中毒症状。

6. 病情观察　严密观察病情变化，以及时发现绞窄性肠梗阻的体征。出现下列情况时应考虑到有绞窄性肠梗阻的可能，应及早采取手术治疗。

（1）腹痛：发作急剧，起始即为持续性腹痛，或在阵发性加重之间仍有持续性腹痛。肠鸣音可不亢进。

（2）呕吐：发生早、剧烈而频繁。

（3）腹胀：不对称，腹部有局限性隆起或触及压痛性包块（胀大的肠袢）。

（4）有明显的腹膜刺激症，体温上升，脉率增快，白细胞计数增高。

（5）呕吐物、胃肠减压抽出液、肛门排出物为血性，或腹腔穿刺抽出血性液体。

（6）腹部X线检查：见到孤立、固定的肠袢，且不受体位、时间的影响。

（二）手术疗法护理

1. 术前评估

（1）健康史：了解患者的一般情况，包括年龄、性别，发病前有无体位不当，饮食不当、饱餐后剧烈运动等诱因；既往有无腹部手术及外伤史，各种急慢性肠道疾病史及个人卫生情况等。

（2）身体状况

1）局部：评估腹痛、腹胀、呕吐、停止排气排便等症状的程度、有无进行性加重；呕吐物、排泄物、胃肠减压抽出液的量及性状；有无腹膜刺激征及其范围。评估梗阻的类型，机械性还是动力性，单纯性还是绞窄性，完全性还是不完全性。

2）全身：评估生命体征的变化情况；有无眼窝凹陷、皮肤弹性降低等明显的脱水体征；有无出现水电解质紊乱及酸碱平衡失调或休克的征象。

3）辅助检查：实验室检查是否提示有水电解质紊乱及酸碱平衡失调及其类型，腹部X线检查有哪些异常发现。

（3）心理-社会状况：评估患者的心理情况，有无过度焦虑或恐惧，是否了解术期的相关知识；了解患者的家庭、社会支持情况，包括家属对肠梗阻相关知识的掌握程度，对患者的心理和经济的支持情况等。

2. 术前护理　除做好非手术护理措施外，按照腹部外科常规手术做术前准备：详细记录血压、脉搏、呼吸、体温等变化；备好麻醉物品，选择清洁、干燥、平整床单被褥；准备好急救药品和抢救设备。

3. 术后评估

（1）术中情况：了解患者采取的麻醉、手术方式及术中输血、输液情况。

（2）术后情况：评估患者回病房后的神志、生命体征及切口情况；评估腹腔引流管是否通畅有效，引流液的颜色、性状和流量；了解患者有无切口疼痛、腹胀、恶心、呕吐等不适；评估患者术后有无发生肠粘连、腹腔内感染或肠瘘等并发症；评估伤口愈合及术后康复的情况。

4. 术后护理

（1）回病房后根据麻醉给予适当的卧位：麻醉未清醒前，去枕平卧，头偏向一侧，防止误吸，麻醉清醒 6 小时后。血压、脉搏平稳后给予半卧位或平卧位。

（2）保持呼吸畅通，及时清除呼吸道分泌物，必要时吸痰。呼吸困难者给与氧气吸入。

（3）饮食：禁食、胃肠减压，待肛门排气，拔出胃管后当日每 1 ～ 2 小时饮 20 ～ 30ml 水，第 2 天喝米汤，第 3 天流质饮食，1 周后改半流质饮食，2 周后给予软食。忌生冷、油炸及刺激性食物。

（4）活动：鼓励患者早期活动，以利于肠功能恢复，防止肠粘连。

（5）病情观察：观察生命体征、伤口敷料及引流情况，及时发现术后并发症。

（6）防治感染：遵医嘱应用抗生素。

（7）加强精神护理和卫生宣传，做好出院指导。

5. 健康教育

（1）饮食卫生：不食不洁净的食物，避免暴饮暴食。宜进食高蛋白、高维生素、易消化的食物，进食后不做剧烈运动。

（2）保持大便通畅：老年及肠道功能不全者有便秘现象应及时给予缓泻剂，必要时灌肠，促进排便。

（3）自我检测：若出现腹痛、腹胀、呕吐、停止排便等不适，及时前来医院就诊。

【预防】

（1）依据肠梗阻发生的原因，有针对性采取某些预防措施，可有效地防止、减少肠梗阻的发生。

（2）对患有腹壁疝的患者，应予以及时治疗，避免因嵌顿、绞窄造成肠梗阻。

（3）加强卫生宣传、教育，养成良好的卫生习惯。预防和治疗肠蛔虫病。

（4）腹部大手术后及腹膜炎患者应很好地胃肠减压，手术操作要轻柔，尽力减轻或避免腹腔感染。

（5）早期发现和治疗肠道肿瘤。

（6）腹部手术后早期活动。

（高　原　李　卡）

第二节　肠瘘的护理

【概述】

肠瘘（intestinal fistula）系肠管与其他空腔脏器、体腔或体表形成异常通道，肠内容物循此进入其他脏器、体腔或体外，引起感染、体液丧失、内稳态失衡、器官功能受损、营养不良等改变。按病因可分为：先天性、病理性和创伤性。按照肠瘘走向分为：肠外瘘和肠内瘘。按照病理形态分为：管状瘘、唇状瘘和完全瘘。按照漏管所在位置分为：高位瘘及低位瘘。高位瘘指胃肠吻合瘘、十二指肠瘘和空肠上段瘘；低位瘘是指空肠下段瘘、回肠瘘和结肠瘘。高位瘘时每日丧失的肠液可高达7000ml，如不能得到及时补充，患者很快出现脱水、休克和循环障碍；低位瘘则引发继发感染。患者可出现腹膜炎，腹壁瘘口，全身脓毒症和水电解质紊乱、酸碱平衡失调的症状和体征。

【病因】

可分为创伤性和非创伤性两大类。

（一）创伤性

1. 外伤 ①开放伤：火器伤、锐器伤；②闭合伤。

2. 手术 ①误伤：粘连严重，操作不细致或手术术野暴露不良；②吻合口愈合不良：感染，肠壁组织不健康或技术上的失误；③切口裂开：腹壁缺损；④感染：腹腔脓肿；⑤异物遗留：引流物。

3. 其他 放射伤、内镜、人工流产、人造物。

（二）非创伤性

1. 先天性因素 卵黄肠管未闭。

2. 感染 ①化脓性：阑尾炎、憩室炎、肠穿孔；②炎性肠道疾病：克罗恩病、肠白塞病、溃疡性结肠炎；③特异性感染：结核、放线菌。

3. 肿瘤

4. 肠梗阻

5. 医疗造口 为了达到肠腔内减压，输入营养或为了使远端有病变的肠段得到休息或暂时解除梗阻，而行肠造口术。

【发病机制及病理】

肠瘘形成后的病理生理变化与瘘管的部位、大小、数目等有关。肠瘘部位越高，漏出量越大，对机体的危害也就越严重。主要涉及以下几个方面。

1. 内稳态失衡 主要表现为水电解质紊乱、酸碱平衡失调、缺氧和代谢紊乱等。肠瘘相关水电解质和酸碱平衡失调与消化液的丢失密切相关。高流量肠瘘肠液流失 24 小时可高达 4000ml，从而引起严重脱水、酸中毒和低钾血症，若不及时妥善处理，则可引起低血容量性休克和急性肾衰竭。

2. 营养不良 严重肠瘘患者不能摄入足够的营养物质或摄入后不能很好地消化吸收，患者处于高分解代谢状态，负氮平衡可持续数日，加之感染发热和营养物质自肠瘘口丢失等，机体所需能量和营养素显著增加，会出现严重营养不良，继而导致机体免疫力障碍。

3. 感染 肠瘘患者因长期患病、营养不良及机体免疫能力障碍，加之肠液外溢对周围组织有腐蚀，细菌乘机而入，在局部形成感染或漏出的肠内容物在腹腔内形成局限性脓肿，并因此引起全身感染。感染又加重内稳态失衡与营养不良，进而更降低了机体免疫能力，使感染继续发展。

4. 多器官功能障碍综合征 肠瘘患者最主要的死因就是脓毒血症和多器官功能障碍综合征。多器官功能障碍综合征是脓毒血症恶化的结果。肠瘘患者的周围循环障碍一般是由于低血容量性和脓毒性所致。脓毒性休克主要由革兰阴性菌产生的内毒素所引起。肠瘘患者最主要的并发症就是脓肿或腹腔感染，细菌和毒素通过肝门静脉系统入肝，刺激肝枯否细胞产生各种有害的细胞因子，因此肝是较早受累的器官。肝功能不全主要表现为物质代谢和血清酶系的改变、生物转化和排泄功能的降低，晚期出现肝性脑病。脓毒症进一步发展，可出现心、肺、肾、脑等重要器官功能障碍和胃肠功能障碍。

【诊断要点】

（一）临床表现

1. 局部 肠内容物外漏，对周围组织器官产生强烈刺激，患者有腹痛、腹胀、恶心呕吐或由于麻痹性肠梗阻而停止排气排便；肠外瘘者可见消化液、肠内容物及气体排出，周围皮肤被腐蚀，出现红肿、糜烂、剧痛，甚至感染、破溃出血等。排出物性状与瘘管位置有关。高位小肠瘘漏出的肠液有大量胆汁、胰液等，多呈蛋花样、刺激性强，腹膜刺激征明显；结肠瘘若瘘口小，排出量小，也可形成局限性腹膜炎。

2. 全身 患者可出现高热、严重水电解质紊乱及酸碱平衡失调，严重脱水者可出现低血容量性休克。若未得到及时有效的治疗，将引发脓毒血症、多器官功能障碍综合征，甚至死亡。

（二）辅助检查

1. 实验室检查 血红蛋白值、红细胞计数下降；严重感染时白细胞计数及中性粒细胞比例升高。生化检查可出现血清 Na^+、血清 K^+ 浓度降低等电解质紊乱的现象；清蛋白、转铁蛋白、前清蛋白水平和淋巴计数下降；肝酶谱及胆红素值升高。

2. 在瘘管形成初期 可口服 5g 炭末或 2ml 亚甲蓝，通过定时观察炭末或亚甲蓝自创口排出的时间和排出量，可初步估计瘘口的大小和部位。当瘘管已经形成后，为进一步明确瘘管的部位、大小，瘘管的长短、走形、局部脓腔范围及相关肠管的情况，可将稀释的水溶性造影剂注入瘘管内行瘘管 X 线造影。为了解消化道的全貌，瘘管远端有无梗阻以及有无占位性病变等，常需行胃肠道气钡剂造影。必要时行瘘管活组织检查，以明确是否为结核、肿瘤等病变所致。肠瘘的急性期一般不主张行纤维结肠镜检查，以免加重病情。

【治疗】

肠瘘治疗的关键在于想方设法使瘘闭合，恢复肠管连续性和纠正肠液外溢造成的病理生理改变。治疗原则包括纠正机体内稳态失衡，控制感染，有效营养支持，妥善处理瘘口，预防重要器官功能障碍及防治并发症。

（一）非手术治疗

1. 全身治疗

（1）控制感染。

（2）纠正水电解质紊乱、酸碱平衡失调。

（3）营养支持。

2. 局部治疗

（1）充分局部引流。

（2）根据情况堵塞瘘管。

（二）手术治疗

待感染完全控制和营养状况改善后可考虑手术治疗。手术方式有肠段部分切除吻合术、肠瘘局部楔形切除缝合术、肠瘘旷置术、小肠浆膜补片覆盖修补术。

【主要护理问题】

1. 皮肤完整性受损　与瘘口周围皮肤被消化液腐蚀有关。

2. 营养失调——低于机体需要量　与肠液大量丢失、炎症和创伤引起的机体高消耗状态有关。

3. 舒适的改变 与长期卧床、疾病不适等有关。

4. 焦虑 与病情反复、症状严重等有关。

5. 体液不足 与禁食、肠液大量外漏有关。

6. 潜在并发症 术后出血、腹腔感染、粘连性肠梗阻。

【护理目标】

（1）患者营养状况得到改善。

（2）患者自诉不适感减轻或消失。

（3）患者焦虑程度减轻，配合治疗和护理。

（4）患者24小时的出入量、电解质及酸碱平衡。

（5）患者未发生相关并发症，或并发症发生后能够得到及时的治疗和处理。

（6）患者皮肤保持完整。

【护理措施】

（一）术前护理措施

1. 皮肤护理 保持床单位清洁、干燥，随时更换污染的衣服、被服。瘘口液量较少时，用敷料加压包扎，每日及时更换渗湿敷料，观察瘘口周围组织的情况，准确评估和记录患者皮肤损伤的情况，周围皮肤用溃疡粉、溃疡贴等湿性敷料保护；瘘出液量多时，行瘘口周围负压抽吸，用烧伤支架保护，避免管腔和皮肤受压，冬天时应注意保暖。

2. 营养支持 肠瘘早期，肠功能完全丧失，或一时无法建立肠内营养的实施条件，因此应采用肠外营养。关于所需供的热氮量，可参照Harris-Benedict公式估算供热量，也可采用代谢仪测得。临床上，最简便的热氮量计算方法是热量105kJ/（kg·d）[25kcal/（kg·d）]，氮量 1.0 ～ 1.5g/（kg·d）。仅在合并腹腔感染时再增加热量 10% ～ 15%，肝功能不良的患者的供热量应酌减。由于肠瘘患者的病程通常较长，肠外营养支持主要依靠中心静脉导管输入。经外周中心静脉置管前应与患者加强沟通，讲解置管对治疗的重要性和优越性，教会患者置管过程中的配合，减轻患者对中心置管的恐惧心理，耐心解释他们提出的问题，从而取得其配合，提高置管成功率，减少并发症的发生；置管后 24 小时内要严密观察患者的生命体征和局部情况，重视患者的主诉，如胸闷、呼吸困难、肢体活动障碍等，需及时发现，及时处理；在穿刺点上方使用透明敷贴，使用时间为 3 ～ 7 天，并抬高穿刺侧肢体；日常护理工作应注意观察穿刺处有无感染迹象，如发现有血液污染，应随时更换穿刺点处敷料，常规 1 次 /3 天更换敷料，采用无菌操作原则，用安尔碘消毒剂消毒，置管后 24 小时穿刺点处应更换一次敷料。

3. 体位护理　协助患者采取舒适的半卧位，可用松软的枕头将其腰背部垫起，并经常变换体位。漏出量较少，病情许可时，尽量协助患者进行肢体锻炼，早期下床活动。

4. 心理护理　由于病程长、愈合慢、治疗效果不显著、住院时间延长、医疗费用增加等因素，导致患者焦虑、消极、绝望。护士主动与患者交流，正确评估患者感染焦虑悲观的原因，给予患者更多热情、关怀、安慰和鼓励，并向患者及家属讲解肠瘘的一般知识，帮助患者及家属增强战胜疾病的信心。

5. 持机体内稳态平衡　密切观察并准确记录患者出入量，纠正患者水电解质紊乱和酸碱平衡失调是极为重要的措施，应结合患者脱水程度、血清电解质和气血分析结果合理安排输液种类，调节输液速度和量，努力维持患者体液平衡。

6. 腹腔双套管的护理 加强观察，保持充分腹腔引流。保持腹腔双套管的有效负压，根据引流液量、黏稠度进行负压调整。一般压力为 75 ～ 150mmHg，以能顺利吸出引流液为宜，但引流液黏稠时负压可适当增加，且加快冲洗液速度以稀释黏稠的液体。负压过大，容易吸附导管周围组织导致出血；负压过小，会使引流不畅导致引流无效。定期留取引流液进行细菌培养和药敏试验，并可选择有效的抗生素液静脉滴注；拔管指征：冲入量与吸出量基本平衡，吸出液体颜色变清，引流量＜20ml/d，患者生命体征平稳，血常规恢复正常，体温正常，无腹痛腹胀等症状者，CT 复查无明显瘘腔时，可考虑逐步退管直至拔出双套管。

（二）术后护理

1. 饮食护理 对不再外漏的患者采用肠内营养，应从低剂量（500ml/d）、低浓度（12%）、低输注速度（50ml/h）开始，逐渐增加营养液浓度、计量和输注速度，同时密切关注消化道的耐受性；滴注营养液的温度应控制在 35℃左右；每 2 ～ 3 天增加 5% 浓度与 500ml 容量，速度可根据患者的耐受情况加减，液体不足时，可从静脉补充；肠内营养液每天滴注完毕应用温开水冲洗管道；滴注容器每天更换 1 次；营养液应现用现配制，严格保持液体的洁净，防止污染，每次营养液滴注的时间不应超过 4 ～ 6 小时。密切观察预防并发症的发生。

（1）胃肠道症状：如有腹痛、腹胀等症状时，应考虑营养液的速度、温度、浓度等是否适宜，应一一给予排除，并对症处理。

（2）呼吸道误吸：主要由于滴注量过多或速度过快引起呕吐所致，注意减慢滴注速度并采取半卧位。

（3）堵塞和脱管：如有发生应重新置入导管，并调整营养液的浓度。

（4）头晕和脉速：如营养液滴入速度过快或浓度过高，出现倾倒综合征易出现上述症状。

（5）肠炎：如营养液被污染可出现腹痛、腹胀，严重者可因失水出现血压下降。

（6）滴注肠内营养液如出现生命体征的改变，应注意查明原因。

2. 体位与活动　病情平稳者，术后可改为半卧位。活动包括床上被动活动、主动活动、早期下床活动三种方法，先开始被动活动，如按摩四肢、肢体屈伸等；指导患者做深呼吸。随着体质的恢复，指导患者在床上自行活动，并逐渐增加活动量。若腹部伤口愈合，无其他制动因素，可指导患者早期离床活动。

3. 切口护理　观察有无伤口感染，腹腔感染及再次瘘的发生情况，伤口局限性有无红、肿、痛的征象，有无高热、腹痛、腹胀、腹部压痛的腹腔感染症状。

4. 引流管护理　保持引流管固定通畅。责任护士要经常巡视病房，保证引流管的固定通畅，做到检查及时、观察及时、处理及时、判断及时，并保持管道清洁。怀疑堵管时可用少量生理盐水冲洗内套管，若不能冲入，说明内套管堵塞，应及时给予更换。发生内套管堵塞的常见原因有：

（1）滴水管放置的位置不当。

（2）冲洗液已滴空未及时给予更换，管道没有得到充分的冲洗。

（3）负压吸引力不足。负压吸引过程中应根据引流量、黏稠度进行负压的调整。

5. 严密观察病情　严密观察生命体征的变化、伤口渗液、渗血的情况，腹腔引流的色、量和形状。

【并发症的处理及护理】

（一）术后出血

术后出血的常见原因包括术中止血不彻底，创面感染侵蚀到血管，负压吸引力过大，损伤肠黏膜等。应严密监测生命体征，观察切口渗血、渗液的情况，以及各引流液的形状、颜色和量。若发现出血，及时通知医师，并协助处理。

（二）腹腔感染

保持引流通畅，预防性应用抗生素，观察切口局部或腹部有无疼痛、腹胀、恶心呕吐等不适，切口有无红、肿、发热；腹部有无压痛、反跳痛、肌紧张等腹膜刺激症表现以及生命体征的变化，及早发现感染征象。

（三）粘连性肠梗阻

术后患者体质虚弱，活动少，或并发术后腹腔感染，均可能导致肠粘连。术后患者麻醉反应消失，生命体征平稳，可取半坐卧位；指导患者术后早期活动，观察患者有无腹胀、腹痛、恶心呕吐、停止排气排便等症状；若发生，及时与主管医生进行沟通，并按照医嘱进行处理。

【特别关注】

营养支持注意事项如下。

（1）早期在纠正水、电解质紊乱及酸碱平衡失调后，即应开始给予肠外营养支持。

（2）营养摄入量应逐渐增加，注意避免糖类过量而致 CO_2 过多，以免加重肺损害，能量过多也可能加重肝功能损害。

（3）重度营养不良患者在营养支持早期，应注意避免“再喂养综合征”的发生，注意监测和补充磷，肠外营养支持时磷的补充量为 10 ～ 15mmol/d。

（4）根据消化功能丧失的程度选择肠内营养制剂；此外，从结肠黏膜特异性营养因子的观点出发，应首选含膳食纤维的肠内营养制剂。

（5）高位瘘患者可采取措施将喂养管越过瘘口，仍可能给予肠内营养。

【知识扩展】

近年来，北京协和医院、南京军区总医院等各单位的研究和实践证明，在有效营养支持的基础上，序贯采用生长抑素和生长激素明显低缩短了肠瘘的自愈进程，值得进一步实践。合理使用生长抑素可以减少胃肠液分泌，入院时即给予善宁（奥曲肽注射液）0.3mg ＋ 0.9%NS50ml，使用微量泵以 4ml/h 的速度静脉滴注，后期肠液量漏出减少可降低到 4ml/h。生长抑素的应用提高了瘘口愈合率。待流出的肠液减少至 100ml/d、感染控制、瘘口有肉芽组织生长时，停用生长抑素，改用生长激素 10 IU/d 皮下注射，连用 10 天左右。后期用生长激素可改善全身合成代谢，促进局部肉芽生长，加快肠外瘘愈合的过程，进一步提高肠外瘘的自愈率。

（蒋理立　杨　婕　李　卡）

第三节　急性弥漫性腹膜炎的护理

【概述】

腹膜是腹腔内连续存在的一层浆膜，面积几乎与全身皮肤相等，分为壁层腹膜和脏层腹膜，它们连续形成腹膜腔。腹膜有强大的吸收功能。

腹膜炎是发生于腹膜腔内的炎症，根据致病因素分为细菌性（化脓性）与非细菌性腹膜炎；根据累及范围分为局限性与弥漫性腹膜炎；根据发病机制分为原发性与继发性腹膜炎；根据临床经过分为急性、亚急性与慢性腹膜炎。最常见的是细菌感染所致。由于患者的抵抗力、感染的程度不同，以及治疗措施的应用，类型之间可以相互转化。及时辨别腹膜炎的病因、类型和程度，采取相应的治疗措施，才能避免严重并发症的发生和挽救患者的生命。

【病因】

（一）继发性腹膜炎

（1）腹内空腔脏器穿孔、破裂，胃肠内容物流入腹腔形成腹膜炎。

（2）腹壁外伤造成腹腔与外界相通导致继发细菌感染而形成腹膜炎。

（3）腹腔内脏器炎症直接扩散在腹腔内。

（4）术中腹腔污染。

（5）胃肠道吻合口瘘等也可引起腹膜炎。

（二）原发性腹膜炎

原发性腹膜炎是指无原发病灶，细菌经血行、淋巴或经肠壁、女性生殖系统进入腹腔而引起的腹膜炎，较继发性腹膜炎少见。好发于婴儿和儿童、肝硬化腹水患者、全身性红斑狼疮患者、免疫功能抑制的患者，如肾移植或用皮质类固醇治疗的血液病患者。儿童期原发性腹膜炎的主要致病菌是肺炎球菌和链球菌，可经呼吸道或泌尿道侵入，经血行播散到达腹膜腔，在成人则多为肠道的内源性细菌所致，经女性生殖道上行感染的细菌种类较多。

【发病机制及病理】

（一）病理改变

1. 腹膜反应　充血—水肿—渗出—吸收，将病灶包裹、填塞，使炎症局限，损伤修复。

2. 肠道反应　初期由于胃肠内容和感染因素刺激肠蠕动增强，后由于炎症介质的影响可发展为肠麻痹，引起体液丢失、腹胀。

3. 水、电解质平衡和酸碱代谢改变　在发生急性弥漫性腹膜炎时，大量液体渗入腹腔和肠腔，血容量锐减，刺激血管升压素和醛固酮反应性增加，易导致低钠血症、低钾血症、代谢性酸中毒。

4. 心肺功能改变　心率快、血压低、呼吸困难→多器官受损→休克→死亡。

（二）腹膜炎的转归

炎症吸收或局限、炎症扩散、肠粘连。

【诊断要点】

（一）临床表现

1. 症状

（1）腹痛：疼痛程度与炎症轻重、病因、年龄、身体素质有关。腹痛多从原发病灶开始，之后随炎症扩散而蔓延至全腹。

（2）恶心、呕吐：初始腹膜受到刺激引起反射性恶心、呕吐，呕吐出胃内容物。如发生麻痹性肠梗阻可出现持续性呕吐，呕吐出含胆汁或粪性内容物。

（3）体温、脉搏变化：与炎症轻重有关。体温逐渐升高，脉搏随之加快；如果患者脉搏快体温反而下降，是病情恶化的征象之一。

（4）感染中毒症状：患者出现寒战、高热、大汗、口干、脉速、心悸、气促、休克等。

2. 体征 患者多呈急性病容，常取半卧位，双下肢屈曲，不喜动。腹部拒按，体征随腹膜炎的轻重、早晚和原发病因而有所变化。

（1）视诊：腹胀明显，腹式呼吸运动减弱或消失。腹胀加重是病情恶化的征象之一。

（2）触诊：腹部压痛、反跳痛、腹肌紧张是腹膜炎的标志性体征，称腹膜刺激征，以原发病灶处最明显。胃肠、阑尾穿孔时可呈“板状腹”。

（3）听诊：肠鸣音减弱，肠麻痹时肠鸣音可完全消失。

（4）叩诊：胃肠胀气时呈鼓音，腹腔内积液较多时可有移动性浊音。

（二）实验室及其他检查

1. 血液化验 白细胞及中性粒细胞比例升高，病情危重者白细胞计数可不升高，但中性粒细胞比例升高。实验室检查有脱水、电解质紊乱及酸碱平衡失调的表现。

2. 腹部X线检查 胃肠穿孔时可见膈下游离气体；肠麻痹时可见小肠胀气并有多个小液平面；肠扭转时可见排列成多种形态的小跨度蜷曲肠袢、空肠和回肠换位；腹内疝绞窄时可见孤立，突出胀大的肠袢，不因时间而改变位置，或有假肿瘤状阴影，腹膜外脂肪线模糊或消失则直接提示腹膜炎症。

3. 腹部超声 可显示腹腔内有不等量的积液。

4. 诊断性腹腔穿刺　如抽到脓性液体，送检发现多量白细胞或脓细胞，便可确诊；必要时，可在腹腔不同部位用细针进行穿刺，抽到的液体更能反映腹腔内的情况。

【治疗】

（一）非手术治疗

1. 适应证

（1）原发性腹膜炎。

（2）伴有严重心肺疾病不能耐受手术者。

（3）病情轻或病程已超过 24 小时，且腹部体征已减轻或有减轻趋势者。

（4）伴有休克、严重的水电解质紊乱等需先进行纠正再手术。

2. 处理原则　半卧位、禁食、胃肠减压、静脉补液、应用抗菌药物、全身营养支持治疗、镇静止痛吸氧等对症处理。

（二）手术治疗

1. 适应证

（1）腹腔内原发病严重者。

（2）腹腔内炎症较重，出现严重的肠麻痹或中毒症状。

（3）非手术治疗 6 ～ 8 小时后，患者的腹膜炎症状和体征未缓解反而加重者。

2. 处理原则　通过手术处理原发病灶，彻底清理腹腔，控制炎症，充分引流脓液或腹腔渗液；术后继续禁食、胃肠减压、静脉补液、应用抗菌药物、全身营养支持治疗。

【主要护理问题】

1. 焦虑、恐惧　与病情严重、担心预后等有关。

2. 疼痛——腹痛 与腹膜炎症刺激、手术创伤等有关。

3. 体液不足 与腹腔内大量渗出、高热、禁食、呕吐等有关。

4. 营养失调——低于机体需要量 与禁食、感染后分解代谢增强有关。

5. 体温过高 与腹膜炎毒素吸收有关。

6. 潜在并发症 腹腔脓肿、肠瘘、切口感染等。

【护理目标】

（1）患者焦虑 / 恐惧程度减轻，配合治疗及护理。

（2）患者营养状况得到改善或维持。

（3）患者主诉不适感减轻或消失。

（4）患者的炎症得到控制，体温降至正常水平。

（5）患者水电解质平衡得以维持。

（6）患者无并发症发生，一旦发生能得到及时的处置。

【护理措施】

（一）非手术治疗护理措施

1. 病情观察及护理

（1）定时测量生命体征。

（2）观察并记录患者腹部症状和体征的变化。

（3）监测尿量、中心静脉压，记录 24 小时液体出入量。

（4）尽量少搬动患者，以免加重病情。

（5）协助进行血、尿标本的采集。

（6）禁用泻剂、灌肠。

（7）对诊断不明仍需观察或治疗方案未确定的患者，禁用吗啡、哌替啶等强镇痛药。

2. 体位与活动

（1）无休克者：取半卧位，能减轻患者的腹痛症状，有利于炎性渗出物向盆腔局限，使脓液流向盆腔。由于盆腔腹膜吸收能力较上腹部差，可减少毒素吸收。假如形成脓肿，也可经直肠或阴道后穹隆引流。同时，患者取半卧位能促使膈肌下降，减轻腹胀对呼吸和循环的影响。

（2）有休克者：平卧位或仰卧中凹位。

（3）减少搬动和按压腹部，指导其活动双下肢，协助其变换体位。

3. 禁饮禁食、胃肠减压

（1）禁食期间加强口腔护理。

（2）胃肠减压护理参照胃管护理相关要求。

4. 补液与营养支持

（1）必要时建立静脉双通道。

（2）遵医嘱静脉输液输血，纠正水、电解质紊乱和酸碱平衡失调，维持营养。

（3）根据血压、脉搏、尿量、中心静脉压、血气分析结果来调整输液的成分、量和速度，维持尿量 30 ～ 50ml/h。

5. 使用抗菌药物

（1）多种抗菌药物联合应用，注意配伍禁忌。

（2）有过敏反应的抗生素，用前做皮肤过敏试验。

（3）观察抗菌药物的不良反应。

6. 对症护理

（1）遵医嘱给予高热患者降温。

（2）对于疼痛患者，诊断不明者不予注射止痛剂，诊断明确后方可注射。

（3）遵医嘱给予镇静药物，以缓解患者的恐惧心理。

7. 心理护理

（1）解释腹膜炎的病因、病理、治疗手段，取得患者及家属的理解与配合。

（2）鼓励患者树立信心，勇敢面对疾病。

（3）了解患者患病后的心理，教会其自我放松的方法，稳定其情绪。

（4）针对个体情况进行心理护理。

（5）鼓励患者家属和朋友给予患者关心和支持。

（二）手术治疗护理措施——术前护理

术前护理同非手术治疗患者的护理，同时做好急诊手术前常规准备工作。

术前常规准备

（1）术前行药物过敏试验，遵医嘱带入术中用药。

（2）按手术要求准备麻醉床、氧气及监护仪等用物。

（3）协助完善相关术前检查：心电图、B 超、出凝血试验等。

（4）术前更换清洁病员服。

（5）术前备皮：范围为上至双乳连线平面，下至耻骨联合，两侧至腋中线。

（6）术前安置保留尿管。

（7）术前与手术室人员进行患者、药物核对后，送入手术室。

（三）手术治疗护理措施——术后护理

1. 体位与活动

（1）全麻清醒前去枕平卧位，头偏向一侧。

（2）全麻清醒后手术当日取半卧位，有利于渗液的积聚和炎症的局限，还有利于减少腹腔内脏对横膈的压迫和改善通气等。同时鼓励患者经常活动双腿，可防止下肢深静脉血栓和压疮的发生。术后第 1 天半卧位为主，增加床上运动，可在搀扶下下床沿床边适当活动；术后第 2 天半卧位为主，可在搀扶下适当屋内活动；术后第 3 天起适当增加活动度。

（3）活动能力应当根据患者个体化情况，循序渐进，对于年老或体弱的患者，应当相应推后活动进度。

2. 病情观察

（1）持续心电监护及低流量吸氧。

（2）监测生命体征变化。

（3）观察腹部体征的变化，了解有无膈下或盆腔脓肿的表现。

（4）对危重患者，注意循环、呼吸、肾功能的监测。

（5）观察肠蠕动恢复情况，引流情况及伤口恢复情况。

3. 禁食、胃肠减压

（1）禁食期间加强口腔护理。

（2）胃肠减压护理参照胃管护理相关要求。

（3）鼓励早期活动，促进肠蠕动的恢复。

（4）严重肠麻痹者可进行肛管排气。

4. 补液与营养支持

（1）遵医嘱补充水电解质、维生素、血浆、人体白蛋白或全血等，维持水电解质平衡。

（2）遵医嘱做好肠外肠内营养支持的护理，如有空肠造瘘者可在肠蠕动恢复后给予肠内营养。

（3）遵医嘱使用抗生素控制感染。

（4）准确记录出入量。

5. 切口护理

（1）术后用腹带加压包扎切口，以减轻疼痛。

（2）观察伤口有无渗血渗液，若有应及时通知医生并更换敷料。

（3）观察切口愈合情况和有无感染征象，发现异常及时通知医生。

6. 腹腔引流管护理

（1）正确连接各引流装置：有多根腹腔引流管时，应标明各管位置及安置时间。

（2）妥善固定：避免脱出、滑入或受压，引流管不可高于引流管口。

（3）观察并记录引流液的性质和量，定时更换引流瓶。

（4）保持引流通畅：经常挤捏引流管，防堵塞。

（5）保持引流管周围皮肤清洁干燥，有渗液及时更换。

（6）对进行腹腔灌洗治疗者，需维持出入量相等。

（7）拔管指征：引流液量明显减少、患者体温及白细胞计数恢复正常。

7. 并发症的观察及护理

（1）腹腔残余脓肿：如患者出现体温持续不退或下降后又升高、白细胞计数升高等全身中毒症状及腹部局部体征的变化、排便次数增多等，提示有残余脓肿，应及时报告医生进行处理。

（2）肠梗阻：由于腹膜炎渗出液中未被吸收的纤维蛋白使肠袢相互黏着、扭曲成角而形成肠梗阻。患者可出现腹胀、腹痛、肛门停止排气排便的表现。

（3）多系统器官功能不全（MSOF）：患者如有严重腹腔感染时，发生 MSOF 的概率较高。

8. 其他 镇静、镇痛、皮肤护理、口腔护理、尿管护理、定时翻身、雾化、患者清洁等工作。

【预防】

（一）饮食

讲解术后饮食恢复的知识，指导其从流质、半流质、软食、普食逐渐过渡，循序渐进、少量多餐，进食富含蛋白质、热量和维生素的食物，避免暴饮暴食，过度劳累。

（二）活动

解释术后早期活动对于促进肠功能恢复，防止术后肠粘连的重要性，鼓励患者卧床期间进行床上活动，体力恢复后尽早下床走动。

（三）复查

定期门诊随访。

【特别关注】

（1）急性弥漫性腹膜炎的临床表现。
（2）急性弥漫性腹膜炎非手术治疗的护理。
（3）急性弥漫性腹膜炎术后引流管的护理。

【前沿进展】

新型冲洗液在术中的应用。急性化脓性腹膜炎是一种由大肠埃希菌属和脆弱类杆菌导致的混合感染，属于外科常见的急腹症。手术切口在术中易被污染，而术后易发生切口化脓感染、裂开愈合不良等。若腹腔感染处理不妥，术后可发生膈下、腹腔、盆腔脓肿，导致休克、败血症、多器官功能受损，甚至死亡。有研究表明，运用甲硝唑冲洗液或碘伏冲洗液对急性化脓性腹膜炎患者进行术中冲洗，可大大提高术后切口甲级愈合率，降低腹腔脓肿的发生率。

（蒋理立　李　卡）

第四节　腹膜后血肿的护理

【概述】

腹膜后血肿（retroperi toneal hematoma, RH）是外科腹部创伤常见急腹症之一，在腹部创伤患者中发生率为13%～44%，是腹膜后间隙脏器、血管损伤及骨盆、脊柱骨折等出血所引起。腹膜后间隙的解剖特点：部位深在，间隙大，组织疏松，局限能力差，在损伤后出血易于扩散形成较大血肿，且表现常常比较隐匿，不易早期发现，当合并其他脏器损伤时，往往被其他复合伤临床表现所掩盖。

【病因】

由直接或者间接暴力造成。

（1）骨盆和脊柱骨折。

（2）腹膜后脏器（胰腺、十二指肠、肝、肾、膀胱）破裂和大血管及软组织损伤。

【发病机制及病理】

腹膜后脏器破裂和大血管及软组织损伤引起出血后，血液可在腹膜后间隙广泛扩散形成巨大血肿，并可渗入肠系膜间。

【诊断要点】

（一）临床表现

外伤性腹膜后血肿系腹膜后脏器（如十二指肠、胰、肾等）损伤、骨盆骨折和腰椎骨折腹膜后血管等损伤所致，往往被复合伤的临床表现掩盖，从而增加了诊断和治疗的难度。此病在临床症状上并无特殊表现，且随着出血程度、血肿范围的不同，临床表现有较大的差异。

1. 腹痛、腹胀　是最常见的临床症状，一部分患者伴有腰背痛、腹胀等症状。

2. 腹膜刺激征　血肿巨大或伴有渗入腹膜腔患者，常伴有腹膜刺激征（腹肌紧张、反跳痛、肠鸣音减弱或消失）的症状，不伴大血管或重要脏器伤的单纯性腹膜后血肿，腹膜炎症状较轻。

3. 出血性休克　由腹部大血管损伤引起腹膜后血肿的患者，因为出血量大、出血速度快，大部分患者在送达医院之前就已死亡。患者发生出血性休克应积极抗休克治疗，立即剖腹控制出血。

（二）实验室及其他检查

1. 腹腔穿刺　是诊断腹腔内脏器损伤的重要诊断，准确率高达 95%，假阳性＜ 2%。腹膜后血肿由于可合并后腹膜裂伤而出现血腹，或由于血肿大、范围广且向前突起，腹穿直达血肿，也可抽出不凝的血液。故一般认为腹穿抽出不凝血通常立即剖腹探查，以免遗漏腹腔脏器损伤。

2. 腹部 X 线检查　可见腰大肌模糊或消失，空腔脏器受压、移位；若十二指肠第三段破裂，于第 1 腰椎前方右见气体影。

3. B 超　方便实用，有较好的诊断效果，能发现血肿及腹主动脉瘤，但血肿与脓肿及其他液体积聚（如尿液）的鉴别常有一定困难。

4. CT 检查　能清晰显示腹部实质性脏器形态失常及腹膜后结构改变、受压、移位和发现异常软组织影，是一种非常有价值的诊断方法；能较清楚地显示出血肿与其他组织的关系，当增强扫描时衰减值增加，是活动性出血的证据。

5. 实验室检查 初期白细胞计数稍高或正常，红细胞及血红蛋白可降低，后期白细胞计数明显增高，嗜中性粒细胞增高。胰腺损伤时血清淀粉酶及尿淀粉酶均增高。肾挫裂伤时可出现血尿、蛋白尿。

（三）诊断要点

腹膜后血肿应作为腹膜后区域、盆腔及邻近部位组织器官损伤的继发征象来认识，因此，在明确血肿部位后，应考虑到邻近部位脏器损伤的可能，以避免处理重点及顺序的错误。创伤患者如已发现腹膜后血肿，常提示其相邻部位遭受暴力巨大，此种情况下，脊柱、骨盆等骨性结构及相邻脏器不同程度的损伤常不可避免。反之，若已发现患者存在脊柱、骨盆骨折等伤情时，多同时有腹膜后血肿发生。患者常有腹痛、腹胀、腰痛等症状，查体可见腹部压痛、反跳痛及腰部叩压痛，严重的有血流动力学状态不稳定的全身表现。但由于患者常存在严重相邻脏器伤甚至多发伤，上述症状体征并无特异性，故腹膜后血肿通常是依据 B 超、CT 等影像学检查或剖腹术中发现得以确诊。对于伤情严重、入院时即血流动力学状态不稳定需急诊手术的患者，术中发现更是确诊的重要途径。此外，由于常伴肾脏、膀胱等泌尿系统器官损伤，保留导尿呈肉眼血尿者应重点考虑存在腹膜后血肿。

【治疗】

（一）非手术治疗

可采用非手术治疗患者：经输液输血后病情稳定且逐步好转者；单纯骨盆骨折合并腹膜后血肿而无其他合

并伤，出血速度慢，部位不确定时；经静脉肾排泄性造影、超声检查或CT检查证实仅为肾挫伤者；腹穿仅抽出少许淡血性液体，无血流动力学改变且排除了腹内脏器损伤者。

（1）应维持对血肿的动态观察，及时复查影像学检查。如有血肿增大的迹象，在患者可耐受前提下，可实施经股动脉插管的造影栓塞（arteriographic embolization，AE）。一方面可通过造影了解腹膜后脏器和主要血管的损伤情况，另一方面也可对出血部位动脉先进行选择性栓塞止血。

（2）扩容治疗。一旦扩容治疗期间血流动力学状态恶化，患者出现休克表现，在排除头、胸等其他部位可能导致休克的因素后，应积极考虑剖腹探查，而在穿透伤伴腹膜后血肿者，均应切开探查。

（二）手术治疗

如有以下情况，应立即性手术治疗：以腹部钝性伤后有明显的失血性休克或腹膜炎体征；证实有腹腔内脏器损伤或血管损伤；骨盆骨折大出血或开放性骨盆骨折疑有大血管损伤者；穿透伤所致的腹膜后血肿；非手术治疗后患者血压、脉搏及一般情况仍未好转，或者一度好转，但又迅速恶化者。

【主要护理问题】

1. 疼痛 与损伤导致局部炎性反应有关。

2. 体液不足 与损伤或者失血过多有关。

3. 焦虑 / 恐惧 与担心疾病预后有关。

4. 潜在并发症 失血性休克、感染等。

【护理目标】

（1）患者自诉疼痛逐渐减轻，舒适度增加。

（2）患者有效循环血量恢复，体液平衡得到维持，生命体征平稳。

（3）患者焦虑/恐惧程度减轻。

（4）患者未发生相关并发症，或并发症发生后能得到及时治疗与处理。

【护理措施】

（一）术前护理措施

1. 抗休克护理

（1）取平卧位，必要时取中凹位（头和躯干抬高20°～30°，下肢抬高15°～20°），利于呼吸和下肢静脉回流，改善重要内脏器官的血供；保持呼吸道通畅，遵医嘱给予吸氧，严重呼吸困难的患者，协助医生建立人工气道，呼吸机辅助呼吸；保持病房安静，尽量减少人为的搬动患者。

（2）迅速补充血容量，维持体液平衡。迅速建立两条以上静脉输液，快速补液；密切监测脉搏、呼吸、血压变化，观察患者意识以及尿量变化；准确记录出入量（输入液体的量、种类、时间、速度及尿量）。

（3）用药护理。使用血管活性药物时应从低浓度、慢速度开始，密切观察血压的变化，并根据血压变化，遵医嘱调整用药速度；密切观察穿刺部位皮肤，若发现药物外渗，立即更换穿刺部位，严防药液外渗。

（4）维持正常体温。监测体温变化；给予患者保暖措施，如加盖棉被，提高病房室内温度等，切忌使用热水袋，以免烫伤患者；高热的患者，注意给予物理降温，必要时遵医嘱给予药物降温；低温保存的库存血放在常温下复温后再使用。

（5）预防感染。进行各项护理操作时严格执行无菌技术；遵医嘱应用抗生素；昏迷患者及神志不清的患者，头偏向一侧，及时清理呼吸道分泌物和呕吐物；做好尿管护理。

（6）预防皮肤完整性受损。保持床单、被褥的清洁干燥；定时翻身、按摩；神志不清的患者给予约束带约束，拉起床挡防止坠床。

2. 严密观察病情，协助早期诊断

（1）严密观察患者的腹部体征。包括腹部压痛、肌紧张、反跳痛的程度、范围、是否局限等。

（2）积极配合医生完成辅助检查。如急诊腹部 CT 扫描、B 超检查、腹腔穿刺等，以协助早期的诊断。

3. 心理护理　腹膜后血肿的患者，多由意外造成，起病急，患者往往没有心理准备，易产生恐惧、焦虑心理。因此，心理护理应做到。

（1）护士动作熟练，忙而不乱。

（2）对患者及家属介绍已采取的措施，帮助患者树立战胜疾病的信心。

（3）介绍术前准备工作，术后注意事项，缓解患者及家属的紧张、焦虑情绪。

（4）针对不同患者不同的心理需求，有针对性的进行疏导。

4. 一般护理

（1）患者确诊后早期均严格禁饮禁食，期间可通过静脉进行营养物质的补充。

（2）腹胀腹痛明显者给予胃肠减压，做好胃肠减压的护理，观察并记录引流物的颜色、性状、量。

（3）由于血肿吸收热，体温升高，为预防感染，严格根据医嘱给予抗生素，同时做好基础护理，促进患者舒适度。

（二）术后护理措施

1. 体位 术后取平卧位，生命体征平稳后取半卧位以减轻腹部切口张力和疼痛，利于术后引流。

2. 病情观察及护理 严密监测生命体征，尤其是心率血压变化；监测体温变化，做好基础护理，促进患者舒适度；观察腹部体征；观察伤口渗血渗液情况；观察并记录各引流管道的引流物颜色、性状、量。

3. 疼痛护理 注意倾听患者主诉，做好疼痛的护理。

（1）术后生命体征平稳后取半卧位，减轻腹部切口张力和疼痛。

（2）遵医嘱应用镇痛药物，向患者解释镇痛药物的使用目的及使用镇痛药物期间的注意事项，取得患者及家属的配合。

（3）使用腹带保护伤口，以减轻患者咳嗽或者活动时引发的伤口疼痛感。

4. 营养支持

（1）遵医嘱静脉补充脂肪乳、氨基酸、葡萄糖注射液。

（2）鼓励患者早期活动，促进肠功能的恢复。

（3）保持胃肠减压的通畅性，注意观察患者肛门排气、排便情况。

5. 促进患者舒适度

（1）疼痛的护理。

（2）妥善固定各引流管道，避免牵拉引起患者不适。

（3）做好口腔护理及尿管护理。

（4）做好晨晚间护理。

【并发症的处理及护理】

（一）失血性休克

腹膜后血肿最严重的并发症是失血性休克。

1. 临床观察　因休克的发病原因不同，临床表现不同，根据病程的演变过程分为：休克前期、休克期和休克晚期。

（1）休克前期：患者中枢神经系统兴奋性提高，表现为烦躁焦虑，精神紧张，面色、皮肤苍白，口唇甲床轻度发绀，心率加快，呼吸频率增加，出冷汗，脉搏细速，血压可骤降，也可略降，甚至正常或稍高，脉压缩小，尿量减少。

（2）休克中期：患者表情淡漠、反应迟钝；皮肤湿冷发花，尿少或无尿；脉搏细速，呼吸浅促，血压进行性下降；患者出现代谢性酸中毒的症状。

（3）休克晚期：患者意识模糊或者昏迷；皮肤发绀或广泛出血，甲床微循环淤血；呼吸急促、发绀、心率加快，心音低钝，可有奔马律、心律不齐。如出现心律缓慢，面色灰暗，肢端发凉，也属心功能衰竭征象，中心静脉压及脉肺动脉楔压升高，严重者可有肺水肿表现；若患者出现进行性呼吸困难、烦躁、发绀、给予吸氧不能改善者，提示并发急性呼吸窘迫综合征。

2. 治疗及护理

参见术前护理。

（二）肠麻痹

腹膜后血肿压迫、牵拉、刺激肠系膜及腹腔神经丛引起肠蠕动之支配神经抑制从而造成腹蠕动减弱、肠吸收功能减退所致。

1. 临床观察　肠麻痹突出表现为全腹明显腹胀，且常伴有呕吐胃内容物，呕吐物中无粪味。因体液大量丢失，感口渴、尿量减少。体检：腹部膨隆，腹式呼吸消失，见不到肠型及肠蠕动波；叩诊呈均匀鼓音，肝浊音界缩小或消失；听诊时肠鸣音明显减弱或消失。

2. 治疗及护理 采用禁食、胃肠减压及应用胃动力药物及拟胆碱药有助于肠道功能的恢复。护理主要注意禁食期间的营养的摄入，妥善固定胃肠减压装置，保持胃肠减压的通畅性，观察患者使用胃动力药物及拟胆碱药的效果和不良反应。

【预防】

（1）注意合理饮食，以低脂低盐饮食为主，注意保持大便通畅，注意饮食卫生，餐后不剧烈活动。

（2）告知患者早期活动的重要性，鼓励患者早期下床活动，促进胃肠功能恢复，防止发生粘连性肠梗阻。

（3）严格戒烟，再次宣传吸烟对本病的危害。

（4）服药期间，不得擅自停药和加药，严格执行医嘱。

（5）告知患者出院后若发生腹胀、腹痛、心慌、气急等症状，立即送到医院就诊。

【特别关注】

（1）腹膜后血肿多由意外事故造成，起病急，病情重，患者往往没有心理准备，易产生恐惧心理，因此护理人员应重视患者心理护理。

（2）腹膜后血肿并休克患者，抗休克治疗非常重要，护理人员应协助医生做好抗休克治疗和护理。

【前沿进展】

（1）在所有的腹膜后血肿患者中均有不同程度的胃

肠道功能障碍症状，当发生腹膜后血肿时血液渗入腹膜后间隙，刺激周围神经末梢引起交感神经兴奋，肠管产生反射性局限性麻痹而致腹胀。血府逐瘀汤能降低血管壁通透性改善微循环使毛细血管网开放增加红细胞解聚血流加快促进机体局部淤血和炎性渗出物的吸收，使肌体组织得以修复和再生，由此促进血肿吸收，减少交感神经刺激，解除内脏平滑肌麻痹，加快胃肠功能恢复。

（2）针对腹膜后血肿引起的肠麻痹，护理干预方法多为饮食指导腹部按摩功能锻炼指导腹式呼吸等，效果不是很理想，不能很好地解决腹痛、腹肌紧张，腹胀、便秘等腹膜后血肿刺激征，而等到患者出现腹痛腹胀、便秘等症状时才开始对症处理，增加了患者的痛苦，延长了住院时间，护理上非常被动，夏巧红对患者采用三步一体中医护理干预，即在原有的干预措施上给予芒硝外敷穴位敷贴，配合大承气汤的综合早期干预方法，取得了非常满意的效果，减轻了患者的痛苦，减少了住院费用，提高了患者满意度。

【知识拓展】

腹膜后血肿（RH）是腹部创伤时的一种常见表现，在腹部创伤患者中发生率为 13% ～ 44%。腹部创伤的关键问题在于有无内脏器官的损伤，如果只有单纯性腹壁外伤，患者生命没有多大威胁，若发生感染与腹膜炎，病情危重，若不及时救治，死亡率可达 10% ～ 20%。伤后 2 小时内获得正确治疗的患者，90% 可治愈，随着时间的拖延，死亡率明显上升，所以，缩短确诊时间，可提高患者生存率。

（李　卡　文　曰　印义琼）

第五节　腹腔脓肿的护理

【概述】

腹腔脓肿分为膈下脓肿、盆腔脓肿和肠间隙脓肿，继发于急性腹膜炎或腹腔内手术，是腹腔内某一间隙或部位组织坏死液化，被腹壁、脏器、肠系膜或大网膜及期间的粘连包围，形成腹腔脓肿。

【病因】

常见病因有急性腹膜炎、腹腔内手术、腹腔内感染、腹内脏器绞窄以及腹腔内脏器穿孔。

【发病机制及病理】

腹腔内某一间隙或部位组织坏死液化，被腹壁、脏器、肠系膜或大网膜及期间的粘连包围，形成腹腔脓肿。引起脓肿的病原菌多数来自胃肠道，其中大肠埃希菌，厌氧菌的感染约占40%，链球菌的感染占40%，葡萄球菌感染约占20%。但多数是混合性感染。

【诊断要点】

（一）临床表现

1. 膈下脓肿　原发病灶经过治疗病情好转后持续发热、乏力，食欲减退、脉搏加快，上腹部疼痛，在深呼吸和转动体位时加重，甚至出现胀痛气急、咳嗽等症状。部分患者脓腔中含有气体，可叩击出四层不同音响区：浊音、鼓音、浊音、清音。

2. 盆腔脓肿　全身症状轻，局部症状明显。在原发病灶控制过程中，体温下降后又升高，脉搏加快，并出现直肠和膀胱刺激征（下腹坠胀，里急后重、尿急、尿频、排尿困难）。直肠指检提示直肠前壁有触痛，肛门括约肌松弛。

3. 肠间脓肿　原发病灶控制后，出现低热、腹部隐痛等症状，有时出现腹胀、腹痛等不全性肠梗阻症状。

（二）实验室及其他检查

1. 诊断性穿刺　是确定有无腹腔脓肿较为理想而又直接的方法。如能穿刺抽出脓性物即可确诊并准确定位。腹腔穿刺应选择 7 ～ 9 号穿刺针，如穿刺针过细易出现假阴性，过粗易致腹腔脏器损伤。穿刺对膈下脓肿、盆腔脓肿及有包块的肠间脓肿诊断效果均佳，也可同时进行抽脓冲洗治疗。对膈下脓肿和腹胀患者穿刺应谨慎施行，防止出现出血、肠瘘等并发症。对穿刺困难者，可在 B 超定位或引导下施行，可提高成功率和减少并发症。

2. B 超检查　诊断腹腔脓肿准确率高，安全无损伤，可发现腹腔积液或包块。特别对膈下脓肿，当肝膈间隙液体厚度大于 1cm 时即可发现。B 超可观察脓肿周围脏器的毗邻关系，测量脓肿范围大小，脓腔壁厚度，指导穿刺与手术，观察治疗效果。但腹腔脓肿患者的肠腔积气可影响 B 超的准确性，有时需要多次重复检查。

3. 胸腹 X 线检查　对膈下和肠间脓肿的诊断有较大意义。胸腔积液、膈肌升高或活动减弱，膈下气液面，反复发作的不全肠梗阻征象，腹内肠道移位，均能提示腹腔脓肿存在。

4. CT 检查　准确率可达 90% 以上。核素扫描、瘘管造影也有较好的诊断效果，可在上述方法不能确诊时选择应用。

（三）诊断要点

对腹部手术后数日内出现感染症状，体温及血白细胞计数持续增高者，临床上排除切口感染及其他感染灶外，均应高度怀疑腹腔脓肿的可能；此时应仔细询问病史、体检，并做必要的辅助检查。辅助检查中，诊断性穿刺、胸腹X线检查、B超及CT均可协助腹腔脓肿的诊断。

【治疗】

（一）非手术治疗

1. 合理应用抗生素 导致腹腔脓肿的病原菌多来自消化道，常是以大肠埃希菌、链球菌为主的需氧菌和以类杆菌、厌氧球菌为主的厌氧菌的混合感染。因此，抗生素的使用非常重要。根据血培养结果应用抗生素更可为治疗提供依据，可避免因盲目使用大剂量抗生素所带来的菌群失调及经费浪费等问题的发生。

2. 全身支持疗法 输液、加强营养、输血及血浆等常是重要的治疗措施。

3. 理疗 也是较好的一种辅助疗法，局部理疗可使脓肿液化，促进吸收。

（二）手术治疗

切开引流是腹腔脓肿最主要的治疗措施。根据术前B型超声或CT检查结果，针对脓肿所发生的部位和大小及经穿刺引流无效的患者进行开腹切开引流是彻底解决腹腔脓肿的最为有效的方法，且能充分冲洗脓腔及腹腔并置管引流，使脓肿尽快消除，病情尽早得到控制及治愈。切口越接近脓肿则引流效果越好，并且在术中避免损伤周围脏器的同时，应尽量将分隔的脓腔壁打通，彻底用生理盐水反复冲洗，注入抗生素，放置多孔引流管。引流管要放置在脓腔最低位，使残留的脓液充分引流，尽可能地争取一次手术成功并降低再次形成腹腔脓肿的概率。

【主要护理问题】

1. 焦虑、恐惧　与病情经久不愈、担心预后有关。

2. 体温过高　与腹腔感染有关。

3. 营养失调——低于机体需要量　与感染后分解代谢增强有关。

4. 疼痛　与炎症刺激有关。

5. 潜在并发症　感染、粘连性肠梗阻。

【护理目标】

（1）患者焦虑、恐惧症状减轻，配合治疗和护理。

（2）体温恢复正常。

（3）患者营养状况得到改善或维持。

（4）患者主诉疼痛症状有所缓解或消失。

（5）患者未发生相关并发症，或者并发症能及时发现与处理。

【护理措施】

（一）术前护理措施

1. 心理护理　护理人员对患者的一般情况、经济、家庭状况及社会支持系统进行详细的了解和评估，采取个性化的心理护理。患者发生腹腔脓肿后病程迁延，患者心理压力很大，易发生产生焦虑、恐惧情绪，护理人员积极与患者及家属沟通，耐心倾听患者讲述自己的内心感受，给患者提供宣泄的机会，同时积极主动地与患者建立相互信赖的医患关系，详细讲解疾病的相关知识、转归过程，从而取得患者的信任，告知患者痊愈的病例，同时发挥家属的心理支持工作，改变家属的悲观情绪，避免不良情绪影响患者，指导家属在治疗和护理上密切配合，使患者树立战胜疾病的信心。

2. 一般护理 严密监测生命体征；同时注意生化和凝血功能检查，注意补充血容量；积极抗感染，及时纠正水电解质紊乱；指导患者进行屏气训练。

3. 术前常规准备

（1）进行术前健康宣教，让患者理解并配合术前准备。

（2）协助完善相关术前检查：心电图、B 超、出凝血试验等。

（3）术前进行药敏试验，术晨遵医嘱带入术中用药。

（4）术晨更换清洁病员服。

（5）术晨建立静脉通道。

（6）术晨与手术室人员进行患者、药物核对后，送入手术室。

（二）术后护理措施

1. 病情观察及护理 严密监测生命体征；观察伤口有无渗血渗液；观察腹部体征。

2. 发热护理 保持病房内空气新鲜，定时通风，患者衣着适量，及时更换汗湿的衣裤和被褥，以保持舒适；密切监测体温的变化；必要时遵医嘱给予物理降温或者应用药物降温；若患者可进食，则嘱患者多饮水，保证每天至少摄入液体，以防脱水；加强基础护理，如口腔护理及会阴护理，保持皮肤清洁。

3. 疼痛护理 注意倾听患者主诉，做好疼痛的护理。

（1）术后生命体征平稳后取半卧位，减轻腹部切口张力和疼痛。

（2）遵医嘱应用镇痛药物，向患者解释镇痛药物的使用目的以及使用镇痛药物期间的注意事项，取得患者以及家属的配合。

（3）使用腹带保护伤口，以减轻患者咳嗽或者活动时引发的伤口疼痛感。

4. 引流管护理　妥善固定引流管，避免折叠引起引流不畅；避免牵拉，防止滑脱；尽量保持患者半卧位，以利于引流；观察引流管周围皮肤有无红肿、渗液等；定时观察引流管是否通常，观察引流液的颜色、性状、量。

5. 饮食护理　腹腔脓肿患者热量消耗很大，处于严重的负氮平衡状态，因此营养支持治疗非常重要。

（1）禁饮禁食期间，遵医嘱静脉补充脂肪乳、氨基酸、葡萄糖注射液，鼓励患者早期活动，促进肠功能的恢复。

（2）可以进食后，遵循高热量、高蛋白、高维生素、适量糖类、低脂肪的饮食标准，认真为患者制订适宜的饮食计划，并指导患者进食。

6. 皮肤护理　因为脓液中细菌数量大，一旦皮肤破损，可继发感染，因此加强患者皮肤护理。协助患者用温水擦身，勤换衣裤，保持皮肤清洁，防止继发感染。

【并发症的处理及护理】

（一）感染

1. 临床观察　持续发热、乏力，食欲减退、脉搏加快，胀痛气急、咳嗽等症状。

2. 治疗及护理　遵医嘱应用抗生素；进行各项护理

操作时严格执行无菌技术；做好尿管护理及皮肤护理；观察体温变化。

（二）粘连性肠梗阻

1. 临床观察 腹痛、腹胀、呕吐、肛门停止排气排便。

2. 治疗及护理 遵医嘱应用胃动力药物及拟胆碱药，并观察用药效果；安置胃肠减压，做好胃管护理；禁食禁饮期间，遵医嘱静脉补充脂肪乳、氨基酸、葡萄糖注射液；拟行手术者，协助医生做好术前准备。

【预防】

（1）彻底清除炎性坏死组织，对弥漫性腹膜炎应做全面彻底腹腔冲洗，局限性腹膜炎如阑尾切除术也应将脓性液清理干净。

（2）术中严格无菌操作，提高手术技巧，吻合口避免张力过大，缝合要均匀，止血彻底。

（3）合理应用抗生素，必要时腹腔内抗生素灌洗。甲硝唑腹腔灌洗可直接杀灭残余细菌，特别是厌氧菌感染，减少腹腔脓肿形成。

（4）腹腔引流应起到充分引流作用，必要时用并列双管或双腔管、多孔双套管引流，也可持续或间歇性负压引流。

（5）尽可能半卧位，及早下床。

【特别关注】

（1）因为脓液中细菌数量大，一旦皮肤破损，可继发感染，因此加强患者皮肤护理。协助患者用温水擦身，勤换衣裤，保持皮肤清洁，防止继发感染。

（2）随着医学的发展，生物－社会－心理医学模式逐渐受到重视。研究发现重大的生活刺激史，精神失常以及人际关系不融洽可明显影响临床表现。腹腔脓肿病因复杂，病情迁延反复，死亡率高，腹腔脓肿患者心理压力大，因此心理护理在腹腔脓肿治疗过程中非常重要。

【前沿进展】

传统的治疗方案主要以外科手术切开引流及内科保守治疗为主。前者创伤较大，术中及术后并发症较多，患者恢复慢，经济负担重；后者治疗周期长且疗效差，由于脓腔壁的包裹，血液中的药物不能有效地渗透到脓腔，而依靠提高药物的剂量及延长疗程，又可导致致病菌的耐药性和菌群失调，故治疗效果不佳。近年来，随着超声介入治疗技术、导管技术及各种医学影像技术的飞速发展，超声介入治疗技术已在普通外科领域得到广泛应用，超声引导下 PCD 治疗各种腹腔脓肿也已逐渐成为临床首选的治疗方案之一。该方法通过穿刺置管引流脓腔，抽出脓液后直接向脓腔内反复以抗生素溶液进行灌注冲洗，不但可以最大程度地减少脓液的残留，降低脓腔压力促进囊壁周围血液循环，增加局部的药物的渗透作用，而且还可以使抗生素直接作用于脓腔内的细菌，大大提高了药物的灭菌效果，而由于脓腔内病原体被直接杀灭并引出体外，囊壁渗出受到抑制，加速了脓腔内容物的吸收，促进脓腔进一步缩小直至完全愈合，从而显著缩短了病程。

【知识拓展】

生物－心理－社会医学模式是 20 世纪 70 年代以后建立起来的一种全新的医学模式，这种医学模式作为一种新兴的医学模式在现代医疗工作中的应用被逐渐重视，其原因在于这种医学模式的中心是人而不是疾病，其比生物医学模式更具有人性化。

生物医学模式重视的是人的生物生存状态，患者只要活着，只要有呼吸、有心跳，即使是低质量地活着，医务人员也应该救治。生物 - 心理 - 社会医学模式不仅重视人的生物生存状态，而且更加重视人的社会生存状态，它强调从生物、心理、社会全面综合的水平上认识人的健康和疾病，从生物和社会结合上理解人的生命，理解人的健康和疾病，寻找疾病现象的机制和诊断治疗方法，是对人的尊重。此医学模式取代生物医学模式反映着医学技术进步和医学道德的进步，在更高层次上实现了对人的尊重。

（李　卡　文　曰　印义琼）

第八章　其他胃肠相关疾病的护理

第一节　2 型糖尿病外科治疗的护理

【概述】

糖尿病（diabetes mellitus）是由多种病因引起的以慢性高血糖为主要特征的代谢紊乱，一直是威胁人类健康的重要疾病。据预测，到 2025 年全球糖尿病患者将达到 3.66 亿，中国可能成为糖尿病人口第二大国。糖尿病中以 2 型糖尿病（type 2 diabetes mellitus，T2DM）为多见，占糖尿病总数的 90% 左右。近几年来，国外通过分析接受减肥手术患者的临床资料发现，治疗肥胖的胃转流手术对并存的 2 型糖尿病的治愈率达 83% ～ 86%，对高血压治愈率达 66% ～ 69%。

【病因】

2 型糖尿病的病因和发病机制较复杂，至今未完全明了，不同的糖尿病之间，病因不尽相同。总的来说，2 型糖尿病的发生与遗传因素、环境因素、肥胖、年龄均有密切关系。

（一）遗传因素

1 型或 2 型糖尿病均存在明显的遗传异质性，1/4 ～ 1/2 患者有糖尿病家族史。

临床上至少有 60 种以上的遗传综合征可伴有糖尿病。1 型糖尿病有多个 DNA 位点参与发病，其中以 HLA 抗原基因中 DQ 位点多态性关系最为密切。在 2 型糖尿病已发现多种明确的基因突变，如胰岛素基因、胰岛素受体基因、葡萄糖激酶基因、线粒体基因等。

（二）环境因素

1. 不良的生活习惯（包括饮食习惯和运动情况） 高热量、高脂肪、高糖、高盐等饮食饮食极易导致糖尿病，再加上每天的运动量不足，就大大增加了患糖尿病的概率。

2. 应激 当处于急性心肌梗死、脑血管意外，严重外伤、大手术等应急情况时，胰高血糖素、糖皮质激素等对抗胰岛素的激素增加，会使部分患者发生高血糖。

（三）肥胖

肥胖是诱发糖尿病的另一个因素。当我们认真留意周围，很多糖尿病患者是肥胖者。有研究机构做过这方面的统计后发现：体重正常人的糖尿病发病率为0.7%；体重超过正常体重的20%，糖尿病发生率为20%；体重超过正常体重的50%，糖尿病的发生率高达50%。这些数据说明了糖尿病的发生率与肥胖有着密切的关系。

（四）年龄

糖尿病与高血压、高血脂等疾病一样，随着年龄的增加，发病率也会随之增加。在2007～2008年的调查中，60岁以上的老年人的糖尿病患病率高于20%，比20～30岁的人患病率高10倍。

【发病机制及病理】

糖尿病的代谢紊乱主要由于胰岛素生物活性或其效应绝对或相对不足引起。总的来说，患糖尿病时，葡萄糖在肝、肌肉和脂肪组织的利用减少及肝糖输出增多是发生高血糖的主要原因。脂肪代谢方面，由于胰岛素分泌不足，脂肪组织摄取葡萄糖及从血浆移除三酰甘油减少，脂肪合成减少。脂蛋白酶活性低下，血游离脂肪酸和三酰甘油浓度升高。在胰岛素极度缺乏时，脂肪组织大量动员分解，产生大量酮体，若超过机体对酮体的氧化利用能力时，大量酮体堆积形成酮症或发展为酮症酸中毒。蛋白质合成减弱，分解代谢加速，导致氮负平衡。

【诊断要点】

（一）临床表现

1. 代谢紊乱综合征　糖尿病的表现为“三多一少”，即多尿、多饮、多食和体重减轻。2 型糖尿病多数起病缓慢，病情相对较轻，肥胖患者起病后也会体重减轻。患者可能皮肤瘙痒，尤其外阴瘙痒，高血糖可使眼房水、晶体渗透压改变引起屈光改变致视力模糊。

2. 反应性低血糖　患者进食后胰岛素分泌高峰延迟，餐后 3 ～ 5 小时血浆胰岛素水平不适当的升高，引起的反应性低血糖。

（二）实验室及其他检查

1. 术前常规检查　血常规、肝肾功能、尿常规、大便常规、电解质、输血前全套、凝血四项。

2. 糖尿病相关检查　空腹血糖、糖化血红蛋白、糖耐量实验、胰岛素释放试验、C 肽释放试验、心脏生化、血脂生化、动脉血气、尿微量白蛋白。

3. 其他　胃镜、胸部 X 线、肺功能、腹部超声或增强CT、心电图、心脏彩超心理测试（抑郁症量表）。

（三）诊断要点

A1C ≥ 6.5%；空腹血糖（FPG）≥ 7.0mmol/L，空腹定义为8小时内无摄入；口服糖耐量试验（OGTT）2小时血糖≥ 11.1mmol/L；有典型的高血糖症状或高血糖危象，随机血糖≥ 11.1mmol/L。

【治疗】

近几年来，随着基础理论的不断完善，外科手术治疗2型糖尿病在临床开展日趋广泛，治疗效果明显。

（一）适应证

（1）所有的2型糖尿病患者，在经历长期的非手术治疗后效果不佳或不能耐受者，只要无明显手术禁忌的，均可考虑接受外科手术的治疗。

（2）符合如下条件者，可期望更好的疗效：

1）年龄≤ 65岁。

2）BMI ≥ $28kg/m^2$。

3）T2DM的病程≤ 15年。

4）空腹C肽在正常下限1/2以上，餐后2小时C肽较餐前反应2倍以上。

5）经过6个月以上的正规的内科治疗。

6）患者充分理解治疗糖尿病的手术术后饮食、生活习惯的改变的重要性并愿意承受。

7）患者有接受手术治疗的强烈意愿，并有承受手术并发症的心理准备，家属也能有对手术的良好理解和支持。同时，患者无严重的精神障碍、智力障碍。

8）患者能积极配合术后随访。

（二）不适合做手术者

1. 忧郁综合征 是指患者有很严重的忧郁症引起的暴食症，这种患者也不建议做手术，甚至有一些自杀倾向，或者有酒瘾、毒瘾者都不适合。

2. 不正当期待 患者认为手术结束后不需要约束自己的饮食行为和生活习惯或完全变成正常人，这个称为不正常的期待。手术目的是期望代谢性疾病得到完全缓解，不应认为手术后疾病就一定会完全治愈。

3. 无支持系统 就是没有家人的支持，家人的支持很重要，因为手术后有一个过渡期，如果在这个时期，没有得到有力的支持系统是会非常辛苦，有些人甚至会出现轻微的忧郁症，间接造成一些社会问题。

4. 麻醉高风险 最后是麻醉科医师认为有接受麻醉上的风险，也会建议暂缓手术，所以手术前的麻醉科评估是很重要的。

（三）手术方式

一般来说，目前全世界用于 2 型糖尿病治疗的术式有以下三种：即胃束带手术（LAGB）、胃缩小手术（sleeve gastrectomy）和胃绕道或胃旁路术（roux-en-Y gastric bypass）。一般情况下，胃旁路术可满足大部分糖尿病患者的手术要求，可看作是 2 型糖尿病治疗的标准术式，手术方法是：切断远端胃大部，在距屈氏韧带 30 ～ 50cm 处切断空肠，远端在残胃吻合，近端在距胃 - 空肠吻合口以远 50 ～ 150cm 处与空肠做端侧吻合。这一术式使得食物不再经过胃远端、十二指肠和部分空肠上段（图 8-1）。

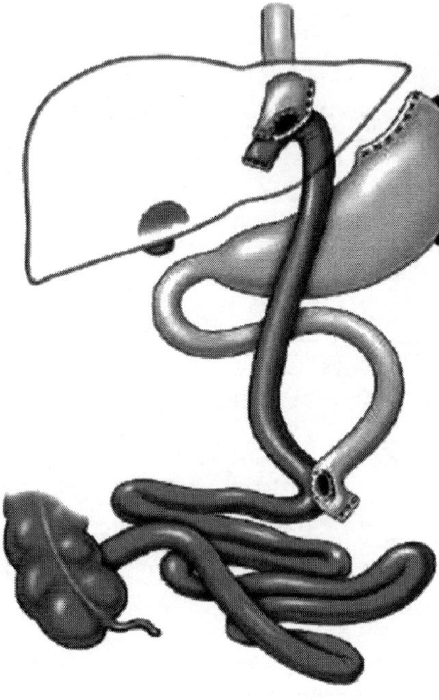

图 8-1 GBP 的手术方法

（四）腹腔镜胃转流术的优势

采用微创手术，简便快捷，创伤小、恢复快、无复发、风险性低；治疗 2 型糖尿病：2 型糖尿病得到缓解，多数患者摆脱服药或注射胰岛素；避免 2 型糖尿病引起的致残、致死状况发生。患者可以恢复正常饮食；2 型糖尿病引起的并发症得到改善；体重超标的患者可以获得减肥效果；伴有的高血压、高血脂、脂肪肝等疾病可得到治疗；相对费用比较低廉，可减轻患者的经济负担。

【主要护理问题】

1. 舒适的改变　主要手术切口疼痛有关。

2. 营养失调——低于机体需要量　与2型糖尿病患者蛋白合成能力降低，常伴有负氮平衡，术后能量需求增加有关。

3. 焦虑/恐惧　与患者担心术后血糖控制效果有关。

4. 活动无耐力　与心功能减弱、术后创伤、葡萄糖利用不充分，血糖过高有关。

5. 潜在并发症　出血、感染、吻合口瘘、胃瘫、与气腹有关并发症（皮下气肿、高碳酸血症等）。

【护理目标】

（1）患者主诉不舒适感减轻或消失。

（2）患者营养状况得到改善或维持。

（3）患者焦虑/恐惧程度减轻，配合治疗及护理。

（4）患者能下床活动。

（5）患者相关并发症得到预防或者发生的并发症得到有效的处理。

【护理措施】

（一）术前护理措施

1. 心理护理　患者入院后对行手术治疗能否成功表示疑虑、担心，易产生恐惧、烦躁的情绪。术前精神过于紧张，可使交感神经兴奋，血中儿茶酚胺增多，高血糖难以控制，影响手术进行。对此，护士加强与患者沟通，介绍手术方法、优点及手术成功案例，与患者建立良好的护患关系，有利于减轻应激反应，使患者用正确心态面对疾病，加强战胜疾病的信心，积极配合治疗。

2. 监控血糖 有效地血糖控制是行手术治疗的先决条件。每日监测空腹、三餐后2小时和睡前血糖，并有所记录，特别是使用降糖药物或注射胰岛素的患者更应加强观察。

（二）术后护理措施

1. 生命体征的严密观察 术后须至少严密观察生命体征24小时，至病情平稳。注意观察有无消化道出血、腹腔内出血和休克等症状发生。至少每6小时测量体温1次，监测体温变化。若发现血压下降、尿量减少、脉搏增快等异常情况，应考虑腹腔内出血、血容量不足的可能，应立即报告医生处理。

2. 各引流管的护理 术后患者各引流管道护理非常重要。妥善固定各管道，保持通畅，避免牵拉，防止脱出或移位，观察引流液的颜色、性状和量，记录24小时总量，并做好胃管及尿管的常规护理。术后观察腹腔引流液的性状和量特别重要，因为腹腔镜胃转流术依靠超声刀热凝和止血夹止血，采用切割闭合器和吻合器进行胃肠道切割和吻合，与开放手术时直视下缝线结扎和吻合不同，有可能增加出血和吻合口瘘的概率。

3. 切口的观察 腹部手术切口虽然小，但手术时间长且置入了穿刺气（trocar），而trocar对切口周围组织和皮缘的挫伤重，特别是腹壁脂肪较厚患者术后容易出现脂肪液化，最终导致切口感染。所以要注意观察切口有无渗血，查看患者的腹部体征，一旦发现有切口积液和感染征象，应及时敞开引流。

4. 监测血糖 由于手术创伤、疼痛、麻醉等因素，引起机体的应激反应，容易导致高血糖。术后立即监测血糖，每 2 小时监测 1 次，血糖稳定后再逐步延长监测时间，同时根据血糖监测结果调整胰岛素使用的剂量，使血糖控制在 6.0 ～ 10.0mmol/L，并做好交接班。补液时注意缓慢、稳定的输入，避免过快、过多，以防止患者发生高血糖、低血糖或酮症酸中毒等并发症。若发现患者大汗、手抖、心慌、呼吸深大或呼气有烂苹果味等症状时及时报告医生，给予处理。

5. 营养支持　2 型糖尿病患者蛋白合成能力降低，常伴有负氮平衡，术后能量需求增加。遵医嘱静脉补充葡萄糖、脂肪乳、氨基酸注射液，并鼓励患者早期，以促进胃肠功能的恢复。

【并发症的处理及护理】

（一）出血及感染

术后出血原因多为胃肠吻合口止血不彻底，加上糖尿病患者组织水肿、血管弹性差，故易受损，渗血。患者术后 24 小时内，胃管可有少量暗红色或咖啡色液流出，以后颜色逐渐变浅至恢复正常。术后应持续心电监护，监测生命体征及密切观察全身情况的变化，及时发现出血征兆。同时注意观察腹部敷料有无渗液、渗血，腹腔引流管引流液的颜色、性状和量，并记录，若发现异常及时报告医生，并配合处理。各项操作应严格遵守无菌操作原则，做好各项基础护理和呼吸道管理，保持切口干燥、清洁，并遵医嘱给予足量有效的抗生素。

（二）吻合口漏

术后吻合口漏多是因为吻合口张力过大、组织水肿、低蛋白血症导致组织愈合不良引起。术后，注意观察患者有无发热，有无腹膜炎症状，注意观察腹腔引流管引流液性状，是否有混浊或伴有臭味。因重新置管容易致吻合口漏，所以特别注意在留置胃管期间若发生非计划性拔管，不宜再插管。

（三）胃排空障碍

因为高血糖对胃动力有抑制作用，易造成胃排空障碍。胃排空障碍常发生于术后开始进食或饮食结构发生改变时，主要临床表现为腹胀、胸闷、上腹不适等，胃排空障碍发生后，应立即禁食、持续胃肠减压。

（四）气腹有关的并发症

腹腔镜手术使用 CO_2 建立人工气腹，使膈肌上抬，暴露视野，而 CO_2 有高弥散性且溶于水，若弥散在人体疏松组织可致皮下气肿，皮下气肿多发生于阴囊、胸腹部，主要表现为胸腹胀痛、肩背酸痛，查体局部有捻发音、握雪感；CO_2 弥散入血可引起高碳酸血症，主要表现为 CO_2 分压增高、呼吸浅慢。由于 CO_2 气腹使腹内压增高，易诱发心血管疾病。因此，术后注意观察患者意识状态，监测尿量、各生化指标、呼吸频率和深浅，监测血气分析；持续吸氧；患者全麻清醒后取半卧位休息，以促进机体吸收和排出 CO_2。

【预防】

（一）术后饮食指导

1. 饮食进展及进食速度

（1）饮食进展采用渐进式阶段饮食：清流→流质→软质→固体食物。

（2）进食速度宜慢，每餐进食时间为半小时。

（3）细嚼慢咽（咀嚼次数为至少 25 次）、少量多餐，以预防胃出口阻塞、呕吐等情形发生。

2. 宜摄取的食物及补充品

（1）每天至少饮用 6 ～ 8 杯（1500 ～ 2000ml）的水分，以预防脱水及便秘。

（2）需每日补充综合维他命和矿物质，并请遵从医嘱定期服用。

（3）每天三正餐宜摄取体积小的食物，另再摄取 2 次点心。

3. 摄取的食物

（1）避免高油食物，可预防呕吐及体重增加。

（2）术后 3 个月内不宜摄取冰水、咖啡、茶类、乙醇类等刺激物。

（3）避免食用浓缩的甜食（如糖、可乐、蛋糕、冰品等），易引起倾倒综合征。

（4）进食时，避免喝水及喝汤，可再两餐间或餐后 30 ～ 45 分钟再摄取水分。

4. 其他注意事项

（1）若食用的食物会发生适应不良，可以暂时回复到前一阶段的食物，如流质或软质食物。为期 1 周。

（2）经手术后，初期的胃仅能容纳少量的容量，而最后也仅能容纳半杯至一杯（25 ～ 100ml）的容量。当吃的东西大于胃容量就会呕吐或不舒服，若胃有感觉不适，并有呕吐的情形发生时，应避免再进食。

（二）预防吻合口溃疡

术后口服质子泵抑制剂 4 周。

（三）补充维生素

术后长期补充善存片及复合维生素 B，预防脱发、骨质疏松及贫血。

（四）随访

术后第1年，至少要进行3次门诊随访，以及更多的电话或其他方式的随访。随访的主要内容包括血糖、糖化血红蛋白、胰岛素、C肽，以及体重、营养状况、精神状况等。之后则每年1次。

【特别关注】

（1）2型糖尿病术前的心理评估很重要，护士应重视术前的心理评估和心理护理。

（2）2型糖尿病外科手术后出院后的随访、饮食、运动很重要，所以护士重视对患者出院的健康指导，告知患者随访的重要性。

【前沿进展】

上海地区肥胖症及糖尿病发病率较高，其肥胖症及糖尿病的手术量也居于全国前列。为了更好地规范手术，使减重代谢外科更好地发展，上海地区制定了《肥胖症及2型糖尿病外科手术管理规范及质控标准》。同时，在质控标准的指导下，上海长海医院、瑞金医院、华山医院、中山医院、同济医院、东方医院、曙光医院以及上海市第一人民医院、第六人民医院、第九人民医院、第十人民医院、杨浦区中心医院和浦东医院共13家单位共同建立了肥胖和2型糖尿病外科治疗的多中心数据采集及统计系统。各单位负责录入各自接受减重代谢手术患者的术前、术后及随访相关资料，系统相互联网实现各单位资料的互换及共享，这是上海首套可在全市范围内实现数据精确统计及分析的系统。

【知识拓展】

近 10 年来，减重手术在国内外快速发展。在其发展过程中，越来越多的临床研究显示出减重手术尤其是胃旁路术对于 2 型糖尿病（T2DM）的治疗效果非常显著。2011 年 3 月，国际糖尿病联盟（IDF）发表声明，明确指出："对于 BMI 为 30 ～ 35，且最佳药物治疗不能对其糖尿病进行有效控制的患者，特别是同时存在其他严重心血管疾病风险因素的患者，手术应被视为一种合理的替代治疗方案。"中华医学会糖尿病学分会与外科学分会随即做出响应，于 2011 年 5 月在《中华糖尿病杂志》和《中国实用外科杂志》联合发布《手术治疗糖尿病专家共识》，对手术治疗糖尿病的适应证及其他相关问题进行了详细描述。

（文 曰 刘春娟 印义琼）

第二节 肥胖症患者外科治疗的护理

【概述】

肥胖是指因体内热量摄入大于消耗，造成脂肪在体内积聚过多，导致体重超常的病症，其中无明显内分泌代谢病病因的，称之为单纯病态肥胖症。单纯病态肥胖症会导致很多疾病并影响寿命，体重指数（BMI）＞ 40 时为病态性肥胖，其死亡率会呈现急剧增加的曲线。肥胖已成为影响国人健康的高发病之一。腹腔镜可调节胃束带减容术（laparoscopic adjustable gast ric banding，LAGB）是 20 世纪 90 年代兴起的一种新的减肥手术，也是目前最流行的减肥术式之一。

【病因】

（一）遗传因素

成人中的肥胖者为单纯性肥胖，单纯性肥胖有家族聚集性，一般双亲均为肥胖者，子女中肥胖发生率为70% ～ 80%；双亲之一（特别是母亲）为肥胖者，子女中有 40% 的人表现为肥胖。这种家族倾向，可能与遗传和环境因素有关。但不能排除共同饮食活动习惯的影响。

（二）神经精神因素

下丘脑中存在着两对与摄食行为有关的神经核。一对为腹对侧核（VMH），又称饱中枢；另一对为腹外侧核（LHA），又称饥饿中枢。饱中枢兴奋时有饱感而拒食，破坏时则食欲大增；饥饿中枢兴奋时食欲旺盛，破坏时则厌食拒食。两者相互调节，相互制约，在生理条件下处于动态平衡状态，使食欲调节于正常范围而维持正常体重。当下丘脑发生病变时，如腹内侧核破坏，则腹外侧核功能相对亢进而贪食无厌，引起肥胖。反之，当腹外侧核破坏，则腹内侧核功能相对亢进而厌食，引起消瘦。

（三）内分泌系统

单纯性肥胖患者有内分泌功能的改变。肥胖症患者可见血中胰岛素升高，提示高胰岛素血症可引起多食，形成肥胖。

（四）代谢因素

在肥胖和非肥胖者之间存在代谢的差异，肥胖者营养物可能较易进入脂肪生成途径；脂肪组织从营养物中摄取能量的效应加强使三酯甘油合成和储存增加；储存的三酯甘油动员受阻。

（五）其他

进食过多可通过对小肠的刺激产生过多的肠抑胃肽（GIP），GIP 刺激胰岛 β 细胞释放胰岛素。在垂体功能低下引起的性腺、甲状腺功能低下可发生特殊类型的肥胖症。临床上肥胖以女性为多，特别是经产妇或经绝期或口服女性避孕药者易发生，提示雌激素与脂肪合成代谢有关。

【发病机制及病理】

由于人体摄入的热量超过了机体所消耗的热量，多余的热量在体内转变为脂肪大量的储存。人体消耗的能量主要来自于糖和脂肪的分解代谢供能。肥胖者更多的依赖于糖氧化供能而不是脂肪。肥胖发生的机制相当复杂，它的发生应该是一个整体的、连锁的反应，不是单一的一种因素所可以决定的。

【诊断要点】

（一）临床表现

身材外型显得矮胖、浑圆，脸部上窄下宽，双下颏，颈粗短，通常男性型脂肪主要分布在腰部以上（又称苹果型），女性型脂肪主要分布在腰以下，下腹部、臀、大腿（又称梨型）。苹果型体型者发生代谢综合征的危险大于梨型体型者。

（二）实验室及其他检查

1. 术前常规检查　血常规、肝肾功能、尿常规、大便常规、电解质、输血前全套、凝血四项。

2. 其他　胃镜、胸部 X 线、肺功能、腹部超声或增强 CT、心电图、心脏彩超。

（三）诊断要点

体重指数（BMI）BMI= 体重（kg）/ 身高（m）^{2}。是最常用的指标。根据世界卫生组织（WHO）1997 年制定的标准，正常 BMI 为 18.5 ～ 24.9；≥ 25 为超重；25 ～ 29.9 为肥胖前期；30.0 ～ 34.9 为Ⅰ度肥胖（中度）；35.0 ～ 39.9 为Ⅱ度肥胖（重度）；≥ 40.0 为Ⅲ度肥胖（极严重）。2000 年国际肥胖特别工作组提出了亚洲成年人 BMI 正常范围为 18.5 ～ 22.9；≥ 23 为超重；23 ～ 24.9 为肥胖前期；25 ～ 29.9 为Ⅰ度肥胖；≥ 30 为Ⅱ度肥胖。

【治疗】

肥胖症的手术治疗就是使病态和超病态肥胖的患者通过手术在短期内减轻体重。在精心选择的患者中，约 2/3 的患者可得以维持较长的生存期。

（一）适应证

（1）所有的单纯病态肥胖症患者，只要无明显手术禁忌的，均可考虑接受外科手术的治疗。

（2）符合如下条件者，可期望更好的疗效：

1）患者充分理解手术术后饮食、生活习惯的改变的重要性并愿意承受。

2）患者有接受手术治疗的强烈意愿，并有承受手术并发症的心理准备，家属也能有对手术的良好理解和支持。同时，患者无严重的精神障碍、智力障碍。

3）患者能积极配合术后随访。

（二）不适合做手术者

1. 内科疾病控制不良者　新陈代谢的疾病也会引起肥胖，像脑垂体肿瘤，或者是甲状腺功能低下或是内科疾病控制得非常的糟糕，如果肥胖状况继续恶化，慢性病缠身终将步入死亡，应该建议患者做内科的治疗，将内科疾病控制稳定，再来评估是否适合接受手术。

2. 忧郁综合征　就是患者有很严重的忧郁症引起的暴食症，这种患者也不太建议做手术，甚至有一些自杀倾向，或者有酒瘾、毒瘾者都不适合。

3. 不正当期待　患者认为手术结束后不需要约束自己的饮食行为和生活习惯或完全变成正常人，这个称为不正常的期待。手术目的是期望代谢性疾病得到完全缓解，不应认为手术后疾病就一定会完全治愈。

4. 无支持系统　就是没有家人的支持，家人的支持很重要，因为手术后有一个过渡期，如果在这个时期，没有得到有力的支持系统是会非常辛苦，有些人甚至会出现轻微的忧郁症，间接造成一些社会问题。

5. 麻醉高风险　最后是麻醉科医师认为有接受麻醉上的风险，也会建议暂缓手术，所以手术前的麻醉科评估是很重要的。

（三）手术方式

腹腔镜胃肠手术治疗肥胖症，目前最具代表的手术是胃肠短路（LGBP）、垂直束带式胃减容术（LVBG）和可调节捆扎带胃减容术（LAGB）等。澳大利亚最权威的外科新技术安全与疗效评定机构（ASERNIP2S）对141篇经严格挑选的有关LAGB、LVBG及LGBP的大宗病例文献进行系统的总结，得出结论：① LAGB较LVBG和LGBP更安全，死亡率最低。② LA GB的减重有效期至少为4年以上；在术后头2年内，LAGB的减重量少于LGBP；到术后4年，两者减重效果相同；4年以后，没有证据显示LGBP的减重效果要好于LAGB。

LAGB 手术方式如下：全麻下，患者取截石位，建立 CO_2 气腹，压力为 1.6kPa，拨开肝左叶并向下方牵开胃底，在 His 角处切开浆膜，分离后进入胃后壁向胃底大弯侧前进，从 His 角小窗处穿出，建立胃后隧道，通过左上腹戳孔将约束带导入腹腔，自大弯侧向右拖拽自小弯侧穿出，使约束带放置在胃后隧道中。将约束带两端对接并上扣，在胃周环绕缝合 1 针后固定。以不可吸收线在胃大弯侧将约束带上下胃前壁间断缝合 3 针，其中 1 针缝合于左侧膈肌角，使约束带与胃壁固定以防滑脱。将硅胶管自剑突下穿刺孔引出，调整适当的长度，剪去多余部分，与注水泵连接，在注水泵四角以不可吸收丝线各缝合 1 针，将其埋植固定于左腹直肌前鞘浅面，如图 8-2。

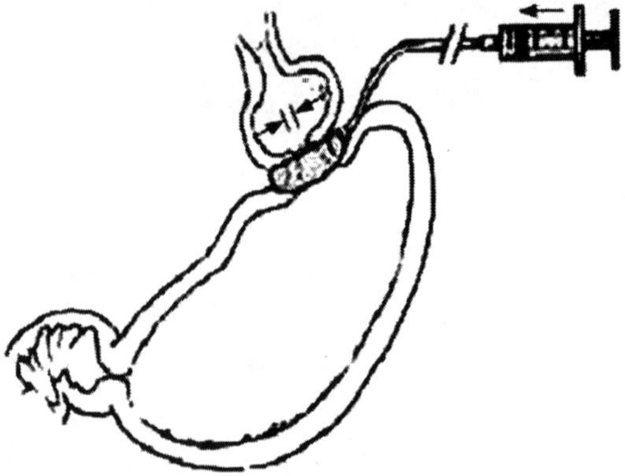

图 8-2　LAGB

（四）腹腔镜胃转流术的优势

1. 技术上易于开展和普及　手术过程无需钉合胃壁

或旷置小肠，较其他减肥手术相比，操作明显简化，技术要求不高，便于技术的开展和普及。

2. 具有可逆性　对胃几乎无创伤，即使减肥失败或出现某些并发症，在取出胃束带后可使胃基本恢复正常。

3. 输出口大小可调节　术后可通过调节泵注水或抽水来调节输出口的大小，从而无需再次手术即可满足不同减重目标或特殊情况（如怀孕）的需要。

4. 突出的微创性　手术操作在腹腔镜下完成，具有创伤小、术野显露良好、术后切口并发症少、住院时间短、切口美观等优点，即使出现并发症或减肥失败，80%以上仍能通过腹腔镜手术进行处理。

【主要护理问题】

1. 舒适的改变　主要手术切口疼痛有关。

2. 焦虑/恐惧　与患者担心术后减肥效果不佳有关。

3. 营养失调——低于机体需要量　与术后进食量少有关。

4. 相关知识缺乏　主要是减肥手术相关知识和术后配合相关知识缺乏。

5. 潜在并发症　肺部感染、恶心、呕吐、肩部酸痛及出血。

【护理目标】

（1）患者主诉不疼痛感减轻或消失。

（2）患者焦虑/恐惧程度减轻，配合治疗及护理。

（3）患者营养状况得到改善或维持。

（4）患者知晓手术相关知识，并配合术后的恢复。

（5）患者相关并发症得到预防或者发生的并发症得

到有效的处理。

【护理措施】

（一）术前护理

1. 术前营养评估（表 8-1）

表 8-1　术前营养评估项目

项目	术前营养评估
基本资料	年龄、性别、职业
体位测量	身高、体重、体位或 BMI 分级、腰 / 臀围、体脂肪（%）
生化检查	血糖、血脂肪、肝功能、血红素等项目
减重史	是否曾经使用饮食控制减重、减重经验、减重失败原因
医疗史	是否已有肥胖相关疾病、使用的药物、维生素 / 矿物质 / 健康食品的柏冲、食物过敏史
饮食摄取（食物/水分）	24 小时饮食回忆、每日饮食记录

另外，还需要评估患者有无其他疾病。术前要请相关科室会诊，在有可能对手术麻醉或术后维护造成影响的情况下，要在术前予以相应的处理。

2. 术前心理护理　肥胖不仅给患者带来生理上的损害，亦带来了心理上的障碍，表现为日渐加重的自卑感、孤独、胆怯、自信心不足、害怕与人交往、喜欢独处、拒绝体育锻炼。加上多次减肥失败的经历，使患者的心理负担越来越重。因此，对患者进行心理疏导则相当重要。护士热情接待患者，认真倾听患者主诉，耐心讲解治疗方法及注意事项，特别要让患者了解腹腔镜下可调节胃束带减容术的好处，告之患者此手术具有创伤小、术后切口并发症少、住院时间短、切口美观等优点。向患者讲明积极乐观的心理状态在疾病治疗及康复中的重要作用，教会患者一些减轻焦虑的放松方法，如咳嗽、深呼吸等。可请同样疾病经过手术治疗现已恢复良好的患者给予现身说法，解除患者的心理顾虑及恐惧，增强其战胜疾病的信心，取得患者的积极配合。

（二）术后护理

1. 全麻后的常规护理　全麻未醒前去枕平卧。全麻清醒、病情稳定后取半卧位，同时给予心电监护及鼻导管吸氧，氧流量为3L/min。密切观察患者生命体征，并记录，若发现血压下降、尿量减少、脉搏增快等异常情况，应考虑腹腔内出血、血容量不足的可能，应立即报告医生处理。

2. 切口的观察　腹腔镜切口虽然小，但手术时间长且置入了穿刺气（trocar），而trocar对切口周围组织和皮缘的挫伤重，特别是腹壁脂肪较厚患者术后容易出现脂肪液化，最终导致切口感染。所以要注意观察切口有无渗血，查看患者的腹部体征，一旦发现有切口积液和感染征象，应及时敞开引流。

3. 营养支持　外科治疗减肥手术术后前几日进食少，不能满足患者身体所需，遵医嘱静脉补充葡萄糖、脂肪乳、氨基酸注射液，并鼓励患者早期活动，以促进胃肠功能的恢复。

4. 疼痛护理　评估患者疼痛情况，遵医嘱给予镇痛药物，提供安静舒适的环境，指导患者平稳呼吸，咳嗽时用手保护切口，以减轻疼痛；术后取平卧位，生命体征平稳后取半卧位以减轻腹部切口张力和疼痛，利于术后引流。

【并发症的处理及护理】

（一）肺部感染

（1）术后为预防肺部感染，应多做深呼吸，并尽量将痰液咳出，保持口腔清洁卫生，多用茶水或盐水漱口，并尽可能刷牙。

（2）术后患者鼓励早期活动，促进静脉回流，活动要循序渐进，手术当日在床上翻身活动，在病情允许情况下，在床边活动，无不适，下床活动。

（二）恶心、呕吐

恶心、呕吐是术后常见不适症状，主要是麻醉药物刺激呕吐中枢，手术创伤刺激干扰胃肠道功能和术后胃肠蠕动功能障碍引起。一旦发生，可根据程度不同可给予禁食，口服多潘立酮，肌内注射甲氧氯普胺（胃复安）10mg 等，一般在 1 ～ 2 天后症状即可消失。

（三）肩部酸痛

（1）积极向患者解释发生肩部酸痛的原因，是由于术中注入腹腔的 CO_2 未充分被排除，刺激两侧膈神经的结果。

（2）帮助患者按摩以减轻患者的疼痛感。

（四）出血

密切观察胃管引流液的颜色、性质及量、腹部症状及体征、穿刺孔的出血量。一旦发现出血征兆，立即通知医生，并积极配合医生进行止血或做好再次手术的准备。

【预防】

（一）饮食指导

接受减重手术后之饮食进展应采渐进式阶段饮食，

依序：清流质→软质→固体食物（表 8-2）。

表 8-2　减重手术后饮食过渡时间表

<table>
<tr><th>饮食</th><th>依医嘱喝水或进食</th><th>清流质饮食</th><th>流质饮食</th><th>软质饮食</th><th>低热量均衡饮食</th></tr>
<tr><td>胃绕道</td><td rowspan="2">术后第 1 天</td><td rowspan="2">术后第 1 周</td><td rowspan="2">术后第 2 周</td><td rowspan="2">术后第 3 ～ 12 周</td><td rowspan="2">术后第 12 周以上</td></tr>
<tr><td>胃缩小</td></tr>
<tr><td>胃束带</td><td>术后第 1 天</td><td>术后 2 ～ 3 天</td><td>术后 4 ～ 7 天</td><td>术后第 2 周</td><td>术后第 3 周以上</td></tr>
</table>

2. 注意事项

（1）食物及饮料的选择会影响体重减轻的情形，尽管进食液态食物的量少，但若为高热量食物，体重减轻仍不理想，反之，若摄取极低热量液态食物，而蛋白质食物摄取不够，则易影响身体健康，降低免疫力，容易有掉头发等现象发生。因此摄取流质饮食每日应包括 240 ～ 480ml 牛奶，以确保足够的蛋白质。

（2）若喝牛奶有乳糖不耐症者，可使用不含乳糖的商业配方。

（3）不同减重手术方式在术后第 2 周或第 3 周开始进入软质饮食阶段，因胃部伤口尚在修复，故再进食时速度宜放慢，每餐进食时间为半小时。切记细嚼慢咽，每进食一口食物在口中咀嚼至少 25 下，以确保吞咽时食物结构变小，避免造成胃出口阻塞、呕吐等情形发生。

（4）多吃无油蔬菜，少吃油脂食物。

3. 宜摄取的食物及补充品

（1）每天三正餐宜摄取体积小的食物，另再摄取 2

次点心。

（2）每天至少饮用 6 ～ 8 杯（1500 ～ 2000ml）的水分，以预防脱水及便秘。

（3）需每日补充综合维他命及矿物质，病情遵从医嘱定期服用。

4. 不宜摄取的食物

（1）接受减重手术的患者避免食用浓缩的甜食（如糖、可乐、蛋糕、冰品等），已预防手术后引起的倾倒综合征。

（2）接受胃缩小减重手术的患者也应避免食用浓缩的甜食，以减少术后胃酸逆流的情况发生。

（3）不论任何减重手术，都应避免高油食物，以预防呕吐及体重增加。进食时，避免喝水及喝汤，可在两餐间或餐后 30 ～ 45 分钟再摄取水分。术后 3 个月内不宜摄取冰水、咖啡、茶类、乙醇类等刺激物。

5. 高单位维他命的补充　接受减肥手术患者较容易出现营养素缺乏的长期问题，患者会因铁剂、维生素 B_{12} 及叶酸不足造成贫血；缺乏维生素 B_1 造成神经病变；蛋白质及矿物质摄取不足造成掉发；钙质及维生素 D 吸收不足会造成骨质疏松症等。长期追中研究显示，如能定期补充营养素，大部分的病患都可如同正常人一般。因此接受减重手术的患者可依照医师的指示服用维生素，另外营养师也会指导如何从食物中补充（表 8-3）。

表 8-3　胃绕道手术易缺乏的营养素及食物摄取来源

营养素缺乏项目	缺乏症状	食物摄取来源
铁	缺铁性贫血	肝脏、瘦肉、猪血、贝类、鱼类、蔬菜、干豆。植物性铁质最佳来源为葡萄干、黑枣、绿色蔬菜、红枣

续表

营养素缺乏项目	缺乏症状	食物摄取来源
维生素 B_{12}	恶性贫血	牛肉、猪肉、牛奶、蛋、起司
叶酸	恶性贫血	深绿色蔬菜
维生素 B_1	神经病变	壳类胚芽、猪肉、全壳类、豆类、内脏、牛奶、绿色蔬菜、酵母
维生素 D	骨质疏松症	鱿鱼、鲑鱼、肝脏、牛奶、蛋黄、鱼肝油等
钙	骨质疏松症	牛乳、乳制品、豆浆、黄豆、绿色蔬菜、小鱼干

6. 健康的八大饮食习惯　减重手术后，并非从此高枕无忧、轻松享“瘦”，生活形态的改变仍是必要的。然而不当的饮食习惯会影响减重的效率，因此，培养良好的饮食习惯是相当重要的事情。以下健康的八大饮食习惯，能够帮助大家吃的健康、远离疾病：

（1）专心吃：学习坐着吃，并且享受你的餐点。不要跑来跑去的时候吃，或是在做其他事情的时候吃，它将造成你吃的很快或吃的很多。

（2）吃得慢一点：为避免不舒服，应选择适合质地的食物。一餐至少吃 20 ～ 30 分钟。

（3）完全的咀嚼食物：建议食物放入口中至少咀嚼 25 下再吞下去，细嚼慢咽才能消化完全。

（4）用小的盘子和小的餐具：使用小的盘子和餐具，将会帮助你减少你的摄取，也会减少你食物的浪费。

（5）拒绝零食：零食不只是高热量而且不容易有饱足感，拒绝零食最简单的方法就是不购买。

（6）远离高脂食物：每克的脂肪有 9kal 的热量是蛋白质和多糖类的 2 倍。而且它常躲在你看不到的地方，如蛋糕里的奶油。

（7）均衡摄取六大类食物：食物的选用，以新鲜、多样性为原则。每天都应该摄取五壳根茎类、奶类、蛋豆鱼肉类、蔬菜类、水果类及油脂类的食物。

（8）尽量选用高纤维的食物：术后第12周起，我们建议你所摄取的30%的饮食来自于蔬菜类。纤维素丰富的食物可预防和改善便秘。并且可减少大肠癌的概率，亦可降低胆固醇，有助于预防心血管疾病。食用植物性食物时获得纤维素的最佳方法，含丰富纤维素的食物有豆类、水果类、蔬菜类和糙米、全麦制品等全壳根茎类。

（二）活动与休息

根据患者自身的情况，循序渐进，逐步过渡到正常活动，避免劳累及精神过度紧张；注意劳逸结合，可参加适度的工作和运动。

（三）随访

术后第1年，至少要进行3次门诊随访，以及更多的电话或其他方式的随访。如有不适尽早就医。

【特别关注】

（1）重视术前的心理评估和心理护理。

（2）护士重视对患者的健康指导，告知患者随访的重要性。

【前沿进展】

胃肠电刺激或起搏早在1963年已被用于治疗胃动力障碍性疾病，近年来，也逐渐应用于治疗单纯性肥胖患者，它工作原理是通过增加肥胖患者饱食感而减少进食量，从而达到减轻体质量的目的。它利用一个可植入的、起搏器样的设备产生低能量的电刺激并传输作用于胃。

刺激电极一端与刺激器相连，另一端埋置于胃小弯侧。刺激器埋置于腹部皮下。外部程序调节器可对刺激器的具体参数进行远程设置。整个手术过程在腹腔镜下约 1 小时完成。此手术与传统肥胖症手术（如胃绕道手术）比较，创伤要小得多。

【知识拓展】

（1）国外研究表明儿童期受虐待是成人肥胖的一个危险因素，多年的随访研究显示身体受虐待的儿童在成年期有更高的体重指数，其中的机制尚不十分清楚，可能为儿童期身体受虐待可能通过下丘脑垂体上腺轴的失调及其引起的周边皮质醇的增加影响下丘脑垂体肾上腺轴的激活从而引起腹部肥胖，受虐待的儿童可能把吃东西作为一种处理儿童期精神创伤的方式，这种模式可能一直持续到成年。此类儿童体格增大和体重增加可能为防止以后的伤害提供了保护机制。

（2）有研究发现睡眠时间短与肥胖相关，目前研究发现睡眠时间是影响瘦素和脑肠肽激素水平的重要因素，而瘦素和脑肠肽都在调节能量代谢抑制食欲等方面发挥着重要作用。睡眠时间短严重影响瘦素水平，影响能量代谢，增强食欲，睡眠不足还可能引起疲劳导致身体活动减少，同时也可能增加进食机会，最终引起肥胖。睡眠时间过短作为导致肥胖的重要危险因素其重要性可能并不亚于运动不足，国内的大样本的横断面研究发现睡眠时间过长也可能增加肥胖发生的风险，这可能是由于睡眠时能量消耗水平一般低于清醒时睡眠时间过长导致能量消耗减少引起肥胖。

（文 曰 刘春娟 印义琼）

第三节　营养治疗与护理

现代临床营养的发展历程已逾40余年，营养支持治疗日趋完善，已经成为胃肠疾病及危重症患者救治中不可缺少的重要措施。20世纪30年代Studley等已经注意到营养不良对消化性溃疡患者预后的影响。营养不良不仅影响各个器官的生理功能，增加感染、多器官功能障碍的发生率，并且还会延长器官功能恢复、切口愈合及住院时间。营养支持的优点是肯定与明确的，但是不恰当的应用也会给患者带来危害。因此，要掌握营养支持的适应证、营养物质供给的方法等，发挥其应有的作用，减少不足之处，以更利于患者的康复。

【概述】

胃肠道疾病患者由于疾病消耗及术前应激等因素影响，常常伴随轻至中度营养不良，特别是术前即存在营养风险者，麻醉及手术后禁饮食常常造成机体的内环境紊乱，加重营养不良状况，患者常常出现恶心、呕吐及胃肠道功能恢复缓慢等现象。据统计，进行性的营养消耗使大约50%以上的恶性肿瘤患者存在不同程度的营养不良，营养不良会使心、肺、肾、胃肠道等器官功能受损，并可降低机体免疫力和肌肉收缩的功能，大大增加了切口感染、裂开、吻合口瘘等并发症的发生率，部分患者甚至会出现多脏器功能不全、住院时间延长、医疗费用增加并影响后续治疗。营养不良降低肿瘤治疗的有效性，增加化、放疗的毒副作用，降低患者的生活质量，缩短肿瘤患者的生存时间。许多循证医学证据表明，营养不良会影响外科患者的临床结局，并成为重症及大手术死亡的重要因素，给予患者适时的营养支持成为临床医师的共识，营养支持可以成为肿瘤综合治疗中的一个重要组成部分。营养支持方式也逐渐分为肠外营养和肠内营养两大类。免疫营养学或营养药理学已将营养支持提升到了营养治疗的新水平。

【营养支持的作用】

营养支持的作用主要包括：

（1）维护性营养支持，疾病危重，且分解代谢高于合成代谢或者由于疾病、手术等原因不能经口进食 5 小时以上者，营养支持的目的在于基础需要量的维持。

（2）补充性营养支持，对原有营养不良患者或因疾病原因丢失营养过多者进行补充或纠正。

（3）治疗性营养支持，临床主要应用的某些特殊营养物质，如鱼油、精氨酸、谷氨酰胺等有药理性作用的营养物质，在疾病的康复过程中，有明确的治疗作用，成为危重患者治疗中不可或缺的一部分。

【营养筛查与评估】

对患者进行客观全方位的营养评价，决定是否对其进行营养支持。现常用的营养不良的评定工具有：主观全面营养评价法（subjective global assessment，SGA）、简易营养评价法（Mini Nutrition Assessment，MNA）、营养不良通用筛查工具（malnutrition universal screening tool，MUST）、营养风险指数（the nutrition index，NRI）等。但越来越多的研究表明，以上几种方法缺乏广泛的适用性，以及良好的有效性和可靠性。为了解决这一问题，欧洲肠外肠内营养学会（ESPEN）在大量循证医学的基础上，于 2002 年推出住院患者的营养评定指南，即营养风险筛查 2002（Nutrition risk screening 2002，NRS2002）

其特点为简便、无创、费用低。目前，国外的临床机构及营养机构已对NRS2002在临床上进行了较大规模的应用。结果表明，该评价方法在临床应用中效果良好。由Kondrup等于2002年提出，总分7分，评分≥3分说明存在营养不良的风险，应给予营养支持计划，≤3分说明不存在营养不良风险，但需每周复评。该评价工具获得欧洲肠内肠外营养学会的认可及推荐，同时受到中华医学会肠外肠内营养学分会的推荐。临床营养筛查由经过培训的护理人员进行完成。外科医师在为患者实施营养支持治疗前，应当根据患者的水电解质平衡状况、有无营养风险存在并结合临床研究做出选择。

【肠外营养的应用】

TPN即全静脉营养制剂是指将机体所需要的营养素按照一定的比例、一定的速度以静脉滴注的方式输入患者体内的注射剂，能够提供患者足够的能量，增强自身免疫力，同时能够促进伤口的愈合。自1967年Dudrick和Willmore通过锁骨下静脉置管术进行肠外营养治疗，其被视为现代临床营养发展的开端，40余年来，肠外营养广泛应用于临床，对于胃肠道疾病的患者，如高位肠瘘、短肠综合征等的治疗发挥了至关重要的作用。

【肠外营养支持的适应证】

肠外营养支持分为三大类：第一是术前进行营养支持，主要适用于不能经口进食或不能经肠内喂养途径且严重营养不足者；第二是术前已开始营养支持，并一直延续至术后者；第三是术前营养状况良好，未行营养支持治疗，但手术创伤大，术后发生并发症，或者是术后长时间不能经口进食或术后摄入的营养不足而需要营养支持者。

【肠外营养输注途径】

1. 周围静脉　主要应用于进行短期营养支持、中心静脉插管有困难者，选用外周静脉营养。外周静脉营养的实施避免选用下肢静脉，尽量选择上肢静脉，可防止因活动减少下肢静脉形成血栓，同时应避免选择跨越关节的静脉，防止导管弯曲移位等。

2. 中心静脉　适用于长期胃肠外营养支持治疗，通过穿刺或切开上、下腔静脉的大血管，向近心端插入导管，放置时导管头端应在上腔静脉起始处，如颈外静脉、颈内静脉、锁骨下静脉、股静脉、头静脉、大隐静脉等，上腔静脉内每分钟有 2 ～ 5L 的血液通过，即使快速滴注营养液，也可以被充分稀释，有效减少了静脉炎的发生。

【肠外营养液及输注方式】

肠外营养液的成分是按照患者自身需要配制而成的，24 小时的营养液混合在一起，装入 3L 袋中混匀，按照每天每千克体重需糖类 3 ～ 4g、脂肪 0.7 ～ 1.0g，热量为 125 ～ 146kJ/kg，氮每天 0.2 ～ 0.3g/kg，同时给予平衡型复方氨基酸液。肠外营养液多采用 24 小时持续滴注的方式，也可进行间歇性、周期性输注，多采用重力输注的方式，也可采用输液泵动力输注。已配制的营养液需在 24 小时内输完，每次输液结束后注入 5ml（1mg 肝素，1ml 生理盐水）肝素液封管，封管后可自由活动。

【肠外营养支持的并发症及护理】

（一）电解质紊乱

准确记录患者 24 小时的液体出入量，定时测量动脉血气分析、电解质，及时给予药物纠正，对症处理。

（二）血糖异常

当血糖波动较大时，应定时监测血糖变化，根据血糖适当调节输液滴速，患者出现不适症状时立即测血糖，并给予对症处理。

（三）感染

在配液及输液过程中，严格无菌操作，密切观察穿刺点皮肤有无红肿、渗出等感染迹象。选用透气性好的敷料，保持敷料干燥，避免污染敷料，如有潮湿、卷边等随时更换。

（四）静脉炎

外周静脉输注肠外营养液时24小时更换一次输液部位，出现静脉炎时，立即停止输注，采用局部热敷，如果出现静脉外渗可用透明质酸局部封闭。

【肠内营养的应用】

肠内营养（EN）的发展可追溯到20世纪50年代，1957年，Greenstein等为开发宇航员的肠内营养（EN），研制了一种营养制剂又称为要素膳食，此营养制剂化学成分明确，其成分为不需消化即可吸收的单体物质，如必需脂肪酸、矿物质、单糖、氨基酸及维生素。1973年，Delany等应用了腹部手术后做导管针空肠造口术，为肠内营养的实施提供了途径。20世纪80年代，精制的二肽营养剂进一步促进了肠内营养治疗的发展，二肽营养剂可经肠黏膜吸收，现阶段，以整蛋白为氮源的肠内营养剂，营养完全且口感好，整蛋白已成为近代肠内营养的主要氮源。80年代后期，人们对肠道功能的认识有了重大、转折性的改变，当前临床上选择营养支持的原则是当肠道有功能，且能安全应用时，应用它。只要肠道功能存在或者部分存在，就应该首先肠内营养，这些观念已成为临床医师的共识。

【肠内营养支持的适应证】

凡不能经口进食、进食不足，术前或术后营养补充，或有禁忌、多种胃肠道疾病等，胃肠道功能存在或部分存在，并且可以利用的患者，都可接受肠内营养支持治疗。主要有以下几种情况。

（1）咀嚼、吞咽困难者。

（2）营养状况差，无力进食者。

（3）消化系统疾病稳定期。

（4）高分解代谢性疾病，如创伤、手术、严重感染等。

（5）慢性消耗性疾病，如肿瘤等。

（6）纠正或补充胃肠道疾病患者手术前后的营养不良状况。

（7）术前肠道准备，要素膳可替代流质饮食作为胃肠道手术前的准备。

【肠内营养制剂】

肠内营养制剂分为：

1. 要素制剂　有低聚体和单聚体制剂，成分主要包括被酶解成不同程度的大分子营养素，少量消化即可吸收。残渣少，不含谷胶及乳糖。主要有维沃、百普力等。

2. 聚合物制剂　即整蛋白制剂，是标准化的肠内营养制剂，由大多完整的营养素制成，营养完全，主要适用于尚有功能的消化系统。糖类主要来源于低聚糖、淀粉或麦芽糖糊精，氮源为整蛋白，脂类主要来源于植物油、维生素、无机盐及微量元素。主要有瑞素、安素、纽纯素、能全力及佳维体。

3. 家庭营养制剂 适用于经鼻胃管途径或者胃造口置管者，家庭营养制剂营养素来源不同，热量低，同时为满足患者需要，一般输注量较大，或者添加商品肠内营养制剂。

4. 特殊疾病制剂 根据不同的疾病而分类设计，如增强型制剂，富含核苷酸、精氨酸等，适用于准备手术的患者及免疫力低下者。

【肠内营养途径】

肠内营养治疗的实施如能口服则首选口服，不能口服患者可采用鼻胃管、鼻肠管或者胃肠造瘘管等进行。

1. 鼻胃管途径 主要用于胃肠功能正常、短时间鼻饲的患者，简单、易行，但易发生反流、误吸、上呼吸道感染等。

2. 鼻空肠营养管 导管通过幽门进入十二指肠或空肠，降低了反流与误吸的发生率，患者的耐受性增加。

3. 胃造口 PEG，在纤维胃镜引导下经皮胃造口，将营养管置入胃内。减少了鼻咽部及上呼吸道的感染，可长期留置营养管，适用于长时间不能进食，但胃排空良好的患者。

4. 空肠造口 特殊疾病患者行腹部大手术时可行空肠造瘘术，可长期留置营养管，适用于长时间不能进食者。

【肠内营养输注方法】

（1）一次性输注，即推注法。将营养液在一定的时间内使用注射器缓慢推注。

（2）分次输注，即间断滴注法，24小时循环滴注，中间可以休息。

（3）持续输注法，不间断持续输注肠内营养液，最长可持续达 24 小时，可采用重力滴注法，也可使用喂养泵输注。

【肠内营养支持的并发症及护理】

（一）机械性并发症

其与喂养管放置操作有关，如气胸、鼻咽及食管损伤、误插气管，喂养管扭曲、堵塞等。肠内营养操作应规范，动作轻柔，遇见阻力不可硬插，放置喂养管后采用抽吸、听诊或 X 线等确定导管尖端在消化道内。喂养时给予患者取半卧位，并定时检查残留量，如残留量大于 200ml，应停止输注，以减少误吸的发生。每次输注前后及喂养 4 ～ 6 小时后用 20 ～ 50ml 生理盐水冲洗，如有堵塞可用 4% 碳酸氢钠液冲洗。

（二）感染性并发症

常见吸入性肺炎，由于喂养管损伤食管下括约肌，患者移位或卧位不当等引起。喂养时采用半卧位，同时严格控制滴速，一旦发生误吸应立即停止输注肠内营养，鼓励患者咳嗽以清除气管内液体，必要时行气管内吸引。

（三）胃肠道并发症

常见恶心、呕吐、腹胀、腹泻等，主要因为患者长期未进食、灌注速度过快、初次鼻饲、浓度过高、吸收不良或者乳糖不耐症等引起。初次灌注应从低浓度、低速度开始，逐渐增加浓度及速度，注意渗透压，防止腹泻。根据胃肠功能，选择合适的肠内营养制剂。

（四）代谢性并发症

高血糖或低血糖患者，应定时监测血糖变化，根据血糖适当调节肠内营养液滴速，患者出现不适症状时应立即测血糖，并给予对症处理。

【家庭营养护理】

居家营养支持患者数越来越多，营养支持已经不再局限于住院期间给予，病情平稳患者可回到家中进行营养支持治疗。家庭营养护理是患者在专业的营养支持小组（NST）的指导下在家庭内接受营养支持治疗。家庭营养分为家庭肠外营养和家庭肠内营养，家庭肠外营养技术要求高，并发症多。尽管家庭肠内营养相对安全，但患者出院后得不到及时有效的健康指导及护理，没有专业的医生和护士进行随访和监测，很容易出现各种并发症（如返流、误吸、腹泻、堵管、脱管、感染、出血等），影响了患者营养支持的连续性和营养支持效果，同时并发症的出现也影响了患者的生存质量和后续的治疗。南京军区南京总医院于 2003 年 6 月成立营养支持无偿访视小组（为国内首家成立），其通过电话随访、上门访视、微信随访、网络访视平台随访、门诊随访给予患者有效的健康指导。

1. 电话随访 在患者出院后第一天进行电话随访或微信随访，了解患者在家中是否顺利输注营养液，并询问有无并发症。之后电话随访或微信随访 2 次 / 周，改为 1 次 / 周，再更改为 1 次 /2 周，1 次 /1 月，1 次 /3 月，1 次 /6 月，及时处理患者出现的问题。

2. 微信随访 成立了微信随访群，将使用微信的家庭营养患者或家属加入微信群，微信访视的优点是上传图片方便，可直接进行视频，方便处理并发症，既直观又方便。

3. 上门访视 对于医院附件 30km 以内的南京本市

患者，营养支持小组会无偿进行上门访视，了解患者营养支持是否顺利，进行营养监测，处理并发症及抽血。

4. 门诊随访　包括临床营养医师的门诊随访和普外营养护理门诊随访。主要用于调整营养方案，处理并发症，宣教指导等。

5. 网络访视平台随访　与营康公司联合开发了家访网络访视平台，网络访视平台上有相关宣教资料，患者可进入平台查阅并提问，小组成员会及时回复。（至 2014 年 12 月已有两千余例家庭营养患者在温馨的家庭中接受无偿的专业指导，通过心理支持、技术支持、营养监测、康复训练等护理干预，不仅增加家庭营养支持小组访视的内容及服务内涵，而且对居家营养支持患者进行了治疗效果观察，更好地服务于居家营养支持患者，缩短住院时间，加快床位周转，提高生活质量，减少医疗费用，但对生活质量的提高缺乏客观的判定。）

【前沿进展】

加速康复外科（Enhanced Recovery After Surgery，ERAS）理念在国内于 2006 年提出，并应用于结直肠癌手术患者；2007 年应用于胃癌手术患者，并被证明是安全有效的。这一理念使我们对围手术期的营养支持和护理有了新的理解。我们通过“一站式”快捷术前准备、“一系列”优化技术保障和“一整套”延伸护理措施来减少应激反应，从而加速患者的康复，这需要医疗、麻醉及护理等团队合作。ERAS 可维持患者术前、术后机体水分平衡，减轻炎症反应，保护机体的免疫功能，缩短住院天数，提高患者整体结局。ERAS 术前可减少患者等待时间，通常是入院后 1 ～ 2 天，完善相关检查后，即可行手术治疗，对于营养不良的患者，术前会给予肠内或肠外营养支持，纠正营养状况后再行手术，可减少术后的相关并发症。通常会积极采取机器人微创手术，减少患者术后疼痛及应激反应，这种手术方法会给高龄、肥胖、糖尿病患者等带来有益的临床结果。对于无营养不良的患者，胃肠肿瘤患者加速康复外科围手术期营养支持是：术前正常饮食，缩短了术前禁食水的时间，可减少液体及营养素的丢失。术前一日晚上八点口服 10% 葡萄糖水 1000ml，术前两小时口服 10% 葡萄糖水 500ml，缓解术后胰岛素抵抗；术前不放置鼻胃管，可减少患者术后恶心及呕吐的发生，患者术后清醒即可饮水，通气前 24 小时内咀嚼口香糖，刺激肠蠕动，通气后可进食流质（肠道术后患者注意观察其造口袋的排气排便情况），并注意观察患者有无腹痛及腹胀情况。加速康复外科（ERAS）对于术后疼痛的处理，主要采取的是多模式止痛，静脉、口服途径及局部浸润止痛，减少阿片类药物的使用。使用硬膜外麻醉，以及有效的止痛，可促进患者早期下床活动，可促进合成代谢。对于肠道手术患者，术前不常规灌肠，必要时术前晚八点用磷酸钠盐灌肠液 133ml×2 清洁肠道。传统的肠道清洁方法，口服泻药及大量生理盐水灌肠，容易导致肠道水肿，而引起术后肠麻痹，推迟排气排便的时间，甚至是导致吻合口瘘。术中的控制性输液，患者术后恢复口服进食即可停止输液等措施，督促患者术后早期经口进食，加速胃肠道功能的恢复。术后加强患者家庭随访，使患者术后康复护理延伸至社区、家庭。建立快捷、方便的再入院“绿色通道”，一旦出现并发症应及时住院治疗。做好患者出院的准备，包括告知患者预计身体完全恢复所需时间，详细记录患者的家庭住址和联系方式。医生护士根据患者的评估结果，讨论选择和建立个体化功能锻炼方案。采取家庭访视和电话随访两种方式。居住本市患者（医院周边30公里之内），出院当天电话随访1次，一周内再随访1次，以后可以上门访视或门诊复诊。随访内容包括患者康复进程，饮食，伤口，胃肠道功能，康复锻炼等。居住外地患者，进行电话随访，了解康复进程，解答患者提出的问题，必要时在当地医院复查。开展院后延伸式护理服务，除改善和维持患者的健康状况外，还可提高其生活质量，并深受患者及家属认可。

（彭南海）

第四节　腹部伤口的护理

伤口是正常皮肤（组织）在外界致伤因子如外科手术、外力、热、电流、化学物质、低温及机体内在因素如局部血液供应障碍等作用下导致的损害，常伴有皮肤完整性的破坏和一定量的组织丢失。手术切口是人为的伤口，手术切口感染（surgical site infection，SSI）是外科患者最常见的院内感染形式。腹部局部皮肤松弛多皱褶，易藏污纳垢；腹部手术多涉及消化道、泌尿道、子宫、阴道等与外界想通的空腔脏器；手术后切口疼痛会影响腹式呼吸，同时呼吸运动和咳嗽也会对手术切口的张力造成一定的影响。因此，需要护士应用现代伤口愈合理念，根据护理程序在全面评估患者的全身情况，局部伤口情况，经济能力以及治疗的期望值等诸多因素后，为患者提供最佳的伤口护理方案。正确处理伤口是衡量伤口护理质量的一个重要指标，因此每一位护士都应该了解并掌握腹部伤口护理的相关理论知识和技术，以便更好地指导临床伤口护理实践。

【围手术期护理】

（一）术前护理

1. 营养的准备 营养支持和矫正水电解质平衡。

2. 呼吸道的准备 戒烟，若有肺部感染，给予相应治疗。

3. 皮肤准备 清洁手术区域皮肤，保护局部皮肤完整。

4. 心里准备 相关健康宣教及心理护理。

（二）术后护理

（1）观察病情及腹部体征变化，监测生命体征。

（2）观察伤口渗出液情况，第一次更换敷料不超过术后 24 小时。

（3）协助维持呼吸功能，如翻身，清除呼吸道分泌物。

（4）舒适度的观察及护理。

（5）营养支持。

（6）健康宣教及心理护理。

【保护措施】

（一）卧位

不良的姿势和卧位是引起身体不适的原因之一。对于腹腔、盆腔手术后或有炎症，及心脏病和恢复期体质弱的患者应采取半坐卧位。半坐卧位可减轻腹部切口缝合处的张力及疼痛，有利伤口愈合；另外有利回心血量较少，减轻心脏负担；同时有利于腹腔渗出物流向盆腔，减少炎症的扩散和毒素的吸收，促使感染局限和减少中毒反应发生。

（二）腹带

对于腹部伤口患者要用腹带进行保护，以选用低致敏，高弹性的材质为好。

（三）分段咳嗽

咳嗽是一种广泛存在于临床的症状之一。爆发性的咳嗽可加重患者疼痛，对生长中的伤口会造成一定影响，严重导致伤口裂开。所以护士要指导患者掌握分段咳嗽技术。操作时，将双手置于病员手术切口两侧，嘱患者小声连续咳嗽，双手同时向切口中心适度按压。

【营养计划】

根据患者的疾病以及伤口类型，和患者共同制定营养计划，并根据患者需求进行调整。

（1）计算患者每日所需能量按 Harris － Benedict 公式计算。

男性：BEE ＝ 66.7+（13.75× 体重）+（5× 身长）－（6.76× 年龄）。

女性：BEE ＝ 65.5+（9.6× 体重）+（1.7× 身长）－（4.7× 年龄）。

（2）保证蛋白质和液体的摄入。

蛋白质：0.8g/kg 体重 / 天，压疮和重度烧伤 1.0 ～ 1.5 g/kg 体重每天。

液体：30 ～ 40ml/kg 体重，相关因素是活动、年纪和体重。

（3）合理搭配食物，食物金字塔。

（4）维持正氮平衡，促进伤口愈合。

【疼痛管理】

1. 药物治疗 急性疼痛遵循倒三梯原则，慢性疼痛遵循 WHO 三阶梯原则。

2. 非药物治疗 包括物理疗法，心理疗法及其他疗法。

3. 避免更换敷料引起疼痛 包括告知操作步骤，舒适的环境，选择不粘连伤口的敷料，应用正确的伤口更换方式和技术，必要时使用局部麻醉剂。

【沟通技巧】

患者全身情况及条件会影响伤口的愈合，沟通是信息的传递，良好的沟通对伤口护理起到促进作用。

【伤口评估及记录】

伤口评估是伤口护理的基础，伤口评估也是很重要的一项护理技巧，通过对患者伤口的客观评估，掌握伤口的基本资料伤口护理需求，为判断伤口的严重程度和预后，实施有针对性的个体化伤口护理计划提供可靠依据。因此，准确，全面而细致的伤口评估在伤口护理中至关重要。

【工具】

用于伤口评估的工具有无菌手套、无菌棉签、伤口尺、手电筒、照相机及数字化疼痛评估表。

【内容】

（一）伤口局部情况

包括伤口的类型、愈合情况、解剖部位、颜色及外观大小、形状深度，以及伤口有无潜行、窦道及瘘管，伤口有无感染、异味及渗液情况等，了解伤口的形成原因、环境、污染种类及其程度，及伤口持续时间。

（二）伤口周围皮肤情况

了解周围皮肤完整性是否受损，皮肤有无浸渍、红斑、水泡等异常情况。

（三）患者全身情况

主要针对影响伤口愈合的营养状况、潜在性或伴发疾病、生命体征、生活习惯及心理状况等。

（四）患者已接受的伤口护理的效果、体验及期望值

了解患者是否有因伤口而引起的负性心理和其他的身体不适，特别是疼痛。如患者因担心伤口感染及疼痛而限制活动导致腹胀等不适。

【方法】

（一）观察法

通过对伤口部位、症状和体征的观察来获取相关资料的方法。观察内容包括伤口组织存活情况、有无肿胀及其性状，伤口有无结痂、异物和坏死组织，皮肤有无异常情况，伤口及周围皮肤有无受摩擦、牵拉及压迫的影响等。

（二）测量法

通过使用伤口的测量工具来获取资料的方法。目前临床上较普遍的方法是应用伤口尺对伤口进行线条测量，包括长度、宽度和高度，用头部或时钟 12 点作为参照物，顺着身体的纵轴方向最长的为长度，相对最宽的为宽度，伤口垂直于皮肤表面的深度为高度。另外对于伤口的体积可以用伤口塑模和伤口注水进行测量，临床上较少使用。

（三）收集法

通过语言交流和查阅病历的方式收集获得与伤口相关资料的方法。收集全身健康状况及心理状况，既往史包括抽烟、喝酒、使用药物及过敏情况，同时还要对患者的文化、社会和经济环境进行收集，包括患者的年龄、性别、种族、信仰、生活习惯、经济能力及医疗资源可利用程度。

（四）辅助检查

伤口常用的检查包括实验室检查、血管彩超、窦道造影和病理检查，日常工作中常用实验室检查，主要用于患者营养状况和伤口有无感染及感染情况的评估，伤口局部有较多渗出液时，可作涂片镜检和细菌培养，收集伤口分泌物用“十点法”采样（图 8-3）。

（1）生理盐水冲洗伤口，去除过多分泌物。

（2）转动拭子，用一定压力，保证拭子吸收足够的伤口渗液。

（3）采用十点法从伤口不同部位取样。

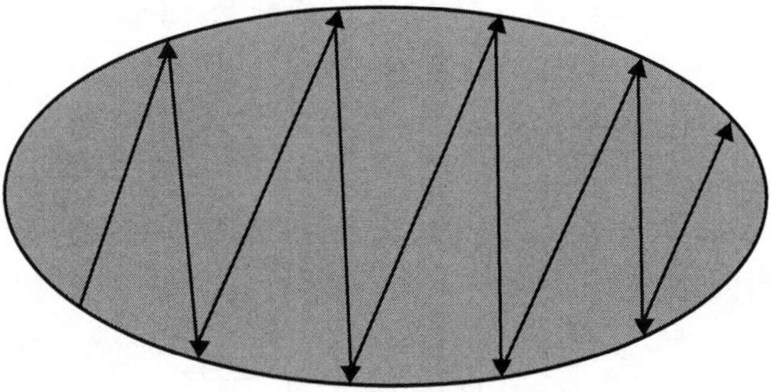

图 8-3 “十点法”采样

【评估标准】

（一）伤口的分类

1. 根据外科手术切口微生物污染情况分类

（1）清洁切口：手术未进入感染炎症区，未进入呼吸道、消化道、泌尿生殖道及口咽部位。

（2）清洁—污染切口：手术进入呼吸道、消化道、泌尿生殖道及口咽部位，但不伴有明显污染。

（3）污染切口：手术进入急性炎症但未化脓区域，开放性创伤手术、胃肠道、尿路、胆道内容物及体液有大量溢出污染，手术中有明显污染。

（4）感染伤口：有失活组织的陈旧创伤手术，已有临床感染或脏器穿孔的手术。

2. 根据受伤的不同原因、深度和缺损范围分类

（1）机械性或创伤伤口：机械性创伤是各种外力作用的结果，包括择期手术切口。

（2）热力或化学伤口：由热、冷、酸、碱及组织损伤性射线引起。

（3）溃疡性伤口：常由微血管循环局部紊乱，局部或系统潜在疾病引起。

（二）伤口愈合分类

1. 一期愈合　愈合的条件是伤口创缘整齐，组织损伤小，无感染，无异物包裹，皮肤组织层能严密对合的伤口。

2. 延迟一期愈合　常用于预期感染的伤口，伤口不能闭合，保持开放。若无感染，伤口可在创面调理后缝合，再作一期愈合，若有明显感染，归为二期愈合，开放伤口接受治疗。

3. 二期愈合　由于伤口大，或伴有感染、坏死组织较多，造成组织缺损多，创缘分离较远，污染严重，只能在控制感染、坏死组织基本清除后，组织再生才能开始缝合。

（三）营养评估客观指标

1. 体重 是评价营养状况的一项重要指标，当实际体重为理想体重的 90% 以下时，称为体重显著下降。

2. 体质指数（body mass index，BMI） BMI =体重（kg）/ 身高（m）^{2}，18.5 ～ 23.9 时属正常，＞ 24 为超重，＜ 18.5 为消瘦，体质指数对于截肢病员不适用。

3. 肱三头肌皮褶厚度 是推断全身脂肪含量，判断皮下脂肪发育情况的一项重要指标，在左上臂背侧中点进行测量。

4. 生物电阻抗 利用生物不同组织间导电性的差异来测量相应组织的含量。

5. 实验室指标 临床上用作营养评价主要有白蛋白，前清蛋白和血红蛋白，转铁蛋白等。

（四）疼痛强度的量化评估

1. 述描绘评分法 将疼痛分为无痛、轻微、中度、重度及极重度。

2. 数字描绘评分法 将疼痛的程度用 0 ～ 10 共 11 个数字表示，0 表示无痛，10 代表最痛。

3. 视觉描绘评分法 采用一条长 10cm 长直线，两端分别标上数字 0 和 10，0 表示无痛，10 表示想象中的最剧烈疼痛。

4. 颜面疼痛等级描绘评分法

由 6 个颜面表情图组成，从微笑到痛苦哭泣依次代表完全不痛到无法忍受的疼痛，对应 0、2、4、6、8、10 分。

【愈合不良及处理】

伤口愈合的快慢与好坏和患者的体质，病因及特定的伤口环境有关。在伤口愈合过程中，出现明显的停滞或延迟，从而导致伤口长时间不愈合，甚至伤口范围扩大，伤口床有明显的渗出液，伴或不伴坏死组织表示患者伤口愈合不良。

（一）伤口血肿

1. 概念　是指血液渗入伤口裂隙中，表现为伤口局部肿胀，有片状红色淤血，患者继发性出血可出现心率加快，血压下降等临床表现。

2. 原因　伤口血肿产生的原因。

（1）伤口区域的血管断端不能充分止血。

（2）术后血压升高和塌陷的血管再灌注。

（3）活动过度引起出血。

（4）凝血障碍。

3. 处理　小血肿用冰敷和抽吸，大血肿需开放伤口后，清除血凝块，用林格液冲洗后再插入引流管并封闭伤口。在此期间患者严格卧床休息，严密监测生命体征及出血征象，同时给予止血药物，观察出血、凝血时间。

（二）浆液瘤

1. 概念　是指血液、浆液或淋巴液渗入伤口区域的空腔中。

2. 原因

（1）伤口区域受激惹，如异物、电凝过度或用力所致凝固性坏死物。

（2）缝合过紧或无临床症状的感染导致伤口张力增加。

3. 处理　小的浆液瘤用注射器抽吸，大的浆液瘤需要重新修整伤口。

（三）伤口裂开

1. 概念 是指尽管进行了正确的缝合，但仍有部分伤口表面不相连，并因此成为周围组织的边界。

2. 原因 伤口裂开多发生在腹部手术，产生的原因有以下几种。

（1）患者年老体弱，营养状况差或慢性疾病，主要与男性用腹式呼吸致腹壁活动度较大，而女性大多数腹壁松弛有关。

（2）腹腔原发病，如胃肠道肿瘤，腹内化脓性疾病，急性出血性坏死性胰腺炎及引起腹压增高的疾病均可诱发伤口裂开。

（3）切口位置和方向，上腹部切口较下腹部切口容易裂开，纵切口较横切口易裂开。

（4）伤口局部处理，缝合部位的血肿及伤口感染均可妨碍伤口愈合而致裂开。

3. 分类

（1）依据裂开程度可分为完全裂开（累及全层）、不完全裂开（腹膜完整）及隐匿性裂开（皮肤缝合仍完好，但皮下有裂开）。

（2）依据裂开速度可分为急性裂开（突然腹肌用力时发生）和慢性裂开（伤口感染易发）。

4. 处理

（1）对急性完全性伤口裂开者，立即用大块消毒盐水纱布覆盖在脱出的肠袢上，外加腹带轻柔包扎，送手术室处理。严禁在床旁还纳脱出的肠管，以免增加腹内感染的机会。

（2）对急性部分伤口裂开范围较小者，可用蝶形胶布固定，外加腹带保护。如患者腹胀明显，伤口裂开范围大，送手术室处理。

（3）对于慢性伤口裂开者，选用湿性敷料换药，要注意敷料的固定，避免敷料移位和滑落进腹腔，腹部用腹带保护固定，必要时作二期缝合。

（四）增生性瘢痕的形成

1. 概念　对于损伤累及真皮层的伤口，在愈合过程中过度增生的瘢痕组织会局限于伤口，表现为伤口局部变硬增厚，高于周围正常皮肤，外表颜色呈红色，紫红或潮红色，有痒和痛的感觉。

2. 原因　包括胶原的形成和交联过程发生障碍，伤口区域皮肤皱褶及切口与兰格氏线垂直相交。

3. 处理　需早期预防，用定制的弹性套加压，增生性瘢痕因其收缩性较小，因此在非功能部位一般不引起严重的功能障碍。

【伤口病历】

病历作为医疗档案，是整个医疗行为的真实记录，具有法律效力。

1. 内容　包括患者全身情况的评估，伤口局部评估，敷料使用情况的记录，有文字描述的记录文档，最好有影像学资料。

2. 伤口渗出液的记录　对伤口渗出液要记录颜色，性状及量。

（1）颜色：有白色、红色、淡红色、黄色、淡黄色、黄绿色、绿色、黄褐色、黑色等。

（2）性状：有血性、浆液性和脓性，稀薄或黏稠。

（3）渗液量：24 小时伤口渗出液，少量≤ 5ml，沾湿敷料＜ 25%；中量 5 ～ 10ml，沾湿敷料 25% ～ 75%；大量≥ 10ml，沾湿敷料 75% ～ 100%。

3. 伤口气味的记录 通过对伤口气味的观察及判断，可以初步了解伤口感染情况。

（1）粪臭：大肠杆菌。

（2）腐臭：厌氧菌。

（3）腥臭：绿脓感染。

（4）恶臭：混合感染。

【伤口换药】

达到去除伤口表面多余的渗出物，碎屑与异物的目的。

（一）伤口换药的要求

（1）有效的手卫生。

（2）个人防护设备齐全，包括手套、口罩、帽子及工作服。

（3）环境要求清洁，避免通风。

（4）无接触操作技术，只有无菌设备接触伤口，无菌设备应妥善保管。

（5）预期更换敷料，会有疼痛，可在操作前给予药物处理。

（二）敷料的选择

综合考虑伤口位置，渗出液的性质及量，伤口周围皮肤状况及有无疼痛及感染迹象，按照以下级别选用敷料。

（1）无菌性伤口。

（2）污染性伤口。

（3）菌落定植性伤口。

（4）感染性伤口。

【清创术】

达到除去伤口表面异物，结痂及坏死组织的目的。

1. 外科性清创　通过外科手术使开放污染的伤口转变为接近无菌的创面。

2. 机械性清创　使用机械性洗涮和高压性冲洗。

3. 自溶性　采用湿性敷料达到促进自身清创机制的目的。

4. 生物清创　利用蛆达到刺激肉芽生长的目的。

【知识拓展】

1962 年，英国皇家医学会 Winter 博士在动物实验中证实：在湿性环境下，伤口愈合速度是干性环境下的 2 倍。这一实验结论不仅为现代湿润理论奠定了基础，同时亦促进了湿性伤口愈合在护理技术方面的应用。实验表明上皮细胞必须在湿润的环境下快速生长，在此环境下，才有利于促伤口愈合的多种生长因子释放，刺激细胞增殖，有利于保持细胞活力，创面渗出液中成纤维细胞生长因子、表皮生长因子及血小板衍生生长因子等含量高于非湿润环境，并且这些渗出液本身也能促进离体培养的成纤维细胞、角质细胞和内皮细胞生长。湿润环境可加快表皮细胞迁移速度。缺氧能抑制创面细菌生长，微酸环境促成纤维细胞生长，刺激血管增长，有利于创面修复。湿润环境能够调节创面氧张力，保护新肉芽，减轻疼痛，促进伤口愈合。密闭、湿润的环境下，渗出液释放，激活多种酶及酶的活化因子，减少感染。为创面细胞提供了适宜的水分，避免干燥，加速伤口愈合。

（李明霞）

第五节　胃肠恶性肿瘤辅助化疗的护理

【概述】

恶性肿瘤以其侵润性生长，转移的生物学特性，使得死亡率已位居各类死因的第一位。虽然随着现代医学理论与技术的进步，已经有 30% 以上的恶性肿瘤有可能得到根治，但是癌症依然与病毒性疾病及老年性疾病并列为人类健康的 3 大杀手。以我国为例，自 20 世纪 70 年代以来，癌症死亡人数在中国一直呈持续增长趋势。20 世纪 70 年代每年死于癌症的人数为 70 万，到 90 年代达到 117 万，而到 21 世纪初已达到 150 万。在我国比较常见的是胃癌，其次是肝癌、大肠癌。近年来，胰腺癌发病率也在逐渐地升高。

【病因】

肿瘤的发生由多因素参与，其危险因素包括环境因素和遗传因素 2 大类。

（1）环境因素又可分为化学因素、物理因素和生物因素。如 1775 年 Pott 发现扫烟囱男童阴囊癌的发病率高于正常人就是环境致癌的典型病例；在高电离辐射环境中 X 线防护不当容易引起皮肤癌、白血病等。

（2）遗传因素则是肿瘤发生的始动因素，如因胚细胞突变携带者就具有高患癌风险。

【发病机制及病理】

临床上根据肿瘤生长部位不同可以划分为头颈部肿瘤、腹部肿瘤等，其发病机制与病理主要源于肿瘤细胞侵润性生长、转移的生物学特性。

（1）按照其来源可以大致分类。上皮组织来源的恶性肿瘤被称为“癌”，例如，直肠癌，以血运转移多见；而来源于间叶组织的恶性肿瘤称为“肉瘤”，例如，胃间质瘤，以淋巴道转移为主。

（2）按照肿瘤发生发展过程包括：癌前期、原位癌、浸润癌。

（3）其恶性程度依次可分为高分化、中分化、低分化3类。

【诊断要点】

（一）临床表现

腹部肿瘤可因肿瘤性质、发生肿瘤的组织及部位、肿瘤发展程度，患者出现的首发症状略有不同，一般来说早期肿瘤多无明显症状，随着肿瘤长大、病情的发展，会在肿瘤发生病变时，器官或组织出现相应局部和全身临床表现。局部表现主要有肿块、疼痛、溃疡、出血、梗阻、转移症状；全身则在肿瘤晚期出现非特异性症状，如贫血、低热、消瘦、乏力等，消化道肿瘤随着营养摄入受限出现恶病质。

（二）辅助检查

（1）对于肿块较大的患者可以在相应部位扪及，如直肠指检、腹部查体等。

（2）肿瘤相对应的标志物检查可以帮助明确诊断，如实验室常规检查、血清学检查、免疫学检查、基因诊断。

（3）影像学检查：可以明确肿瘤所在部位，与周围组织关系等，如X线检查、CT、MRI等。

（4）内镜检查可以直观看到肿瘤形态、大小，并可取细胞或组织行病理学检查诊断。

（5）病理形态学检查，是目前确定肿瘤直接而可靠的诊断依据，主要包括细胞和组织两部分。

【治疗】

近年来，在迅猛发展的细胞分子生物学和现代临床治疗学基础上，提倡根据患者身心状况、肿瘤部位、病理等有计划地、合理地应用现有的多学科各种有效治疗手段，以最适当的经济费用取得最大限度消除或控制肿瘤的治疗效果。虽然癌症的治疗进展远不如人意，但多学科综合治疗已趋于共识。辅助化疗正是各种恶性肿瘤多学科综合治疗的新进展，可以提高治疗效果和预后效果。不但使手术易于切除，还能使不可切除的恶性肿瘤变为可切除，显著地提高了对肿瘤局部的治疗效果，且通过全身化疗使已存在有周身亚临床转移灶得以控制的情况下，患者的生存率也有改善。目前普遍的腹部肿瘤辅助化疗方案有以下 3 种。

（一）FOLFOX 方案

FOLFOX 方案基本药物是奥沙利铂、亚叶酸钙、氟尿嘧啶，即在 CF（亚叶酸钙）和 5-Fu（氟尿嘧啶）联用的基础上加用不同剂量的 OXA（奥沙利铂）所组成的一系列用于治疗结直肠癌的化疗方案称为 FOLFOX 方案，目前国际上做完三期临床试验的就是 FOLFOX，此方案在临床上反应比较轻，且方案可根据患者病情灵活选择，下属共有 1 ～ 7 套方案，至于身材瘦小患者，用药需按体表面积精确计算用量。如 FOLFOX 方案进行顺利则 2 周做一次，6 周期总共需要约 4 个月时间。

（二）XELOX 方案

XELOX 方案是在 FOLFOX 方案的基础上选用高效

的口服氟尿嘧啶类药物卡培他滨取代5-Fu静脉用药方案。XELOX方案显示出与FOLFOX相似的疗效与安全性，3级或4级中性粒细胞减少发生率更低，应用更为方便，可减少中心静脉置管相关的并发症发生，对患者的健康及自治有重要作用。此外，XELOX方案组中中性粒细胞减少的发生率低7%，用口服药物代替5-Fu静脉内给药，降低了输液相关不良反应的发生，同时也改善了便利性，简化了化疗方案，患者每3周仅需就诊1次，为联合新颖的靶向药物提供了一个新颖、耐受性更好的一线化疗方案。

（三）FOLFORI方案

FOLFORI方案是将FOLFOX方案中的奥沙利铂换作开普拓，其临床使用为每14天重复1次，最多可用24个周期。如果影像和肿瘤标志物显示治疗有效或稳定，继续治疗，如2个周期肿瘤无反应则终止治疗。作为结直肠癌常用化疗方案（FOLFORI）方案也具有一般放化疗的缺点，就是在杀死癌细胞同时会无选择的杀死正常细胞，使得人体免疫力下降并且出现一系列副作用。

【主要护理问题】

1. 舒适的改变　与辅助化疗药物刺激、药物副作用有关。

2. 营养失调——低于机体需要量　与肿瘤高代谢、食物摄入不足、患者消化道副作用症状有关。

3. 焦虑/恐惧　与患者担心疾病预后、经济、工作等有关。

4. 知识缺乏　与患者缺乏肿瘤辅助化疗专科知识有关。

5. 潜在并发症　恶心、呕吐、腹泻、便秘、感染、脱发、静脉炎等。

【护理目标】

（1）患者主诉不适感减轻或消失。

（2）患者营养状况得到改善或能量代谢维持平衡。

（3）患者焦虑/恐惧程度减轻，配合辅助化疗及护理。

（4）患者了解腹部肿瘤相关的知识。

（5）患者未发生相关并发症或并发症发生后能得到及时治疗与处理。

【护理措施】

（一）心理护理

（1）肿瘤患者确诊后，处于希望与绝望的矛盾情绪中，任何病情变化及治疗的反应均会引起情绪上的巨大波动，很容易产生恐惧、压抑、孤独、沮丧情绪，主管护士要多与患者沟通，耐心倾听患者的主诉，做好解释工作，消除其顾虑，告诉患者化疗药物对细胞的伤害是没有选择性的，因此正常组织同样受到药物的作用，反应是暂时的，亦是不可避免的，讲解化疗过程中可能出现的副反应、应对方法及疗效，使患者及早摆脱不良的心理刺激，积极主动地配合治疗及护理，以顺利完成药物治疗。

（2）鼓励患者表达自身感受。

（3）教会患者自我放松的方法。

（4）针对个体情况进行针对性心理护理。

（5）鼓励患者家属和朋友给予患者关心和支持，家属的支持和家庭的关爱是支持、陪伴患者坚强走完人生旅程的重要支柱。

（二）静脉穿刺及化疗期护理

现在患者临床静脉输注方式的选择主要有 PICC 和外周静脉留置针 2 种。外周静脉留置针因其外渗、化学药物性静脉炎高风险已不推荐作为辅助化疗静脉通道首选，PICC 倾向于保护患者的外周血管，避免静脉刺激等不良反应等，具有一定的应用优势，但是价格和维护上的现实困难也是其应用局限性的两大原因。当然在药物输注期间应注意以下几点。

（1）药液配制要现配现用、剂量合适、浓度精确及使用方法要准确无误，以免影响药效。

（2）保护血管以备长期用药，尽量使用中心静脉以免发生药物外渗，若患者选择外周留置针应说明穿刺风险，合理选择血管；操作时应先用生理盐水进行冲管，确保在血管内再滴注药液。

（3）静脉置管操作要稳、准、轻、快。事先做好穿刺局部的准备（按摩、保暖等），力求穿刺成功。

（4）药液滴注出现外渗及外漏时应立即停止注入并回抽药液，重新穿刺。局部可用水胶体外敷，严重患者做局部封闭，以减轻局部组织的损伤，促其吸收并防止感染。

（三）病情观察及护理

（1）观察并记录患者辅助化疗期间有无药物不良反应。

（2）消瘦患者注意观察皮肤状况并加强护理，做好口腔护理，用生理盐水或益口含漱液含漱，预防口腔黏膜溃疡。

（3）呕吐患者，注意记录出入量和监测电解质。

（4）腹泻、便秘患者注意观察生命体征、大便次数及量、性状，使用对症药物的效果。

（5）每日清晨进餐前测体重一次。

（6）按医嘱每周检查血象，若白细胞低于 3×10^9/L，血小板低于（50～80）$\times10^9$/L，或发现血象骤降，需暂停药，给升血药物。白细胞低于 1×10^9/L 应采取保护隔离措施。

（7）预防感染，保持病室空气流通，床单整洁、舒适，减少家属探视。

（四）营养支持

（1）根据情况给予高蛋白、高热量、高维生素、低脂、易消化、少渣食物。

（2）部分患者根据病情需要禁食禁饮，应遵医嘱给予肠外营养补充热量及其他营养。

（3）没有食欲的患者可依平时喜好选择食物。

（4）保持愉快的进餐环境，进餐前后可温水漱口。

（五）健康宣教

（1）指导患者根据自身活动耐力进行室内活动。

（2）辅助化疗期间发生药物不良反应，应尽快通知医护人员，不能擅自调快输液速度，或者增减口服化疗药物剂量。

（3）定期复查肝肾功能、血常规及免疫指标。

【并发症的处理及护理】

（一）骨髓移植

1. 临床观察 是多数化疗药的常见毒性反应，大多数化疗药均可引起有不同程度的骨髓抑制，使周围血细胞数量减少。

2. 治疗及护理 贫血患者输入红细胞、重组人促红细胞生成素（促红细胞生长素，EPO）；保护性隔离，对于粒细胞减少伴有发热的患者，均使用抗生素；对于4度骨髓抑制的患者，无论有无发热，均必须预防性使用抗生素；重组人粒细胞集落刺激因子（G-CSF）的应用治疗粒细胞减少；减少活动，防止受伤，必要时绝对卧床；避免增加腹压的动作，注意通便和镇咳；减少黏膜损伤的机会：进软食，禁止掏鼻挖耳等行为，禁止刷牙，用口腔护理代替。

（二）恶心和呕吐

1. 临床观察　是多数化疗药的常见毒性反应，大多数化疗药均可引起有不同程度的骨髓抑制，使周围血细胞数量减少。

2. 治疗及护理　适度活动以增进食欲；保持进食环境舒适、清洁、安静；饭前适当给予药物控制恶心；可吃一些辛辣调味品以增进食欲；少食多餐，可进食优质蛋白质及其他必须营养素；避免吃过甜、油腻食物，饮食勿随意；依照患者口味进食喜欢吃的食物；持续恶心呕吐应及时报告医生。

（三）口腔黏膜炎

1. 临床观察　通常发生于癌症化疗后5～10天，最初往往表现为软腭、颊黏膜、舌腹面及口底的红斑，并逐渐进展为广泛性黏膜上皮脱落，于11～14天时达到高峰，超过90%的溃疡局限于非角化黏膜。

2. 治疗及护理　加强口腔护理，应尽量限制食物与口腔黏膜的接触时间；日常饮食所涉及的食物应很小或无需咀嚼；所有可对黏膜产生化学性或机械性刺激的食物均应避免，具体包括酸、辣、咸、粗糙或干燥的食物，劝告患者戒烟、戒酒，以免刺激和损伤口腔黏膜。

（四）腹泻

1. 临床观察 伊立替康（艾力）常以迟发性腹泻常见，出现第一次稀便的中位时间为滴注本品后第5天，有个别病例出现假膜性结肠炎。约9%的患者出现短暂严重的急性胆碱能综合征。而胆碱能综合征的患者其主要症状以早发性腹泻常见，在用药后第一个24小时内发生。

2. 治疗及护理 腹泻的患者护理中应注意饮食卫生，预防胃肠道感染；进少渣、低纤维素饮食，并避免吃易产气的食物如豆类、糖类、圆白菜、碳酸饮料等；多饮水，腹泻严重者应报告医生处理。

（五）肾脏毒性和膀胱炎

1. 临床观察 抗肿瘤药物引起的泌尿系统反应主要有泌尿道刺激反应、肾实质的损害。

2. 治疗及护理 对待肾脏毒性主要以预防为主，鼓励患者多饮水，可促进肾脏的代谢药物的排出；一旦出现膀胱炎，应立即停药。

（六）肝脏毒性

1. 临床观察 肝细胞功能障碍通常由新辅助化疗药物或其代谢物引起，是一个急性过程，常见的有血清转氨酶升高，随着疾病发展可产生脂肪侵润和胆汁淤积。

2. 治疗及护理 定期监测患者肝功，遵医嘱应用保肝药物，尽量减少使用对肝脏有损害的药物。

（七）神经毒性

1. 临床观察 85%～95%患者在输注期间或输注完后数小时内（24～48小时）发生急性神经毒性主要表现为四肢末梢神经感觉异常或感觉障碍，如指趾末端麻木或感觉减退，口周感觉迟钝或感觉异常，偶见短暂的咽喉部感觉麻木、喉和颚的紧缩感、舌部感觉异常及随后出现的语言障碍，注射药物侧手臂疼痛，肢体末端或颚强直性肌肉收缩、腿痛性痉挛等。

2. 治疗及护理　在伊立替康（艾力）等药物不良反应中常见，化疗过程中应注意避免冷的刺激，特别是四肢末梢注意保暖，大多数轻度神经毒性反应在停药后可自行消退。

（八）皮肤毒性

1. 临床观察　化疗可引起不同程度的皮肤反应，如皮肤干燥、色素沉着、全身瘙痒甚至剥脱性皮炎等。奥沙利铂很常见脱发、四肢末端皮肤发黑、皮肤异常（例如手足综合征），常见皮肤剥脱、红斑疹、皮疹、过度出汗、皮肤附属组织异常。手足综合征：临床主要表现为指（趾）热、痛、红斑性肿胀，严重者可发展至脱屑、溃疡和剧烈疼痛，影响日常生活。

2. 治疗及护理　指导患者要注意个人卫生，保持皮肤清洁，可用炉甘石洗剂等药物止痒，防止皮肤破溃感染。全身剥脱性皮炎可用无菌布单保护。服用卡培他滨（进口希罗达）及奥沙利铂等药物的患者会发生手足综合征，多数副反应可以消失，尽管需要暂时停止用药或减少用量，但无须长期停止治疗。

（九）脱发

1. 临床观察　毛发脱落是药物对毛囊中增殖细胞的毒性所致。用药后 2 周可出现，停药后可以完全恢复。

2. 治疗及护理　化疗过程中可通过头皮止血带或冰帽局部降温减少药物循环到毛囊，对脱发起预防性作用。

【预防】

（1）患者辅助化疗期间注意观察病情变化，有无药物不良反应。

（2）辅助化疗药物剂量准确有效同时，还应根据其药物主要不良反应预防性联合使用拮抗剂对抗副作用。

（3）做好化疗患者皮肤护理，避免冷、热刺激，激发皮肤以及神经毒性反应；进食前后给予口腔护理，增加食欲的同时预防口腔溃疡的发生。

（4）腹泻患者应及时补充水、电解质，以防脱水。

（5）辅助化疗所致患者骨髓抑制，应密切监测血常规、免疫等指标，白细胞低于 $1\times10^9/L$ 应采取保护隔离措施避免感染；血小板低于（50～80）$\times10^9/L$，或发现血象骤降，需暂停药，给升血药物，嘱患者卧床休息避免出血。

【特别关注】

（1）腹部肿瘤辅助化疗患者药物不良反应的观察及处理。

（2）在新辅助化疗护理方面，观察化疗前患者全身综合评估、肿瘤大小情况。

（3）辅助化疗肿瘤患者的健康宣教及心理护理。

【前沿进展】

经过这么多年的探索，肿瘤的化疗方案从单一药物向联合药物化疗，广泛细胞毒性向细胞靶向攻击，细胞控瘤到癌基因、抑癌基因研究的转变。而辅助化疗的疗程也从单一的术后化疗向外科手术前、术中、术后全程连续的新辅助化疗转变。其优点从其临床意义进行推敲也是显而易见的。

首先，有效的术前化疗在减轻多种恶性肿瘤伴随症状的同时也减轻了患者的精神和心理上的不适反应，其次，降低临床（TNM）病期缩小原发病灶及转移的淋巴结，为无手术条件的患者提供手术的可能，提高根治性手术的切除率，由于瘤体缩小可使手术范围相对缩小，有利于手术中最大限度的保留正常组织。再则新辅助化疗使手术时肿瘤细胞活力降低，不易播散入血，减少手术中转移，术后并发症的发生，有利于患者术后恢复。此外，及早预防远处转移的发生，提高长期生存率。国内外大量资料证明：一般Ⅲ期患者术前有微小转移灶存在，新辅助化疗可以有效的消灭微小转移灶，减少术后远处转移灶的可能性。最关键的是新辅助化疗方案与术后化疗一样，但效果优于术后化疗，所以并没有增加患者的医疗负担。不仅如此，与术后辅助化疗相比，采用新辅助化疗可观察到化疗前后肿瘤的大小、病理学及生物学指标的变化。直观地了解到具体肿瘤对所给的化疗药物的影响。方案是否敏感、有效。这是最为可靠，也是难得的体内药敏试验。对某些化疗药物不敏感的，可及时调整。更换有效化疗药物，为制定高效化疗方案提供可信依据，以最大可能地提高化疗效果。

【知识拓展】

新辅助化疗方案的选择上，从耶鲁大学尝试进行氮芥治疗淋巴瘤的临床试验的报道开始，化学疗法成为治疗肿瘤的重要手段之一。值得一提的是，1957 年 5-Fu 尿嘧啶和环磷酰胺的合成使得化学治疗的应用更为广泛，称为肿瘤化疗的里程碑之一，迄今它们还是化疗的基础药物。后来 1961 年李明秋报告联合应用甲氨蝶呤、苯丙酸氮芥和放线菌素 D 治疗睾丸肿瘤获得成功，开创了肿瘤联合化疗的先河。但是，化疗药物缺少一种“特异性”，是一把“双刃剑”：在杀死肿瘤细胞的同时，也会大量损害人体的正常细胞，对人体自身的免疫力更是一种巨大的伤害。而且化疗通常是在人体的全身进行，这些“敌我不分”的药物使得长期接受化疗的患者身体越来越差，免疫力越来越低。更令人头痛的是，有的肿瘤细胞还逐渐对化疗药物产生耐药性，这会让化疗的效果慢慢下降。近年来分子靶向药物伊马替尼治疗胃肠间质瘤取得奇效，其非细胞毒性的抗肿瘤机制完全不同于传统化疗药物，现在分子靶向药物治疗已成为肿瘤学者研究的热点。未来针对肿瘤细胞基因的治疗将是医学研究的方向和热点。

临床新辅助化疗方案的选择与临床抗肿瘤药物有着密切的联系，而抗肿瘤药物的作用机制主要可以分为以下 6 类。

（1）通过阻碍脱氧核苷酸合成，干扰 DNA 的合成。

（2）通过烷化作用与 DNA 交叉联结，破坏 DNA 的结构与功能。

（3）干扰核酸合成中的转录过程，阻碍 RNA 的合成。

（4）抑制拓扑异构酶，影响 DNA 合成，引起 DNA 断裂。

（5）损伤纺锤体，使有丝分裂停滞。

（6）分子靶向药物。

（印义琮　刘春娟　李　卡）

第六节　低位直肠恶性肿瘤新辅助放疗的护理

【概述】

直肠癌是胃肠系统常见的恶性肿瘤，其发病率呈上升趋势。传统的直肠癌治疗方式为手术切除联合术后放、化疗。近年来 TME（全直肠系膜切除）技术的发展和应用，使得低位直肠癌保肛率显著提高，在减小手术切除范围的同时显著降低了局部复发率，极大地改善了患者的生存质量。然而，目前报道的直肠癌术后 5 年生存率仍徘徊在 50% 左右，其原因主要与较高的术后局部肿瘤复发率有关。对于中晚期或中低位直肠癌，即使采用 TME，局部复发率仍为 2.6% ～ 32%，这一数据显示直肠癌的外科治疗效果差异较大。由于直肠癌早期患者缺乏特异性症状，临床所见的直肠癌多数为中晚期。当肿瘤侵犯深达全层以上，即使按 TME 原则操作仍有部分患者周边切缘阳性或手术过程中由于肿瘤细胞脱落、残留，导致术后局部复发；另一方面当肿瘤较大时，狭窄的盆腔限制了手术切除的彻底性和保肛手术的实施。

因此，借助新辅助治疗提高中晚期或中低位直肠癌的局部控制率和保肛率，成为了直肠癌辅助治疗的新趋势。新辅助治疗即在手术前进行放、化疗，降低肿瘤细胞活性，使肿瘤缩小和降期，从而提高肿瘤的切除率，降低远处转移率及术后局部复发率，并可能使部分患者得到保留肛门的机会，改善其生活质量。自从新辅助化疗的概念提出以来，直肠癌的新辅助治疗经过了新辅助化疗、新辅助放疗和新辅助放、化疗的研究历程。新辅助化疗作为一种全身治疗手段，与放疗联合使用可产生协同效应，能够使进展期直肠癌获得最大的术前疗效，但严重不良反应发生率相对较高。新辅助放疗后手术已成为Ⅱ / Ⅲ期直肠癌标准的治疗模式。

【新辅助放疗的优点】

新辅助放疗与传统术后放化疗相比较，具有以下优点。

1. 患者耐受性提高 患者对术前放化疗的耐受性较好。

2. 术前肿瘤对放疗的敏感性更高 术前肿瘤血管尚未被破坏，而术后肿瘤被纤维瘢痕包裹，处于相对缺氧的状态，放疗敏感性下降。

3. 缩减肿瘤体积 新辅助放疗后，经过一定的时间肿瘤的体积可以明显缩小。许多由于肿瘤较大原本无法根治性切除的患者，经过新辅助放疗后肿瘤变得可以切除或根治性切除率得到明显的提高。

4. 可实现肿瘤的临床-病理降期 通过新辅助放疗，肿瘤的侵犯深度较放疗前明显变浅，部分肿瘤甚至在形态学上完全消失，具有明显的降级作用。

5. 降低术后转移及复发率 经过放疗的肿瘤组织出现坏死、纤维化改变，肿瘤细胞活性降低，减少了术中肿瘤细胞脱落、生存的机会。同时术前放疗控制微小转移灶，抑制因手术诱发的肿瘤细胞增殖，从而降低术后转移的发生率。

6. 减少放射性肠炎的发生 术后部分小肠降入盆腔发生粘连固定，术后放疗过程中受到反复照射而发生损伤，易出现放射性肠炎。而术前小肠未降至盆底，可明显减少盆底粘连及放射性小肠损伤的发生。

【新辅助放疗的不足】

（一）对于患者的选择

新辅助放疗最大的缺点是术前无法进行准确分期，对患者选择具有一定的盲目性。直肠癌作为一种腺癌，其整体对单纯放射治疗不如鳞癌、恶性淋巴瘤等敏感，对放疗有明显效果、部分效果和效果不明显的患者各占约 1/3 左右，对放疗效果不明显的部分患者从新辅助放疗中获益较少，反而有延误病情的危险；而对不需接受放疗的早期直肠癌患者则进行了过度治疗。

（二）对于手术时机的选择

新辅助放疗结束后需要间隔一段时间，不能马上进行手术，其原因在于：一方面，放疗后局部组织水肿及炎性反应，加大了手术风险及术后愈合的难度，需等待放射组织炎症反应消退；另一方面，肿瘤体积缩小或达到充分降期需要一定的时间。手术时机选择不当，如过快手术，可能因肿瘤降期不充分、局部放射组织炎症反应未完全消退及充血等因素，影响手术完整切除及保肛率，增加手术出血及术后相关并发症，如会阴部切口愈合不良、吻合口瘘及排便控制功能恢复不佳等风险；而手术时机过度推迟，则可能因为放疗局部组织的纤维化，加大了手术难度，且残存肿瘤细胞胞由于放疗后加速再增殖等因素使得肿瘤扩散的风险增加。因此，最佳手术时机的选择仍是放射医师与外科医师共同关注及争议的焦点。

【新辅助放疗的方案】

目前最常用的新辅助放疗方案为以下两种（表 8-4）。

表 8-4　新辅助放疗常用方案

	短疗程放疗方案	长疗程放疗方案
剂量	总剂量 25Gy，每日 5Gy，连续 5 天	总剂量为 45 ～ 50Gy，每日剂量 1.8 ～ 2.0Gy，持续 5 周
特点	高强度	高剂量
手术时间	放疗结束 1 周后手术	放疗结束后 4 ～ 8 周进行手术
优点	方法简便，患者依从性好；不明显延迟手术	能有效实现肿瘤缩小和降期，提高局部控制率、保肛率和长期生存率
缺点	肿瘤未充分萎缩，无法实现肿瘤的降期降级，不明显提高根治性切除率和保肛率；易增加手术相关并发症的发生率如：术中出血、会阴部切口愈合不良、吻合口瘘及排便控制功能恢复不佳等	对于肿瘤放疗不敏感的患者在一定程度上延误了手术时机；手术时组织已经进入纤维化期，肿瘤组织与周围结构粘连比较紧密，分离难度相应增加

【适应人群】

根据与肛门的距离，直肠可以分为低位（距肛距离≤ 5cm）、中位（5 ～ 10cm）、高位三部分。研究显示：高位直肠癌接受新辅助放疗与单纯手术相比局部复发率无明显差异；而中低位直肠癌接受新辅助放疗与单纯手术相比，局部复发率明显降低，可在新辅助放疗中更多地获益。一般认为，体积较大而固定的中下段直肠癌，影像学及腔内超声检查提示为 T_3 ～ T_4 期，或侵犯周围器官、可能存在肠系膜或者盆腔淋巴结转移、组织上分化较差而不伴有远处转移的直肠癌，都是新辅助放疗的适应证。在欧洲术前放疗已被接受作为临床 T_3 期直肠癌患者的标准辅助治疗。

新辅助治疗的选择和策略的制定应当符合个体化治

疗原则，需要在治疗前对病变的位置、分期、病理学特性及个人危险因素等进行全面的评价，以指导个体化方案的选择。由于临床诊断存在有 10% ～ 20% 的过高或过低的分期可能，因此，寻找有关直肠癌放射敏感性的生物标志物，如何更好地选择新辅助放疗的适宜人群是当前研究的热点。

【主要护理问题】

1. 营养失调　低于机体需要量与肿瘤所致高分解代谢状态及食物摄入不足、味觉改变、恶心呕吐、吸收不良等有关。

2. 焦虑 / 恐惧　与患者担忧疾病预后、手术、放疗以及经济状况改变有关。

3. 知识缺乏　缺乏有关术后康复、肿瘤放疗及肿瘤防治的知识。

4. 疼痛　与肿瘤生长侵及神经及放疗损伤有关。

5. 潜在并发症　出血、感染、皮肤黏膜损害、放射性肠炎、吻合口瘘、排便控制功能恢复不佳等。

【护理目标】

（1）患者的营养状况得以维持或改善。

（2）患者的焦虑 / 恐惧程度减轻，配合治疗及护理。

（3）患者能复述放疗、手术及康复等方面的知识。

（4）患者的疼痛得到有效控制，自述舒适感增加。

（5）患者未发生相关并发症，或并发症发生后能得到及时治疗与处理。

【护理措施】

（一）减轻焦虑和恐惧

面对恶性肿瘤，患者因其各自的文化背景、心理特征、病情及对疾病的认知程度不同，在不同阶段会产生不同的心理反应。部分患者了解到手术可能改变其正常生理构造，心理承受着巨大的压力，同时患者和家属又希望尽早手术，对新辅助放疗持怀疑态度。护理人员需要关注患者的心理状态，在专业、严谨的同时用心沟通和陪伴，将医护人员对他的重视传递给他，取得患者信任，增强战胜疾病的信心；同时耐心解释放疗的程序、放疗的重要性、相关注意事项和治疗过程可能出现的不良反应及预防，消除不必要的焦虑及紧张情绪；鼓励患者家属给予其情感上的支持和生活上的关心，帮助妥善安排放疗、手术相关事宜，避免患者产生孤独感和无助感；鼓励患者及时表达自己的情绪及感受，从而减轻负性情绪的影响，促使患者以主动的心态积极配合治疗。

（二）放疗前的准备

（1）提醒患者进放疗室前先摘下身上佩戴的金属物品，如手表、钥匙等。

（2）听从放疗室工作人员指挥，正确摆好体位。

（3）放疗前沐浴，保持皮肤清洁，穿着棉质内衣，减少刺激。

（三）饮食和营养支持护理

维持良好的营养代谢功能型态可提高患者机体的免疫力和耐受力，让患者顺利完成放疗，同时避免患者术后因营养因素发生感染、吻合口瘘等不良事件。恶性肿瘤是一种消耗性疾病，且患者在接受放疗期间容易出现食欲不振、味觉异常、恶心呕吐等胃肠道反应，因此直肠癌放疗患者的饮食护理非常重要。

1. 术前　护士应对患者的体质、营养状况和进食情况进行全面的评估；鼓励患者进食高维生素、高蛋白、高热量、低脂肪的饮食，多饮水，多吃水果；调整食物的色香味，忌辛辣、油腻等刺激性食物，忌烟酒；在放疗过程中出现恶心、腹泻可适当用药物控制症状，以清淡、易消化的软食和流质饮食为主；对口服摄入不足者辅以肠外、肠内营养支持。

2. 术后　在消化道功能恢复之前经肠外途径供给所需能量和营养素，肛门排气后试饮水，如无不适则遵循少量多餐、循序渐进的原则，从低脂肪、易消化的流质食物逐步过渡到流质、半流质、软食、普食。鼓励患者适量食用蛋、奶、肉、鱼及大豆蛋白等优质蛋白，避免刺激性、过敏性、高渗性食物，少吃牛奶、甜食、洋葱等产气的食物。

（四）引流管的护理

接受新辅助放疗后的患者术后发生出血、吻合口瘘的风险较高，需妥善固定胃管、尿管、腹腔引流管及肛门减压管，使其发挥充分引流及病情观察的作用。胃管待肠功能恢复后拔管，拔管后观察患者有无腹胀；尿管术后 1 ～ 2 天不宜夹闭，应充分引流以避免充盈的膀胱压迫手术区域；对腹腔引流管的观察重点在术后 1 ～ 2 天及进食流质饮后 1 ～ 2 天，短疗程放疗后，患者手术时由于肿瘤及肠道壁尚处于炎性期，充血水肿比较明显，过早拔管易导致吻合口瘘的发生，若腹腔引流量明显减少且无吻合口瘘的征象，一般在术后 7 ～ 10 天拔除腹腔引流管；肛管的护理重点是避免肛管滑脱，待肠功能恢复、肛管内有气体排出或患者自述肛门已排气或肛管内有稀大便流出时，可拔除肛管。

【并发症的处理及护理】

（一）放射性皮炎及肛周感染

放疗易损伤周围皮肤，且放疗患者大便次数增多、大便变稀，容易导致肛周皮肤损伤。同时术后患者安置肛门减压管可使肛周皮肤出现红肿、糜烂、溃疡。护士需告知患者保护局部皮肤的方法，做好肛周护理。

（1）指导患者穿柔软的纯棉衣裤，以减少衣服对放射野皮肤的刺激，及时更换。卧床时可采取侧卧位或截石位，尽量使臀裂两侧皮肤及黏膜分开。

（2）保持会阴部放射野皮肤清洁干燥，便后用柔软的纸或清水擦洗干净，忌摩擦、理化刺激及搔抓，洗澡禁用肥皂及粗毛巾搓擦。

（3）放射野皮肤有脱皮现象时禁止用手撕脱，应让其自然脱落。

（4）局部皮肤出现红斑及瘙痒时禁搔抓、禁涂酒精，可用皮肤保护粉止痒。

（5）如有局部糜烂、溃疡等反应时，保持肛周清洁干燥，必要时用红外线烤灯烤干，可涂鞣酸软膏、氧化锌软膏及3M无痛皮肤保护膜对症处理。

（二）放射性肠炎

放射性肠炎指肠壁受放射性损伤发生水肿、增厚甚至坏死脱落形成溃疡，临床表现为腹痛、稀便、便血、大便次数增多、里急后重、刺痛等，症状多呈一过性。护理上应注意以下几点。

（1）观察患者排便次数、性状、量及伴随症状，做好患者的心理护理，向患者解释此症状是放疗的反应，并非疾病恶化，经良好护理干预可有效减少大便次数及局部疼痛，消除恐惧心理及顾虑。

（2）指导患者合理饮食，症状较轻的患者改进少渣饮食，严重者须改进流质饮食，避免进食纤维素多或对肠道壁有刺激的食物。腹泻者可口服蒙脱石散止泻，肛周刺痛严重者可口服西乐葆止痛。

（3）保持肛周皮肤清洁干燥，每天用温水坐浴，以促进局部血液循环并减轻疼痛。

（三）放射性膀胱炎

盆腔照射时膀胱及部分尿道也处在照射区域内，可引起膀胱炎性反应，出现尿频、尿急、尿痛、血尿等膀胱刺激症状。指导患者多饮水（＞3000ml/d），多排尿；放疗时保持膀胱充盈，减少膀胱受照射量；忌刺激性食物；观察尿色、尿量；并发附睾炎患者由于睾丸、阴茎红肿热痛明显，予小软枕抬高肿大的阴囊，卧位时避免受压，保持局部清洁干燥。

（四）出血

放疗可影响骨髓造血功能，使血小板数量减少，影响患者的凝血功能；短程放疗后手术患者因局部充血水肿尚未消退，出血风险较高。因此对接受新辅助放疗患者围手术期的护理应当有预见性、针对性地观察有无出血征象。

（1）定期监测血象，关注血小板计数及血红蛋白量，了解患者有无贫血、凝血功能障碍。注意有无皮肤瘀斑、牙龈出血、血尿等全身出血征象。

（2）术后24～48小时易发生术后出血，应密切观察患者的神志、面色、生命体征及腹部体征，观察患者术后有无腹痛、腹胀，脉速、面色苍白、血压降低等表现，观察伤口敷料有无渗出及引流管是否有大量血性液体流出。一旦发现及时汇报医生进行处理。

（五）吻合口瘘

术后一周左右患者恢复进食，此阶段最易发生吻合口瘘。尤其是短程放疗后的患者，肠道壁处于水肿状态，吻合口的愈合时间相应延长。需严密观察患者的腹部体征、血浆管引流情况、体温及血象，并积极做好预防措施。

（1）术后10天内禁止灌肠，防止影响吻合口愈合。

（2）术后7天内避免取端坐位或长时间下蹲位，以免增加腹压和吻合口的张力。

（3）术后禁食4～6天，防止粪便污染吻合口。

（4）调整饮食，保持大便软而成形，以免影响吻合口的愈合。

（5）术后1～3个月禁止参加重体力劳动及负重，避免增加腹压的动作，如用力咳嗽、打喷嚏、用力解大便等。

（6）积极改善患者营养状况。

（六）排便控制功能恢复不佳

手术虽保留了盆腔植物神经丛、肛提肌、肛门内外括约肌和肛管，但由于放射损伤及手术切除了直肠及其系膜，由直肠黏膜下神经丛发动的直肠内、外反射消失，直肠反射性便意消失，所以术后早期排便反射和肛门自主控便能力下降。因此，术后肛门功能锻炼对排便的恢复十分重要。方法如下。

1. 坐浴 术后7天起，便后用40～50℃ 10%温盐水坐浴15～20分钟。

2. 缩肛运动 术后6～7天开始指导患者做缩肛运动，肛门行轻、中度收缩，维持收缩5秒、舒张5秒为1组，10次/组，2组/天；术后2周开始收缩、舒张肛门 5 ～ 10 分钟 / 组，2 组 / 天。

3. 排便反射训练　进餐后 30 分钟无论有无便意都定时排便，促使大脑皮层尽快建立定时排便反射。

【特别关注】

（1）新辅助治疗的选择和策略的制定应当符合个体化治疗原则。

（2）新辅助放疗相关并发症的观察与护理。

【前沿进展】

直肠癌术前放疗敏感性的预测

直肠癌术前放疗敏感性的预测是当今研究的热点之一，若能明确直肠癌放疗的敏感性，就可以在术前选择性地进行放疗，避免延误放疗不敏感患者的病情。因此寻找与放疗敏感性相关的生物学标志物来筛选患者，避免无效、过度的治疗，对于直肠癌的个体化治疗具有重要的临床意义。

目前与放疗敏感性相关的肿瘤分子生物学标志物正在广泛研究中。多种敏感因子如血清癌胚抗原（CEA）水平、环氧化酶 -2（Cox-2）、直肠组织内的表皮生长因子受体（EGFR）及血管内皮生长因子（VEGF）的表达均被发现与直肠癌术前放疗敏感性有一定相关性。但至今还没有确定哪些标志物可以作为患者术前放疗常规检查，有待于进一步研究。基因表达谱和基因芯片的发展为未来发现或研制出敏感度更高的分子生物学标志物提供了更广阔的天地，将为直肠癌新辅助治疗个体化方案的制定提供更多的筛选指标。

今后努力的方向是将影像和肿瘤分子生物学特征融入 TNM 分期来选择直肠癌术前最佳的治疗。总之，随着先进影像诊断技术的出现，优化放疗模式的应用，以及与更有效的化疗药物及新配伍方案的联合，有选择地对直肠癌患者采取个体化、合理化的术前放疗，将会进一步提高直肠癌的治疗效果。

（刘雨薇　李　卡）

参 考 文 献

柏基香，郑瑞强，王加凤，等．2007. 经皮胃镜下胃造瘘术的观察与护理．实用临床医学杂志（护理版），3(2): 52-53.

蔡东联．1996. 现代饮食治疗学．北京：人民军医出版社，239-242.

蔡浩颖．2013. X 线钡餐检查诊断十二指肠憩室分析．现代医用影像，22(5): 416-417.

蔡任军，谢志斌．2003. 前列腺素 E1 促进 HP 阳性十二指肠溃疡愈合的临床研究．国际医药卫生导报，9(7): 14-15.

曹伟新，李乐之．2006. 外科护理学．北京：人民卫生出版社．

曹伟新，李乐之．2009. 外科护理学．北京：人民卫生出版社．

曹振杰，吴学军，孙雪花，等．2013. 促红细胞生成素在短肠综合征治疗中作用．中华实用诊断与治疗杂志，27(12): 1217-1219.

陈春燕，张晓梅，汪芳裕，等．2012. 家族性 Peutz-Jeghers 综合征患者 LKB1 基因胚系突变的分析．中华医学遗传学杂志，29(2): 121-125.

陈翠连，操寄望，罗和生．2009. 肠结核 30 例临床分析．临床内科杂志，26(1): 62-64.

陈灏珠，钟南山，陆再英．2013. 内科学．北京：人民卫生出版社．

陈开运．2009. 胃转流术与 2 型糖尿病．临床医学工程，16(12): 145-147.

陈黎明，林华瑶，许燕，等．2012. 舒适护理在重症胰腺炎胃肠减压中的应用．当代医学，18(13): 117-118.

陈小良，李建中，吴斌．2010. 消化道出血诊断与治疗学．北京：科学出版社．

陈晓辉．2014. 便秘的手术治疗及研究进展．实用临床医药杂志，18(5): 151-152.

陈艳清，李世荣，贾树蓉．2003. 超声波导入瘢痕康治疗增生性瘢痕的临床研究．中国临床康复，7(17): 2477-2478.

陈远崇．2011. 小肠移植后的感染及排斥反应．中国组织工程研究与临床康复, 15(53): 1027-1030.

程伏林. 1994. 鼻胃管术中或术后不能拔出3例报告. 实用护理杂志, 10(7): 37.

戴德. 1999. 实用新药特药手册. 北京: 人民军医出版社.

戴益琛, 宋于刚, 肖冰, 等. 2006. 黑斑息肉综合征临床分类研究. 南方医科大学学报, 26(1): 79-81.

丁丹, 郑成竹. 2014. 肥胖和2型糖尿病外科治疗多中心质量控制及数据系统初步探讨. 中国实用外科杂志, 34(11): 1049-1050.

董科, 李波, 李本海, 等. 2005. 黑斑息肉综合征六例临床分析. 中华胃肠外科杂志, 8(4): 336-338.

董淑英, 王磊, 孙芳, 等. 2011. 慢性前列腺炎患者焦虑和抑郁现况调查分析及心理护理. 中国实用护理杂志, 27(1): 20-22.

杜冰清, 钟晓刚, 麦威, 等. 2012. 直肠癌术前放疗的研究进展. 中国普外基础与临床杂志, 19(12): 1357-1361.

杜春, 陈春华. 2010. 二例P－J综合征引发的思考. 内蒙古医学杂志, 42(8): 1020-1022.

樊群, 贾春蓉. 2002. 胃康冲剂及其拆方对消化性溃疡大鼠血浆内皮素及一氧化氮的影响. 中国中西医结合急救杂志, 3(2): 70-80.

方梅. 2012. 心理行为干预对溃疡性结肠炎伴抑郁焦虑患者的影响. 现代临床护理, 11(3): 40-42.

凤鸣. 2005. 肛管直肠周围脓肿患者的护理心得. 北京: 人民卫生出版社.

甘少光, 李艺芳. 2005. 幽门螺杆菌感染对长期小剂量阿斯匹林治疗患者胃黏膜损伤的影响. 现代消化及介入诊疗, 10(4): 223-224.

高春芳. 2004. 现代结、直肠手术学. 济南: 山东科学技术出版社.

高一武, 祁润川. 2005. 闭合性小肠破裂86例临床分析. 陕西医学杂志, 34(7): 857-858.

高瑛. 2011. 心理护理对消化性溃疡合并出血患者中的作用. 中

国实用医药, 6(34): 215-216.

葛均波, 徐永健. 2013. 内科学. 北京: 人民卫生出版社.

龚明素, 赵勇. 2007. Peutz-Jeghers 综合征 1 例报告并文献复习. 罕少疾病杂志, 14(4): 31-32.

顾清, 欧阳钦, 夏庆杰. 2009. FQ-PC R 检测肠黏膜结核杆菌 DNA 对肠结核的诊断价值. 中国实验诊断学, 13(6): 741-744.

郭映泉, 唐明武, 万恒. 2013. 幽门螺杆菌相关性消化道溃疡合并出血的危险因素分析. 海南医学, 24(20): 3047-3048.

韩永志. 2003. 腹腔脓肿 107 例诊治体会. 右江医学, 31(2): 162-163.

韩志刚, 程红岩, 裘美娟, 等. 2005. 十二指肠憩室的多层螺旋 CT 诊断价值. 医学影像学杂志, 5(4): 286-287.

杭群. 2011. 糖尿病中西医治疗. 北京: 中国人口出版社, 5-6.

郝希山, 魏于全. 2010. 肿瘤学. 北京: 人民卫生出版社.

何文亮. 2003. 创伤后腹膜血肿的诊治. 临床医学, 23(2): 14-15.

何燕, 严丽丽. 2007. 接受胃镜下治疗患者焦虑的心理干预. 重庆医学, 36(15): 1560-1561.

侯海燕. 2011. 心理护理对上消化道出血患者的影响. 中国社区医师 · 医学专业, 13(26): 275.

胡欢. 2013. 经皮胃造瘘术的临床应用及护理. 哈尔滨医药, 33(6): 494-495.

黄洪沛. 2004. 血府逐瘀汤法治疗幽门梗阻 30 例. 实用中医内科杂志, 18(3).

黄俊达. http: //www. jianke. com 2014-05-06 21: 11 健客网社区

黄新红, 李涛. 2013. 腹部手术后临床营养支持疗法进展. 护理实践与研究, 10(18): 130-132.

黄鑫, 廖旺娣, 朱萱. 2013. 回结肠克罗恩病与肠结核鉴别诊断研究进展. 中国实用内科杂志, 33(4): 318-321.

黄益琼, 王丹丹. 2008. 胃转流术治疗 2 型糖尿病患者的围术期护理. 护理学杂志, 23(20): 31.

计芬琴, 孙黎. 2005. 结石性胆囊炎合并 2 型糖尿病患者的围手术期护理. 浙江临床医学, 7(7): 774.

江志伟, 李宁, 黎介寿. 2007. 加速康复外科的概念及临床意义.

中华实用外科杂志, 27(2): 131-133.
江志伟. 2012. 肿瘤营养学指南及实践. 肠外与肠内营养, 19(1): 1-2.
姜春英, 管仲安. 2003. 肛肠病新论. 上海: 第二军医大学出版社.
蒋琪霞. 2004. 伤口护理临床实践指南. 南京: 东南大学出版社.
蒋晓莲. 2012. 成人护理学. 北京: 人民卫生出版社.
金黑鹰, 章蓓. 2010. 肛瘘诊治新视点. 上海: 第二军医大学出版社.
金菊芳. 1995. 胃肠减压置管异常原因分析及处理. 山西护理杂志, 9(6): 273.
靳忠民, 王萍, 唐智勇, 等. 2013. 超声引导下经皮穿刺置管引流术治疗腹腔脓肿. 中国医学创新, 10(9): 113-116.
景湘川. 荣新奇. 2006. 肛肠疾病诊断与治疗. 北京: 人民军医出版社.
孔庆印. 2004. 美国消化道异物处理指南. 中华消化内镜杂志, 2(11).
雷少妮, 刘家云, 梁洁, 等. 2011. 结核杆菌 T 细胞斑点试验在克罗恩病与肠结核鉴别诊断中的应用价值. 中华消化杂志, 31(10): 677-680.
李桂, 王建增, 蒋福斌, 等. 2003. 血小板活化因子、肿瘤坏死因子-α、表皮生长因子、前列腺素 E2 与消化性溃疡的关系. 河北中医, 25(6): 475-477.
李建忠, 李雷佳, 曾利娴, 等. 2009. 非甾体类抗炎药相关性胃黏膜损伤的防治——胃黏膜保护还是抑酸. 新医学, 40(6): 404-407.
李卡, 许瑞华, 龚姝. 2011. 普外科护理手册. 北京: 科学出版社.
李乐之, 路潜. 2012. 外科护理学. 北京: 人民卫生出版社.
李姝. 2009. 胃肿瘤术后经空肠造瘘口行肠内营养支持及护理. 中国医疗前沿, 4(4): 117.
李雄. 2003. P-J 综合征 1 例诊治分析. 中华现代中西医杂志, 1(5): 459-460.
李学锋, 殷亚妮, 李富军, 等. 2012. 克罗恩病与肠结核患者出院

后随访分析 . 胃肠病学和肝病学杂志 , 21(8): 767-770.

李兆申 , 许国铭 . 2006. 现代胰腺病学 . 北京 : 北京人民军医出版社 , 678-685.

李兆申 . 2004. 胃黏膜损伤与保护—基础与临床 . 上海 : 上海科学技术出版社 .

梁涛, 印义琼, 刘春娟, 等 . 2012. 超声电导透皮给药在直肠癌患者术后肠道功能恢复中的应用 . 齐鲁护理杂志 , 18(5): 43-44.

林召梅 , 王岩 . 2011. 巧将一次性注射器用于小儿胃肠减压 . 护士进修杂志 , 26(6): 489.

林振文 . 2001. 胃癌前疾病 500 例内镜检查及随访 . 中华消化内镜杂志 , 18: 22-24.

刘畅 , 于忠和 , 李枫 . 2009. 黑斑息肉综合征 1 例分析 . 中国误诊学杂志 , 9(9): 2254-2254.

刘春英 , 王丽杰 , 孙梅 , 等 . 2006. PGE2 在内毒素诱导的幼鼠急性胃黏膜损伤中的变化及 PAF 受体拮抗剂对其影响 . 世界华人消化杂志 , 14(2): 163-166.

刘建磊, 姜军, 丁威威, 等 . 2013. 金陵术治疗顽固性便秘的围手术期处理 . 医学研究生学报 , 26(4): 363-364.

刘仍海 , 姜春英 , 韩平 . 2012. 肛肠疾病研究进展 . 北京 : 中医古籍出版社 .

马银龙, 许亚丽, 许红峰, 等 . 2011. 老年人上消化道出血死亡原因分析 . 中国社区医师 (医学专业), 13(27): 160-161.

毛华 , 丘文丹 . 2014. 克罗恩病与肠结核临床、内镜及病理特征对比分析 . 胃肠病学和肝病学杂志 , 23(1): 75-77.

邵俊斌, 王占坤, 陈智, 等 . 2003. 实时荧光定量聚合酶链反应法检测痰结核杆菌 DNA 及其临床应用 . 中华结核和呼吸杂志 , 26(8): 490.

沈骏 , 乔宇琪 , 冉志华 , 等 . 2012. 溃疡性结肠炎患者 Wnt9b 的高表达及临床价值 . 现代消化及介入诊疗 , 17(4): 208-211.

师英强 . 2008. 小肠肿瘤的诊治思路 . 中国实用外科杂志 28(11): 988-990.

石莹 . 2012. 多发伤合并十二指肠损伤 14 例诊断和治疗体会 . 胃

肠病学和肝病学杂志, 21(11): 1057-1059.
苏国强. 2013. 围手术期肠内营养的实施. 中华普通外科学文献, 7(5): 4-7.
孙杰. 2010. 慢性溃疡性结肠炎的临床护理体会. 中国现代药物应用, 4(6): 168-169.
孙月华, 宫玉. 2010. 1 例 P-J 综合征伴肠梗阻的护理. 临床护理杂志, 9(6): 28-29.
汤曙. 2015. 阑尾炎发病月分布规律分析. 中国民康医学, 17(10): 595-596.
唐承薇. 2015. 消化内科临床实践(习)导引与图解. 北京: 人民卫生出版社.
唐承薇, 程南生. 2011. 消化系统疾病. 北京: 人民卫生出版社.
田成武, 朱华文. 2004. 传统的开腹阑尾切除术与腹腔镜阑尾切除术的比较. 中华普通外科杂志, 19(2): 114-115.
万德森, 朱建华, 周志伟. 2006. 造口康复治疗理论与实践. 北京: 中国医药科技出版社.
王刚, 高勇, 江志伟, 等. 2012. 结直肠癌患者用加速康复外科理念行腹腔镜手术对机体免疫功能的影响. 肠外与肠内营养, 19(1): 3-6.
王立民, 李刚. 2009. 前列腺素 E1 在临床中的应用. 中国医药指南, 7(2): 68-69.
王晓兵, 程梦馨, 夏冰. 2012. 肠结核与克罗恩病鉴别诊断的临床评价. 临床内科杂志, 29(11): 728-731.
王业皇, 郑雪平. 2014. 实用肛瘘治疗学. 南京: 东南大学出版社.
王永生, 刘蔺, 周航, 等. 2013. 结核感染 T 细胞斑点试验在结核诊断中的应用. 四川医学, (1): 10-12.
王泽春, 潘占胜, 赵宏, 等. 2007. 肠结核 26 例诊断与治疗的临床分析. 结直肠肛门外科, 13(1): 17-19.
韦军民. 2010. 围手术期肠外肠内营养支持. 临床外科杂志, 18(12): 795-796.
吴昊, 王学乾, 赵舒. 2014. 中医治疗慢性阑尾炎研究进展. 河南中医, 34(10): 2065-2066.
吴阶平, 裘法祖, 黄家驷. 1992. 外科学. 北京: 人民卫生出版社.
吴咸中. 2004. 腹部外科实践. 3版. 天津: 天津科技出版社, 653.
吴在德. 2002. 外科学. 北京: 人民卫生出版社.
吴在德. 2008. 肛管直肠周围脓肿的治疗. 北京: 人民卫生出版社.
席惠君, 张玲娟. 2014. 消化内镜护理培训教程. 上海: 科学出版社.
夏巧红. 2013. 三步一体中医护理干预对胸腰椎骨折患者腹膜后血肿刺激症的影响. 护理实践与研究, 10(2): 53-54.
向华, 蒋国法, 施莉, 等. 2007. 多潘立酮对胃黏膜的保护作用探讨. 浙江医学, 29(5): 445-447.
谢希, 陈进伟, 高洁生, 等. 2010. 结核感染T细胞斑点试验在结核诊断中的应用. 临床内科杂志, (6): 396-399.
谢秀文, 高建蓉. 2008. 社会心理因素对消化性溃疡患者的影响. 现代临床护理, 7(11): 1-4.
徐大华. 2003. 腹腔镜在急腹症诊断中的应用现状. 中国实用外科杂志, 23(7): 441-444.
徐富星. 2003. 下消化道内镜学. 上海: 科学技术出版社.
徐天乐. 2004. 现代胸外科学. 北京: 北京科学出版社, 685.
徐小梅, 孙志成. 2009. 喜疗妥霜超声波透入治疗瘢痕的疗效观察. 中国疗养医学, 18(3): 247-248.
徐颖, 吴爱顺, 王巧玲, 等. 2002. B超引导穿刺应用抗生素治疗深部脓肿的临床观察(附108例分析). 中国医学影像学杂志, 10(1): 62-63.
许樟荣. 2012. 对老年糖尿病更应给予高度关注. 中华老年多器官疾病杂志, 11(7): 481
薛仲英, 张耀民, 张晓峰. 2011. 胃损伤术后上消化道大出血2例报告. 中国实用外科杂志, 31(7): 639.
燕纯叔, 志超. 2006. 两种胃管置入法用于急性胰腺炎胃肠减压的效果观察. 中华现代护理学杂志, 3(5): 436.
杨慧, 刘华锋, 宋详福, 等. 2006. 21名医学专科肥胖学生心理健康状况. 中国学校卫生, 27(9): 807.
杨牧祥, 于文涛, 白瑞军, 等. 2009. 胃炎饮对实验性胆汁反流性胃炎大鼠胃黏膜 PGE2 的影响 . 中医研究 , 22(2): 16-18.
杨洋 , 彭南海 , 江志伟 . 2013. 胸段硬膜外镇痛对腹腔镜结直肠手术后疼痛的影响及护理观察 . 实用临床医药杂志 , 17(12): 143-145.
姚景鹏 , 陈卫红 , 2002. 内科护理学 . 北京 : 北京大学医学出版社 .
叶任高 , 陆再英 . 2002. 内科学 . 北京 : 人民卫生出版社 .
印义琼 , 刘春娟 , 覃清梅 , 等 . 2010. 胃癌围手术期多学科团队协作模式下的综合治疗及护理 . 西部医学 , 6(22): 1140-1141.
尤黎明 , 吴瑛 . 2010. 内科护理学 . 北京 : 人民卫生出版社 .
尤黎明 , 吴瑛 . 2012. 内科护理学 . 北京 : 人民卫生出版社 .
袁丽 . 2012. 成人护理学中册 . 北京 : 人民卫生出版社 .
张东铭 . 2000. 盆底与肛门病学 . 贵阳 : 贵州科技出版社 , 500-501.
张国英 , 邓微 , 李晓玉 . 2003. 糖尿病患者围手术期血糖控制标准的探讨 . 中华全科医师杂志 , 2(2): 101.
张金章 , 黄裕新 . 1999. 前列腺素 E 在消化系疾病中的应用 . 世界华人消化杂志 , 7(5): 410-411.
张铭光 , 唐承薇 . 2011. 消化内科护理分册 . 北京 : 科学出版社 .
张审恭 , 廖履坦 . 1992. 内科学及护理 . 石家庄 : 河北教育出版社 .
张新国 . 2004. 手术治疗 2 型糖尿病的突破性进展 . 武警医学 , 12(12): 883-884.
张学渊 , 张滨 , 张泳 , 等 . 2007. 黑斑息肉综合征并机械性肠梗阻 7 例分析 . 现代肿瘤医学 , 2(15): 220-221.
张英民 . 1990. 损伤性腹膜后血肿的外科治疗近况 . 北京 : 国外医学外科学分册 , 17, 206.
张瑜 , 王磊 , 郭继中 . 2010. Pentz Jegher 综合征 1 例 . 中国普外基础与临床杂志 , 26(20): 51.
张月华 , 卢少萍 . 2003. 胃造瘘管饲并发症的原因分析及护理 . 现代护理 , 9: 192-193.
章真 . 2014. 中低位直肠癌放射治疗 . 中国实用外科杂志 , 34(9): 854-856.
赵金坤 , 孙熙玲 , 盛淑清 . 2009. 消化性溃疡患者的心理问题分析与护理 . 中国现代药物应用 , 3(21): 140-141.

赵培伟,周诗琼,乐鑫,等.2013.黑斑息肉综合征临床特点及基因检测.中国实用儿科杂志,28(1):52-54.

赵先平,肖新云,蔡锐,等.2014.便秘相关肠道微生物研究进展.中国微生态学杂志,26(10): 1236-1237.

赵自星.2003.实用肛瘘学.成都:四川科学技术出版社.

郑成竹,胡兵.2006.胃减容术治疗肥胖症.腹部外科,19(1): 9-10.

郑树森.2012.外科学.北京:高等教育出版社.

郑元超,姜永生,夏众.2003.腹部闭合性损伤致胃肠道破裂的平扫CR诊断.中国普外基础与临床杂志,10(5): 506-508.

中华医学会糖尿病学分会,中华医学会外科学分会.手术治疗糖尿病专家共识.中华糖尿病杂志,2011, 3(3): 205-208.

中华医学会糖尿病学分会,中华医学会外科学分会.手术治疗糖尿病专家共识.中国实用外科杂志,2011,31(5): 367-370.

钟艳,严洁,刘政,等.2009.按经脉配穴法针刺对大鼠胃黏膜前列腺素、生长抑素含量的影响.中外医疗,28(11): 127-128.

周积逢,叶海林.2009.心理干预对老年胃肠息肉内镜下切除患者术前焦虑和抑郁的影响.微创医学,4(4): 451-452.

周剑峨,赵美娣.1994.129例胃管引流不畅原因分析及护理.护士进修杂志,10(7): 27.

周木秀,涂抗美,任玉霞,等.2001.胃黏膜异型增生54例临床病理学回顾性研究.中华消化内镜杂志,18: 328-331.

周望京,金丽霞,刘爱琴,等.2001.上消化道异物的原因分析及护理对策.齐鲁护理杂志,7(7): 512-514.

周长宏.2011.消化道出血的鉴别诊断与治疗.北京:中国医药科技出版社.

周总光,赵玉沛.2009.外科学.北京:高等教育出版社.

朱国琴,施瑞华.2006.胃黏膜保护剂的研究进展.国际消化病杂志,26(5): 311-313.

朱明炜.2011.规范的应用肠外肠内营养.中华医学信息导报,44(7): 14.

朱宁.胸腺肽α1治疗肠结核患者的近期临床疗效研究分析.中国继续医学教育,7(4): 199-200.

朱舜时，夏书军，陈小宇，等. 2002. 叶酸治疗萎缩性胃炎并干预胃癌生成的分子生物学机制. 胃肠病学，7(2): 86-89.

朱雅碧，陈光照，陈军贤，等. 2005. 金属钛夹在息肉治疗中的应用. 中华消化内镜杂志，20(3): 134-135.

邹大进. 1990. 实用临床肥胖病学. 北京：中国医药科技出版社.

Arasaradnam RP, Donnelly MT. 2005. Acute endoscopic intervention in nonvariceal upper gastrointestinal bleeding. Postgrad Med J, 81: 92.

Archie V, Kauh J, Jones DV Jr, et al. 2006. Gastric cancer: standards for the 21st century. Crit Rev Oncol Hematol, 57: 123.

Beggs AD, Latchford AR, Vasen HF, et al. 2010. Peutz-Jeghers syndrome: a systemic review and recommendations for management. Gut, 59(7): 575-586.

Bjelaković G, Stojanović I, Jevtović Stoimenov T, et al. 2010. Metabolic correlations of glucocorticoids and polyamines in inflammation and apoptosis. Amino Acids, 39(1): 29-43.

Borch K, Skarsgard J, Franzén L, et al. 2003. Benign gastric polyps: morphological and func-tional origin. Dig Dis Sci, 48: 1292-1297.

Calle EE, Thun MJ, Petrelli JM, et al. 1999. Bodymass index and mortality in a prospective cohort of U. S adults. NEM, 341: 1097-1105.

Chan FK, To KF , Ng YP, et al. 2001. Expression and cellular localization of COX -1 and-2 in Helicobacter Pylori gastritis. Aliment Pharmacol Ther, 15: 187-193.

Chapman AE, Kiroff G, Game P, et al. 2004. Laparoscopic adjustable gastric banding in the treatment of obesity: A systematic literature review. Surgery, 135: 326-351.

Chen CL, Cao JW, Luo HS. 2009. Analysis of 30 cases patients of intestinal tuberculosis. J Clin Intern Med, 26(1): 62-64.

Chow DK, Leong RW, Lai LH, et al. 2008. Changes in Crohn's Disease Phenotype over Time in the Chinese Population: Validation of the Montreal Classification System . Inflamm

Bowel Dis, 14(4): 536-541.

Davila Cervants A, Ganci Cervud G, Gamino R, et al. 2000. Open vs Laparoscopic vertical banded gastroplasty: a case control study with a12year follow2up. Obes Surg, 10(5): 409-412.

Deng WX, Ge YQ, Zhang NW, et al. 2004. Clinical analysis of missed diagnosis of duodenal injury in 9 cases. Di Yi Jun Yi Da Xue Xue Bao, 24(5): 604-608.

Detsky AS, Mclaughlin JR, Baker JP, et al. 1987. What is subjective global assessment of nutritional. J Parenter Enterai Nutr, 11(1): 8-13.

Eisen GM, Baron TH, Dominitz ZA, et al. 2002. Guideline for the management of ingested foreign bodies. Tastrointest Endosc, 55: 802-806.

Engl J Med.1994. The effect of vitamine E and beta carotene on the incidence of lung cancer and other cancers in male smokers. The Alpha Tocopherol. Beta Carotene Cancer Prevention Study Group. 330: 1029-1035.

Fielding GA, Rhodes M, Nathanson L K. 1999. Laparoscopic gastricbanding for morbid obesity, Surgical outcome in 335 Cases. SurgEndosc, 13(6): 550-554.

Fryer JP. 2008. The current status of intestinal transplantation. Curr Opin Organ Transplant, 13(3): 266-272.

Goh K, Xiao SD. 2009. Inflammatory bowel disease: a survey of the epidemiology in Asia. J Dig Dis, 10(1): 1-6.

Goins WA. 2000. Retroperitoneal hematoma after blunt trauma. Surg Gymecol Obstet, 17(4): 281.

Golden T, Stout AP. 1941. Smooth muscle tumors of the gastrointestinal tract and retroperitoneal tissues. Surg Gynecol Obstet, 73: 784-810.

Heinrich MC, Corless CL, DUENSING A, et a1. 2003. PDGFRA activating mutations in gastrointestinal stromal tumors. Science, 299(5607): 708-710.

Hemminki A, Tomlinson I, Markie D, et al. 1997. Localization of a susceptibility locus for Peutz-Jeghers syndrome to 19p using comparative genomic hybridization and targeted linkage analysis. Nat Genet, 15(1): 87-90.

Hennekens CH, Buring JE, Manson J, et al. 1996. Lack of effect of longterm supplementation with betaCarotene on the incidence of malignant neoplasms And cardiovascular disease. N Engl J Med, 334: 1145-1149.

Hirano H, Yoshida T, Yoshimura H, et al. 2007. Poorly differentiated adenocarcinoma with signet-ring cell carcinoma in a hyperplastic polyp of the stomach: report of a case. Surg Today, 37: 901-904.

Hirasaki S, Kanzaki H, Fujita K, et al. 2008. Papillary adenocarcinoma occurring in a gastric hyperplastic polyp observed by magnifying endoscopy and treated with endoscopic mucosal resection. Intern Med, 47: 949-952 .

Hirasaki S, Suzuki S, Kanzaki H, et al. 2007. Minute signet ring cell carcinoma occurring in gastric hyperplastic polyp. World J Gastroenterol, 13: 5779-5780.

Hirota S, Isozaki K, Moriyama Y. et al. 1998. Gain-of-function mutations of c-kit in human gastrointestinal stromal tumors. Science, 279(5350): 577-580.

Hirsch AT, Haskal ZJ, Hertzer NR. ACC/AHA 2005 Practice Guidelines for the management of patients with peripheral arterial disease (lower extremity, renal, mesenteric, and abdominal aortic). Circulation.

http: //baike. sogou. com/ShowLemma. esp=l334016&ch=new. w. search. baiketp&ch= new. w. search. baiketp.

http: //blog.sina.com.cn/s/blog_63a60aae0101i0wl.html.

http: //cancer. 39. net.

http: //jingyan. baidu. com/article/aa6a2c14d7ca7d0d4c19c402. html.

http: //jpkc. czmc. com.

http: //www. e-dendrite. com/file/pages%20 from% 20 BSR%20

2010. pdf(accessed June 4, 2011).

Hussey JM, Chang JJ, Kotch JB. 2006. Child maltreatment in the United States: prevalence, risk factors, and adolescent health consequences. Pediatrics, 118(3): 933-942.

Ianniccillo H, Varsky C, Rizzolo M, et al. 2000. Peutz-Jeghers syndrome associated with adenocarcinoma and protein-losing enteropathy. Gastrointest Endosc, 52(4): 573-575.

Ingeborg HM, Rudolf A. 2000. The combination of medical treatment plus multicomponent behavioral therapy is superior to medical treatment alone in the therapy of irritable bowle syndrome. Am J Gastraenterol, 95: 981-994.

Jain R, Chetty R. 2009. Gastric hyperplastic polyps: a review. Dig Dis Sci, 54: 1839-1846.

Jayawardena S, Anandacoomaraswamy D, Burzy-antseva O, et al. 2008. Isolated diffuse hyper-plastic gastric polyposis presenting with severe anemia. Cases J, 1: 130.

Jeghers H, Mckusick VA, Katz KH. 1949. Generalized intestinal polyposis and melanin spcts of the oral mucosa, lips and digits. N Engl J Med, 241(25): 993-1005.

Kondrup J, Allison SP, Elia MB, et al.2003. ESPEN guidelines for nutrition screening 2001. Clin Nutr, 22(4): 415-421.

Kondrup J, Rasmussen HH, Hamberg O, et al. 2003. Nutritional risk screening(NRS2002): a new method based on an analysis of controlled clinical trials. Clin Nutr, 22(3): 321-336.

Latchford A , Greenhalf W, Vitone LJ, et al .2006. Peutz-Jeghers syndrome and screening for pancreatic cancer. Br J Surg, 93: 1146-1455.

Li H. 2008. Treatment analysis of the 38 cases wit. Treatment analysis of the 38 cases with severe multiple injuries and duodenal injung. Medi-cine innovation research, 5(8): 70-71.

Li J, Gong FJ, Shen L, et al. 2011. Post-operative imatinib in patients with intermediate or high risk gastrointestinal stromal tumour. Euro J Sur Oncol, 37: 319-324.

Liu Z, Brooks RS, Ciappio ED, et al. 2011. Diet-induced obesity elevates colonic TNF-α in mice and is accompanied by an activation of Wnt signaling: a mechanism for obesity-associated colorectal cancer. J Nutr Biochem, 29[Epub ahead of print].

Louis E, Collard A, Oger AF, et al. 2011. Behaviour of Crohn's disease according to the Vienna classification: changing pattern over the course of the disease. Gut, 49(6): 777-782.

Mazur MT, CLark HB. 1983. Gastric stromal tumors reappraisal of histogenesis. Ann J Surg Pathol, 7(6): 507.

Michaud DS, Feskanich D, Rimm EB, et al. 2000. Intake of specific carotenoids and risk of lungcancer in 2 prospective US cohorts. Am J Clin Nutr. 72: 990-997.

Mishra R, Stelow EB, Powell S, et al. 2007. Poorly differentiated adenocarcinoma arising from a hyperplastic polyp: which polyps should be endo-scopically resected? Dig Dis Sci, 52: 1586-1588.

Misra SP, Misra V, Dwivedi M. 2007. Ileoscopy in patients with ileocolonic tuberculosis. World J Gastroenterol, 13(11): 1723-1727.

Montrucchio G, Alloatti G, Camussi G. 2001. Role of Platelet-activating factor in car-diovascular pathophysiology. Phvsiol Rev, 80: 1669-1699.

Okazaki M , Shimizu I, Ishikawa M .2007. Gastric mucosal levels of prostaglandins and leukotrienes in patients with gastric ulcer aftertreatment with rabeprazole in comparison to treatment with ranitidine. J Med Invest, 54(1-2): 83-90.

Ouyang Q. 2008. Standardixed diagnosis and treatment for inflammatory bowel disease. Chin J Intern Med, 47(1): 1-2.

Patel SR, Hu FB. 2008. Short sleep duration and weight gain A system-atic review. Obesity, 16(3): 643-653.

Perachi M, Bamonti Gatena F, Fomati F, et al. 2001. Human cobalamin deficiency: alterations in serum tumour necrosis factoralpha and epidermal growth factor. Eur J Haematol, 67(2):

123-127.

Peutz JL. 1921. A very remarkable case of familial polyposis of mucous membrane of intesrinal tract and nasophary accompanied by peculiar pigmen tation of skin and mucous membrane. Ned Maandschr, 10: 134-146.

Piotrowski J, Romano M. 2003. Heavy costs. Hospitals pay high price to treatobese patients. Mod Healthc, 22-29; 33(51): 10.

Pliquett U. 1999. Mechanistic studies of molecular transdermal transport due to skin electroporation. Adv Drug Deliv Rev, 35(1): 41-60.

Raut CP, Morgan JA, Ashley SW. 2007. Current issues in gastrointestinal stromal tumors: incidence, molecular biology, and contemporary treatment of localized and advanced disease. Curr Opin Gastroenterol, 23(2): 149.

Ryan C, Ronald P, Dematteo MD, et al. 2001. Gastrointestinal stromal tumors and leiomyo- sarcoma of the abdomen and retroperitoneum: A Clin Compare. Ann Surg Oncol, 8(2): 290.

Sakuramoto S, Sasako M, Yamaguchi T, et al. 2007. Adjuvant chemo-therapy for Gastric cancer with S-1, an oral fluoropyrimidine. N Engl J M ed, 357(18): 1810-1820.

Saravanan R, Kamalaporn P, Streutker C, et al. 2008. Gastric polyp in pernicious anemia: an argument to remove even when biopsy shows hyperplasia. Endoscopy, 40 Suppl 2: 77-78.

Scarr M, M altby JR, Jani K, et al. 1989. Volume and acidity of residual gastric fluid after oral fluid ingestion before elective ambulatory surgery. CMAJ, 141(11): 1151-1154.

Scoggins CR, Martin RCG. 2008. Duodenalad enocarcinoma. Advanced therapy in surgicaloncology .Hamiltoni : BCDeckerInc, 229-235.

Shebrain S, Zelada J, Lipsky AM, et al. 2006. Mesenteric injuries after blunt abdominal trauma: Delay in diagnosis and increased morbidity. Am surg, 72(10): 955-961.

Takeuchi K, Takehera K, Kaneko T, et al. 1995. Nitricoxide and prostaglandins in regulation of acid secretory reaponse in ratstomach following injury. Pharmacol Exp Ther, 272(1): 357-360.

Taner AS, Topgul K, Demir A, et al. 2001. Diagnostic laparoscopy decreases the rate of unnecessary laparotomiesand reduce hospital costs intrauma patients. J Laparoendosc Adv Surg, 11: 207-211.

Tellado J M, SitgesSerra A, Barcenilla F. 2005. Guidelines for the empirical antibiotic treatment of intra-abdominal infections. Rev Esp Quimioter, 18(2): 179.

Tyrone Bentley, Widom CS. 2009. A 30-year follow-up of the effects of child abuseand neglect on obesity in adulthood. Behavior and Psychology, 17(10): 1990-1995.

Wales PW, Christison-Lagay ER. 2010. Short bowel syndrome: epidemiology and etiology. Semin Pediatr Surg, 19(1): 3-9.

Welboum R, Fiennes A, Kinsman R, et al. 2011. The United Kingdom national Bariatric Surgery Registry: first registry report to march 2010.February.

Whittle BJ, Lopez-Belmonte J. 2001. Regulation of gastric mucosal integrity by endogenous nitric oxide: interactions with prostanoids and sensory neuropeptides in the rat. Br JPharmacol, 99: 607-611.

Wisner DH, Victor NS, Holcroft JW. 1993. Priorities in the management of multiple trauma: intracranial versus intra-abdominal injury. J Trauma, 35(2): 271-272.

Yang HR, Ko JS, Seo JK. 2010. Germline mutation analysis of STK11 gene using direct sequencing and multiplex ligation-dependent probe amplification assay in Korean children with Peutz-Jeghers syndrome. Dig DisSci, 55(12): 3458-3465.

Zhan WH, 2007. China Gastrointestinal Cooperative Group. Efficacy and safety of adjuvant post-surgical therapy with imatinib in patients with high risk of relapsing GIST. 2007 ASCO

Annual Meeting. J Clin Oncol, 25: 18s(Suppl, abstr10045).

Zhang YL, Zhang ZS, Wu BP, et al. 2002. Early diagnosis for colorectal cancer in China. World J Gastroenterol, 8: 21-25.

Zimmet P, Shaw J, Albertit KG. 2003. Preventing type 2 diabetes and the dvsmetabolic syndrome in the real world: a realistic view. Diabet Med, 20(9): 693-702.